細胞診ガイドライン

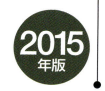
2015年版

3 甲状腺・内分泌・神経系

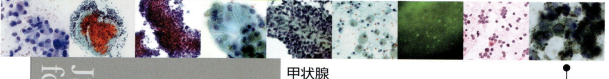

甲状腺
副甲状腺
副腎
中枢神経
脳脊髄液
眼器

JSCC Atlas and Guidelines for Cytopathological Diagnosis

公益社団法人 日本臨床細胞学会 編

金原出版株式会社

発刊に寄せて

　細胞診ガイドライン発刊に際して，まずは内藤善哉先生を委員長とした細胞診ガイドライン作成ワーキンググループ委員各位の多大なるご尽力に深謝いたします。さて，日本臨床細胞学会が会員各位のコンセンサスを経てこのガイドラインを発刊できたことはこの上なく喜ばしいことであります。なぜならば，本学会はわが国において細胞診に携わる者の大部分が所属している公益社団法人であり，そこでの科学的な共通認識を構築することは，本学会の効率的な発展や細胞診に従事する者の資格認定・更新制度の基盤として不可欠であり，また細胞診断学が寄与するわが国の医学全般，医療科学に対しても明確な方向性を示すことができるからです。

　本書は細胞診断学のガイドラインのスタートでこそあれ，ゴールではないことを明記しておきます。ガイドラインには考慮すべきいくつかのステップがあります。まず，①使われなければ意味がありませんから普及することが大切です。②普及した後に細胞診判定の問題点が改善あるいは診断格差が解消されるなど，ガイドラインにそって正しい方向に進むことが大切です（たとえば，ばらばらだった判定基準が統一されたなど）。次に，③本当に正しい方向に進んだかどうか確かめるためにプロセス指標（インディケーター）を設定して，ガイドラインの出た後にも評価する必要があります（たとえば，正しい判定基準の使用率など，数値情報が望ましい）。アウトカム指標（たとえば，がんを対象としていれば生存率）が設定できれば理想的です。④評価した結果，問題点があれば改善する，そして科学的エビデンスさらに社会的要請と医療提供体制の変遷に応じて新たな知見を吸い上げながら適時に更新する必要があります。これらのステップをもれなく完遂するのはなかなか困難ですが，どのステップも学会の活性化と発展に寄与するものです。

　したがって，今回のこの第1版の誕生は，今後の学会活動にとってかけがえのないものです。願わくは，ガイドラインの普及と評価そして更新の機構を併せ持つ進化したガイドラインに向かってさらに発展してゆくことを祈念したいと思います。

2015年11月

公益社団法人日本臨床細胞学会
理事長　青木　大輔
（慶應義塾大学医学部産婦人科）

発刊にあたって

　公益社団法人日本臨床細胞学会編集の「細胞診ガイドライン」がこのたび発刊される運びとなった。対象は子宮，肺，消化器，泌尿器，乳腺，甲状腺などに加えて，皮膚，眼器に至るまで，約25臓器に及んでおり，これらの細胞像に加えて細胞標本作製技術も詳細に掲載されている。

　ここでは，「細胞診ガイドライン」の刊行までの歩みを簡単に述べてみたい。

　本ガイドラインの作成に関しては2013年春の本学会理事会で，佐々木寛理事長から提案がなされたのが端緒である。本理事会での承認後，速やかにガイドライン作成ワーキンググループ（WG）が結成された。同WGの統括委員長には内藤善哉理事が，その補佐には土屋眞一副理事長（教育・編集担当）があたることとなり，全ての臓器別担当責任者には本学会の理事が就くこととなった。さらに臓器別委員長，副委員長，委員も入れると総勢200人強の専門医，医師，細胞検査士集団が各臓器別に分かれて執筆に加わった。

　細胞診の成書は2000年以降，乳腺，体腔液など特定の臓器・疾患に関してのアトラスがいくつか出版されてきているが，各臓器を網羅的に掲載したものは定期出版物の別冊や特集号に散発的にみられるに過ぎない。日本臨床細胞学会が従来のNPO法人から脱却して，公益社団法人としての認可を受けたのが2013年であり，まさに本ガイドラインの作成が立案された年にあたる。言い換えれば，公益法人設立を記念した学会初の出版物である。各委員長（理事）は担当臓器・疾患に対しての第一人者であり，おのおのの担当領域は，深い経験と詳細な知見に基づいて執筆されている。

　取扱い規約組織分類，WHO組織分類，さらにはベセスダシステムなど，本書出版後も様々に分類が改訂されていくであろうが，疾患そのものの細胞像・組織像は変わることがないであろう。本書は各疾患の説明・図譜に十分なスペースが割かれており，おそらく細胞診関連の著書として，出版後10年間は他の追随を許さない出来栄えであると確信している次第である。

　出版にあたっては，金原出版の方々をはじめ，数多くの専門医や検査士の方々のご支援・ご協力を賜った。ここに深甚なる謝意を申し上げたい。

2015年3月

公益社団法人日本臨床細胞学会
理事長　佐々木　寛
副理事長（教育・編集担当）　土屋　眞一

序

　わが国における癌の死亡率が増加の一途をたどり，死亡率の第1位となっている状況下，ますます公益性，専門性に基づいた医療の質の向上が求められ，各種癌検診や疾患の治療方針の決定における細胞診の役割も大きくなっている。このような医療環境の変貌のなか，日本臨床細胞学会は，2011年には設立50年を迎え，2013年には公益社団法人として認定され，国民の健康増進にかかわる専門性の高い学会としてさらなる活動が責務となっている。この間，本学会は資格認定試験を毎年施行し，多くの優れた専門医，細胞検査士を輩出し，社会的貢献とともに学術的発展を遂げてきた。今後は，細胞診専門医研修カリキュラム，細胞診検査士研修カリキュラムを充実させるとともに専門性の質の担保のため，最新の診断知識や技能の習得が必須となっている。

　このような細胞診を取り巻く医療・社会的環境の変化に応えるべく，公益社団法人日本臨床細胞学会の発足を契機に，理事長諮問委員会として細胞診ガイドライン作成のためのワーキンググループが結成され，各臓器の委員会が構成された。そして2015年，「1　婦人科・泌尿器」を初巻として，乳腺や甲状腺など全身約25臓器にわたる全5巻からなる「細胞診ガイドライン」が出版される運びとなった。全ての臓器担当責任者には学会の専門領域の理事が就任し，さらに多くの専門医，医師，細胞検査士が委員長，副委員長，委員として参画し，皆が真摯に執筆にあたった。また，学会関係者からの細胞像など多くの貴重な資料の提供も受け，今回の出版に至っている。各巻の内容は，各臓器の特異性に配慮し，検体の採取法，基本的な細胞診標本の作製技術から，癌取扱い規約，WHO分類やベセスダシステムなどを反映した報告様式や細胞判定についての具体的な注意点の記載などからなる「総論」，細胞診において理解すべき疾患の基礎的知識や細胞像図譜とその解説からなる「各論」で構成されている。特に，疾患の細胞像については，専門家の熟練した経験に基づく基本的見方，判定の要点とともに，重要な鑑別診断などについても詳細に記載されている。また，疾患の理解や診断・治療に必要な最新の分子病理学的知見についても解説されている。

　将来，本ガイドラインが日本の医療における細胞診普及とさらなる発展の礎となり，各臓器における細胞診に関する種々のエビデンスの蓄積に貢献することを確信するとともに，新たな世界に向けた細胞診の時代の先駆けとなることを祈念する。

　謝辞

　本ガイドラインは，長年細胞診にかかわってこられた諸先輩のご努力，ご功績を基盤とすることはもちろんのこと，このたびの初版作成の事業にご協力いただいた多くの執筆者，そして公益社団法人日本臨床細胞学会会員の多大なるご支援なくしては到底刊行に至ることは不可能であった。この場をお借りして参画いただいた方々に心より感謝申し上げる。また，出版に携わっていただいた金原出版の関係者のご尽力に改めて深甚なる感謝の意を表する次第である。

2015年3月

公益社団法人日本臨床細胞学会
細胞診ガイドライン作成ワーキンググループ委員会
統括委員長　内藤　善哉

編 集

公益社団法人 日本臨床細胞学会

理事長	佐々木　寛	東京慈恵会医科大学附属柏病院産婦人科
副理事長	土屋　眞一	飯田病院病理診断科
（教育・編集担当）		

細胞診ガイドライン作成ワーキンググループ委員会

統括委員長	内藤　善哉	日本医科大学大学院統御機構診断病理学

細胞診ガイドライン作成委員会　　（五十音順）

細胞標本作製法

担当責任者	石井　保吉	こころとからだの元氣プラザ
	伊藤　仁	東海大学医学部付属病院病理検査技術科
委　員	浅見　英一	がん・感染症センター都立駒込病院病理科
	石井　保吉	こころとからだの元氣プラザ
	伊藤　仁	東海大学医学部付属病院病理検査技術科
	町田　知久	東海大学医学部付属八王子病院臨床検査技術科

甲状腺／副甲状腺

担当責任者	越川　卓	愛知県立大学看護学部病理学
委員長	廣川　満良	隈病院病理診断科
委　員	浦野　誠	藤田保健衛生大学医学部病理診断科Ｉ
	覚道　健一	近畿大学医学部奈良病院中央臨床検査部病理
	加藤　良平	山梨大学医学部人体病理学
	亀山　香織	慶應義塾大学病院病理診断部
	越川　卓	愛知県立大学看護学部病理学
	坂本　穆彦	大森赤十字病院検査部
	佐々木栄司	伊藤病院診療技術部臨床検査室
	鈴木　彩菜	隈病院臨床検査科
	都築　豊徳	名古屋第二赤十字病院病理診断科
	樋口観世子	隈病院臨床検査科
	丸田　淳子	野口病院研究検査科

副　腎

担当責任者	越川　卓	愛知県立大学看護学部病理学
委員長	笹野　公伸	東北大学大学院医学系研究科・医学部病理診断学
委　員	中村　保宏	東北大学大学院医学系研究科・医学部病理診断学
	渡辺　みか	東北大学病院病理部／テレパソロジーセンター

中枢神経／脳脊髄液

担当責任者	中村　直哉	東海大学医学部基盤診療学系病理診断学
委員長	佐々木　惇	埼玉医科大学病理学
委　員	有田　茂実	千葉県がんセンター臨床病理部病理検査科
	伊古田勇人	群馬大学大学院医学系研究科病態病理学分野
	井野元智恵	東海大学医学部基盤診療学系病理診断学
	佐藤　信也	国際医療福祉大学福岡保健医療学部医学検査学科
	佐藤勇一郎	宮崎大学医学部附属病院病理診断科・病理部
	清水　秀樹	日本医科大学千葉北総病院病理診断科・病理部

	芹澤　昭彦	東海大学医学部付属病院病理検査技術科
	武井　英博	旭川医科大学病理部
	平戸　純子	群馬大学医学部附属病院病理部・病理診断科

眼　器
担当責任者	横山　繁生	大分大学医学部医学系研究科診断病理学講座
委員長	清水　道生	博慈会記念総合病院病理診断センター
委　員	伊藤　智雄	神戸大学医学部附属病院病理部・病理診断科
	加島　健司	大分県立病院臨床検査科検査研究部
	政岡　秀彦	埼玉医科大学病院中央病理診断部
	中川　尚	徳島診療所

作成協力者　(五十音順)

中枢神経
井上　健	大阪市立総合医療センター病理診断科
奥野　高裕	大阪市立総合医療センター病理診断科
細沼　佑介	埼玉医科大学国際医療センター病理診断科(図28提供)

脳脊髄液
安倍　秀幸	久留米大学病院病理診断科・病理部(図16提供)
大田　喜孝	国際医療福祉大学福岡保健医療学部医学検査学科(図22, 23提供)
齋藤　忠	成田赤十字病院病理検査課(図20提供)

眼　器
秦野　寛	ルミネはたの眼科(図7提供)

細胞標本作製法

A. 塗抹固定法　　2

1 塗抹法　　2
   a. 直接塗抹法　　2
   b. 引きガラス法　　2
   c. すり合わせ法　　2
   d. 捺印法　　3
   e. 圧挫法　　3
   f. たたきつけ塗抹　　3
   g. 吹き付け塗抹　　4

2 集細胞法　　4
   a. 遠心沈殿法　　4
   b. 遠心直接塗抹法（オートスメア法，サイトスピン法）　　5
   c. 膜濾過法（ポアフィルター法）　　5

3 溶血処理　　5

4 固定法　　5
   a. 湿固定（Pap.染色・PAS染色等色素染色，免疫細胞化学染色等）　　5
   b. 乾燥固定（Giemsa染色，脂肪染色等）　　5

5 液状化検体細胞診（liquid based cytology；LBC）　　6

6 セルブロック法　　6

7 細胞転写法　　6

B. 染色法　　6

1 Papanicolaou染色　　6
   a. 目的　　6
   b. 原理　　6
   c. 試薬　　8
   　　(1) ギル・ヘマトキシリン5（Gill's Hematoxylin V）　　8
   　　(2) OG-6（Orange G）染色液　　8
   　　(3) EA-50（Eosin-Azur）染色液　　9
   d. 染色法　　9

2 Giemsa染色　　10
   a. 目的　　10
   b. 原理　　10

- c. 試薬 ... 10
  - (1) May-Grünwald染色液 ... 10
  - (2) Giemsa染色液 ... 10
  - (3) 1/15M リン酸緩衝液(pH6.4) ... 11
- d. 染色法 ... 11

3 アルシアンブルー染色 ... 12
- a. 目的 ... 12
- b. 原理 ... 12
- c. 試薬 ... 12
  - 0.1％アルシアンブルー染色液(pH2.5) ... 12
- d. 染色法 ... 12

4 PAS反応(periodic acid Schiff reaction) ... 13
- a. 目的 ... 13
- b. 原理 ... 13
- c. 試薬 ... 14
  - (1) 0.5％過ヨウ素酸水溶液 ... 14
  - (2) シッフ試薬(boiled Schiff)：加熱法 ... 14
  - (3) コールド・シッフ試薬 ... 15
  - (4) 亜硫酸水 ... 15
- d. 染色法 ... 15

甲状腺

総論 ... 18

A. 臨床的意義 ... 18

B. 基礎的知識（解剖・発生・機能） ... 18

C. 病理組織学的分類 ... 19

1. 発生異常 ... 19
2. 炎症 ... 19
3. 過形成 ... 20
4. 腫瘍 ... 20

D. 検体採取法 ... 21

1. 穿刺準備 ... 21
   a. インフォームドコンセント ... 21
   b. 合併症と禁忌 ... 22
   c. 準備 ... 22
2. 体位 ... 22
3. 穿刺方法 ... 22
4. 穿刺部位 ... 22
5. 細胞診材料を用いた生化学的検査 ... 23

E. 標本作製法（液状化検体を含む） ... 24

1. 塗抹法 ... 24
   a. 半固形物，粘稠な液状検体，少量の液状検体の場合 ... 24
   b. 採取細胞量が多い場合 ... 24
   c. 組織片が採取された場合 ... 24
   d. 採取細胞量が非常に少ない場合 ... 24
   e. 囊胞液を吸引した場合 ... 24
   f. 末梢血が混入した場合 ... 24
2. 固定法 ... 24

3 液状化検体細胞診（liquid-based cytology ; LBC）·················24

F. 染色法　24

　　1 Papanicolaou（Pap.）染色·················25
　　2 Giemsa染色·················25
　　3 甲状腺領域におけるPap.染色とGiemsa染色·················26

G. 細胞の見方と判定法（液状化検体を含む）　26

　　1 通常塗抹標本の見方·················26
　　　　a. 採取材料の構成成分·················26
　　　　b. 背景·················26
　　　　c. 採取細胞の出現様式·················27
　　　　d. 細胞形·················27
　　　　e. 細胞質·················27
　　　　f. 核·················27
　　2 液状化検体（LBC）標本の見方·················28

H. 迅速細胞診　28

　　1 術中迅速細胞診·················28
　　2 ベッドサイド迅速細胞診·················28
　　3 迅速染色法·················28

I. 免疫細胞化学染色　29

　　1 髄様癌の診断·················29
　　2 篩型乳頭癌の診断·················29
　　3 硝子化索状腫瘍の診断·················29
　　4 甲状腺結節と副甲状腺結節の鑑別·················30
　　5 甲状腺結節と転移性腫瘍の鑑別·················30

J. 遺伝子解析　30

　　1 乳頭癌·················30
　　　　a. *RET*遺伝子再構成·················31
　　　　b. *BRAF*遺伝子突然変異·················31

2 濾胞癌 ... 31
   a. *ras* 遺伝子突然変異 ... 31
   b. *PPARG* 遺伝子再構成（*PAX8-PPARG*） ... 31
3 低分化癌，未分化癌 ... 31
4 髄様癌 ... 31

K. 報告様式 ... 32

1 日本の報告様式 ... 32
2 甲状腺細胞診ベセスダシステム ... 32
3 甲状腺癌取扱い規約の改訂 ... 35
4 甲状腺結節取扱い診療ガイドライン ... 35

各 論 ... 38

A. 亜急性甲状腺炎（subacute thyroiditis） ... 38
B. 慢性甲状腺炎，橋本病（chronic thyroiditis, Hashimoto disease） ... 39
C. 囊胞および囊胞性病変（cyst and cystic lesions） ... 40
D. 腺腫様甲状腺腫（adenomatous goiter） ... 41
E. 濾胞性腫瘍（follicular tumor） ... 43
F. 硝子化索状腫瘍（hyalinizing trabecular tumor） ... 47
G. 乳頭癌（papillary carcinoma） ... 49
H. 低分化癌（poorly differentiated carcinoma） ... 52
I. 未分化癌（undifferentiated carcinoma） ... 53
J. 髄様癌（medullary carcinoma） ... 55
K. リンパ腫（lymphoma） ... 56
L. 転移性腫瘍（metastatic tumor） ... 58
M. その他の疾患 ... 60

1 異物肉芽腫（foreign body granuloma） ... 60

2 食道憩室（esophageal diverticulosis）·······60
3 急性化膿性甲状腺炎（acute suppurative thyroiditis）·······60
4 甲状舌管囊胞（thyroglossal duct cyst）·······60
5 円柱細胞癌（columnar cell carcinoma）·······60
6 好酸球増多を伴う硬化性粘表皮癌
　（sclerosing mucoepidermoid carcinoma with eosinophilia）·······60
7 胸腺様分化を示す癌
　（carcinoma showing thymus-like differentiation；CASTLE）·······60
8 胸腺様分化を伴う紡錘形細胞腫瘍
　（spindle cell tumor with thymus-like differentiation；SETTLE）·······61

図 譜　　62

副甲状腺

総論 — 100

- A. 臨床的意義 — 100
- B. 基礎的知識 — 100
- C. 検体採取法 — 101
  - 1 穿刺吸引細胞診(fine needle aspiration cytology ; FNAC) — 101
  - 2 迅速細胞診 — 102
- D. 細胞の見方と判定法(甲状腺との鑑別) — 102
  - 1 細胞の見方 — 102
    - a. 背景 — 102
    - b. 出現様式 — 102
    - c. 細胞質 — 102
    - d. 核 — 102
  - 2 甲状腺との鑑別 — 103
- E. 迅速診断 — 103

各論 — 104

- A. 副甲状腺過形成(parathyroid hyperplasia) — 104
- B. 副甲状腺腺腫(parathyroid adenoma) — 105
- C. 副甲状腺癌(parathyroid carcinoma) — 106

図譜 — 108

副 腎

総 論　118

A. 副腎細胞診の臨床的意義　118

B. 検体採取法　118

C. 細胞の見方　119

各 論　120

A. 副腎皮質病変　120

　1 副腎皮質腺腫(adrenal cortical adenoma)　120
　2 副腎皮質癌(adrenal cortical carcinoma)　121

B. 副腎髄質病変　122

　1 褐色細胞腫(傍神経節腫)(pheochromocytoma〔paraganglioma〕)　122
　2 神経芽細胞腫(neuroblastoma)　123

図 譜　125

中枢神経

総 論　　130

A. 基本的知識　　130

1. 脳腫瘍の臨床病理学的特徴　　130
2. 術中迅速細胞診　　133
3. 細胞の見方と判定法　　133
   a. 腫瘍性病変か，非腫瘍性病変か　　133
   b. 神経上皮性腫瘍か，実質外あるいは髄外腫瘍であるか　　135
   c. 神経上皮性腫瘍の組織型および悪性度　　135
   d. 放射線感受性の高い腫瘍か　　135

B. 報告様式　　135

C. 検体採取法と処理法　　136

1. 細胞採取法　　136
2. 標本作製　　136
   a. 塗抹　　136
     (1) 捺印法　　136
     (2) 圧挫法　　137
   b. 染色　　138
3. 迅速免疫組織化学　　138
4. その他の留意事項　　138

各 論　　139

A. 浸潤性星細胞腫（diffusely infiltrating astrocytoma）　　139

1. びまん性星細胞腫（diffuse astrocytoma），WHO grade II　　139
2. 退形成性星細胞腫（anaplastic astrocytoma），WHO grade III　　139
3. 膠芽腫（glioblastoma），WHO grade IV　　140

- B. 限局性星細胞腫（localized astrocytoma） *141*
  - 1 毛様細胞性星細胞腫（pilocytic astrocytoma），WHO grade I ……… *141*
- C. 乏突起膠細胞系腫瘍（oligodendroglial tumors） *142*
- D. 上衣系腫瘍（ependymal tumors） *144*
- E. 脈絡叢腫瘍（choroid plexus tumors） *145*
- F. 神経細胞系腫瘍（neuronal tumors） *146*
  - 1 中枢性神経細胞腫（central neurocytoma），脳室外神経細胞腫
    （extraventricular neurocytoma）……… *146*
- G. 松果体部腫瘍（松果体実質細胞腫瘍） *146*
- H. 胎児性腫瘍（embryonal tumors） *147*
  - 1 髄芽腫（medulloblastoma），WHO grade IV……… *147*
  - 2 非定型奇形腫様ラブドイド腫瘍
    （atypical teratoid/rhabdoid tumor；AT/RT），WHO grade IV……… *148*
- I. Schwann細胞腫（schwannoma） *149*
- J. 髄膜腫（meningioma） *150*
- K. 脊索腫（chordoma） *152*
- L. 悪性リンパ腫（malignant lymphoma） *152*
  - 1 びまん性大細胞型B細胞リンパ腫
    （diffuse large B-cell lymphoma；DLBCL）……… *152*
- M. 胚細胞腫瘍（germ cell tumor；GCT） *154*
  - 1 胚腫（germinoma）……… *154*
- N. トルコ鞍部腫瘍（tumors of sellar region） *154*
  - 1 頭蓋咽頭腫（craniopharyngioma），WHO grade I ……… *154*

2 下垂体腺腫（pituitary adenoma）·· *155*

O. 非腫瘍性病変　*157*

1 腫瘤形成性脱髄病変（tumefactive demyelinating lesion；TDL）·············· *157*
2 進行性多巣性白質脳症
　（progressive multifocal leukoencephalopathy；PML）························· *158*
3 トキソプラズマ脳炎（Toxoplasma encephalitis）································ *159*
4 真菌性脳炎（fungal encephalitis）··· *159*

図 譜　*161*

脳脊髄液

総 論　182

A. 基礎知識　182

1 解剖と生理　182
　　a. 脳脊髄液の産生と循環　182
　　b. 髄液の機能　182
2 脳脊髄液の細胞診の意義　182
　　a. 炎症細胞　182
　　b. 腫瘍性疾患　183

B. 細胞採取法と処理法　183

1 脳脊髄液検査　183
　　a. 髄液検査の目的と意義　183
　　　(1) 概要　183
　　　(2) 髄液の保存　183
　　　(3) 性状観察　183
　　　(4) 検体処理法　184
　　　(5) 染色法　184

C. 脳室からの細胞採取法　185

1 目的　185
2 検体採取法と処理法　186
3 細胞像について　186
　　a. 正常　186
　　b. 手術による影響　186
　　c. 水頭症　186
　　d. 薬剤投与による影響　186
　　e. 腫瘍細胞　186

D. 報告様式　187

各論

A. 腫瘍性病変

1 脊髄液領域の悪性腫瘍
2 主な原発性脳腫瘍
   a. 膠芽腫（glioblastoma），
      退形成性星細胞腫（anaplastic astrocytoma）
   b. 髄芽腫（medulloblastoma）
   c. 星細胞腫（astrocytoma）
   d. 上衣腫（ependymoma）
   e. 胚腫（germinoma）
   f. 脈絡叢乳頭腫（choroid plexus papilloma）
   g. 悪性リンパ腫（malignant lymphoma）
3 転移性腫瘍
   a. 癌
   b. 白血病

B. 非腫瘍性病変

1 出血
2 感染症
   a. 細菌性髄膜炎（bacterial meningitis）
   b. 結核性髄膜炎（tuberculous meningitis）
   c. ウイルス性髄膜炎（viral meningitis）
   d. 真菌性髄膜炎（fungal meningitis）
   e. 寄生虫による髄膜炎（parasitic meningitis）

図譜

眼　器

総論　198

A. 解剖・機能　198

- **1** 眼球　198
  - a. 角膜(cornea)　198
    - (1) 上皮細胞(epithelium)　198
    - (2) 基底層(basal lamina)　198
    - (3) ボウマン膜(Bowman's membrane)　198
    - (4) 実質(stroma)　198
    - (5) デスメ膜(Descement's membrane)　198
    - (6) 内皮細胞(endothelium)　199
  - b. 強膜(sclera)　199
  - c. 脈絡膜(choroid)　199
  - d. 網膜(retina)　199
  - e. 水晶体(crystalline lens)　199
  - f. 虹彩(iris)およびその周囲　199
  - g. 硝子体(vitreous body)　199
  - h. 房水の生成と排出　199
- **2** 結膜(conjunctiva)　199

B. 検体採取法　200

- **1** 外眼部検体の採取法　200
  - a. 眼脂　200
  - b. 結膜・角膜擦過物　200
  - c. 角結膜上皮(インプレッション標本用)　201
- **2** 内眼部検体の採取法　202
  - a. 前房水　202
  - b. 硝子体液　202
- **3** 検体処理法と染色法　202
  - a. 検体処理法　202
  - b. 染色法　202
- **4** 判定法と報告様式　202

各論 204

A. 炎症性疾患（眼脂，結膜擦過物，角膜擦過物） 204

1 感染性 204
  a. 細菌性結膜炎（bacterial conjunctivitis） 204
  b. ウイルス性結膜炎（viral conjunctivitis） 204
  c. クラミジア結膜炎（chlamydial conjunctivitis） 205
  d. 涙小管炎（lacrimal canaliculitis） 205
  e. 細菌性角膜潰瘍（bacterial corneal ulcer） 205
  f. 角膜真菌症（keratomycosis） 205
  g. 角膜ヘルペス（herpetic keratitis） 205
  h. 帯状ヘルペス角膜炎（herpes zoster keratitis） 206
  i. アカントアメーバ角膜炎（Acanthamoeba keratitis） 206

2 非感染性 206
  a. 乾性角結膜炎（keratoconjunctivitis sicca） 206
  b. アレルギー性結膜炎（allergic conjunctivitis） 206

B. 変性疾患 206

アミロイドーシス（amyloidosis） 206

C. 腫瘍性および腫瘍様病変 207

1 上皮内癌（carcinoma in situ） 207
2 腺癌（adenocarcinoma） 207
3 悪性リンパ腫（malignant lymphoma） 207
  a. 粘膜関連濾胞辺縁帯リンパ腫
     （extranodal marginal zone lymphoma, MALT lymphoma） 207
  b. びまん性大細胞型 B 細胞リンパ腫
     （diffuse large B-cell lymphoma；DLBCL） 208
4 網膜芽細胞腫（retinoblastoma） 208
5 悪性黒色腫（malignant melanoma） 208

図譜 209

索 引

細胞標本作製法

細胞標本作製法

　細胞診は婦人科，呼吸器をはじめとして，消化器，泌尿器，体腔液，乳腺，甲状腺，リンパ節など，ほぼ全身にわたる臓器が対象となる。標本作製は診断するうえで最も大切な過程である。細胞診検体は採取後，速やかに塗抹，固定し，適切な染色を施す必要がある。

　標本作製法については，臓器別，検体別にそれぞれ詳細な方法，重要なポイントなどが異なるので，本項では，各分野に大部分共通する基礎的事項について記述する。専門的事項は各領域の項を参照されたい。

A. 塗抹固定法

1 塗抹法

　検体の種類，採取法，性状などにより適切な塗抹法を選択し，標本を作製する。粘稠度の低い液状検体では，剥離防止剤がコーティングされたスライドガラスを使用する。

a. 直接塗抹法

　擦過材料（子宮頸部や体部内膜などの婦人科材料，気管支擦過材料など）は，採取器具から直接スライドガラスに塗抹を行う。実際には医師が担当することが多いため，細胞検査士が携わることは少ない。塗抹後は直ち（1秒以内）に固定液に入れるが，擦過材料は乾燥しやすいため，十分留意が必要である。

b. 引きガラス法

　体腔液，尿などの液状検体および穿刺材料などに用いられる。粘稠性の検体には不適である。遠心沈殿後，上清を除き，赤血球層の上に存在する有核細胞層（バフィーコート）を適量（10〜15μL）キャピラリー等で採取し，スライドガラスの片側に滴下し，引きガラスで引く。癌細胞などの大型細胞は，塗抹の引き終わりや辺縁部に集まりやすい。

　Papanicolaou（Pap.）染色用に湿固定する場合，引き終わりが乾燥しやすいのでスライドガラスの端5mm程度の位置で止めるとよい（図1上）。スライドガラスの末端まで塗抹すると（オーバーラン），端の部分はカバーガラスがかからないので注意が必要である。塗抹後は直ちに固定液に浸す。固定液に入れる際，最初から固定容器の溝に沿って入れようとすると，途中で引っかかる場合が多く，塗抹面に段ができ固定操作不良となる（図1下）。塗抹面に段ができないように底まで一気に浸漬し，その後ゆっくりと固定容器の溝に沿って入れる（図2）。

　塗抹の長さは，引きガラスとスライドガラスとの角度を小さくすると長くなり（図3上），大きくすると短くなる（図3下）。また，同様に引きガラスを早く引くと短くなり，遅く引くと長くなる。検体の粘稠度や量に応じて角度と速度を調整する。

c. すり合わせ法

　喀痰，粘稠性の分泌物，穿刺材料，体腔液，尿などに用いられる。2枚のスライドガラスをすり合わせて塗抹する方法である。喀痰では，小豆大の量を均一になるように前後左右に2〜3回すり合わせて塗抹する。体腔液や尿などの液状検体では，遠心沈殿後，上清を除き，赤血

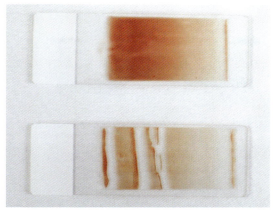

図1 引きガラス法：良い例(上)，不良な例(下)

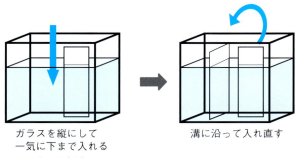

図2 湿固定法

球層の上に存在する有核細胞層（バフィーコート）20〜30μLをキャピラリー等で採取し，2枚のスライドガラスを合わせて伸展させ，左右に引き，直ちに固定液に入れる。液状検体では，固定液に入れた瞬間に有核細胞が固定液面まで上昇しガラスに固着するため，フロスト部分ぎりぎりまでの塗抹は避ける。また，固定液に入れる際は，引きガラスの場合と同様，スライドガラスを底まで一気に浸漬し，段ができないよう注意が必要である。

d．捺印法

手術中に提出された未固定の臓器，腫瘍に用いる。組織をピンセットやガーゼ等で持ち，割面をスライドガラスに接触させ直ちに固定する。細胞が採取されにくい場合は，スライドガラスの端で組織面を軽く擦過した後に捺印すると細胞が採取されやすい。

e．圧挫法

スライドガラスに小組織片を載せ，もう1枚のスライドガラスで挟み，軽く圧をかけ組織を押し潰す。その後はすり合わせを行うか，左右に引かず上下に剥がし，直ちに固定する。組織構築などをよく反映した標本ができる。

f．たたきつけ塗抹

ブラシ先端をピンセット等でつまみ，しなりを利用してスライドガラスに直接たたきつけて塗抹する。

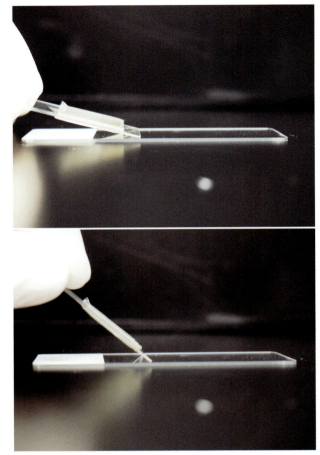

図3　引きガラス法：スライドガラスとの角度の違い

g. 吹き付け塗抹

　穿刺吸引検体で行われる塗抹法である．吸引後，針を抜く際はシリンジ圧をフリーにして大気圧に戻してから抜く．穿刺吸引細胞診検体は，基本的に針の中の細胞を塗抹するので，圧がかかった状態で針を抜くと採取した針中の検体が注射筒内に飛散し，塗抹不能となる．

　塗抹方法は，注射針をシリンジから外し，注射筒を引いて空気を入れ，針を再度装着し，スライドガラスに吹き付けて塗抹する．吹き付けた検体量が少量の場合は，そのまま直ちに固定液に入れる．量が多い場合は，針で伸ばすか，あるいはスライドガラスで挟み軽く圧をかけた後，左右に引くことなく上下に剥がし，直ちに固定する．

2 集細胞法

a. 遠心沈殿法

　体腔液，尿，髄液，胆汁，膵液などの液状検体は，遠心分離により細胞成分を遠心沈殿し，沈渣を塗抹して標本を作製する．回転数は2,000～3,000 rpm，3～5分が推奨されるが，細胞が壊れやすい髄液では700～900 rpm程度が適正である．遠沈後，上清を除き，赤血球層の上に存在する有核細胞層（バフィーコート）をキャピラリー等で採取し塗抹する（図4）．体腔液では，

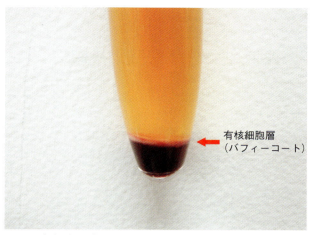

図4 遠心沈殿法

抗凝固剤を入れるとフィブリンの析出を抑えることができるが，いずれも細胞毒性があるので入れすぎないように留意が必要である。

b. 遠心直接塗抹法（オートスメア法，サイトスピン法）

専用機器と専用チャンバーを用いて，遠心による沈渣部分の細胞をそのままスライドガラスに直接塗抹する方法である。チャンバー内検体の細胞成分全てが狭い範囲に集細胞されるため，細胞数が少ない液状検体に適している。細胞数の多い検体や粘稠度の高い検体には不向きである。

c. 膜濾過法（ポアフィルター法）

専用機器と専用フィルターを用いて陰圧により検体をフィルターで濾過する方法である。セットされたポアサイズ以上の細胞だけがフィルター上に捕捉され，フィルターごと固定，染色する。細胞回収率が極めて高く，細胞数が少ない検体に適している。

3 溶血処理

検体に多量の赤血球が含まれている場合，集細胞時に溶血処理を行うと有核細胞の観察が容易となる。溶血剤には，0.9％塩化アンモニウム溶液，1.2％シュウ酸アンモニウム，サポニンなどがある。0.9％塩化アンモニウムは溶血にやや時間がかかるが，細胞変性が少ない。いずれも遠沈後，上清を捨て沈渣に溶血剤を加え混和し，3～5分ほどおいてから再遠沈し，沈渣を塗抹する。

4 固定法

a. 湿固定（Pap.染色・PAS染色等色素染色，免疫細胞化学染色等）

固定液には脱水凝固を原理とする95％エタノールを用いる。立体構造の観察に適しているが，細胞の収縮等の形態変化がみられる。細胞塗抹後は直ち（1秒以内）に95％エタノールに浸す。固定前乾燥は禁忌である。

b. 乾燥固定（Giemsa染色，脂肪染色等）

乾燥とメタノールによる脱水作用を原理とする。細胞集塊は乾燥により平面的な構造になり，

細胞は膨化する。細胞塗抹後、標本を冷風により急速乾燥させ、メタノールで固定する。

5 液状化検体細胞診(liquid based cytology；LBC)

スパーテルやブラシで採取した細胞を専用の細胞保存液に浮遊させ、フィルターや荷電作用等を用いた吸引吸着転写法や、比重と荷電作用を利用した重力沈降静電接着法によりスライドガラスに細胞を固着させる方法である。細胞回収率が高く、均一な厚さの標本を作製することができる。液状検体にも応用可能であり、また保存液中の細胞は遺伝子検査等にも応用が可能である。詳細は婦人科の項(本ガイドライン別巻)を参照されたい。

6 セルブロック法

セルブロック法は液状検体中にある細胞成分をパラフィン包埋し、組織学的に観察する方法であり、組織標本と同様に多数の切片作製が可能である。パラフィンブロックとして保存されるため、後日、必要に応じて免疫組織化学検索や特殊染色などに応用することができる有用な技法である。セルブロック法には、基本的に遠心沈殿を利用した方法と、さらにその細胞沈殿物を固化・ゲル化する方法がある。多くの方法が開発されてきたが、コロジオンバック法、クライオバイアル法、アルギン酸ナトリウム法などは簡便で日常的にも容易に利用可能である。詳細は体腔液の項(本ガイドライン別巻)を参照されたい。

7 細胞転写法

封入剤を用いてスライドガラスから細胞を剥がし取り、他のスライドガラスへ移す方法である。移す際にいくつかに分割し、複数のスライドガラスに分割することも可能である(図5)。スライドガラスを破損した場合や、1枚しかない標本に複数の免疫染色をしたい場合などに有用であり、さらにはカバーガラスからはみ出た部分のみ転写することも可能である(図6)。

B. 染色法

日常の細胞診で用いられているPap.染色、Giemsa染色、アルシアンブルー染色、PAS染色について記述する。染色法は原法、変法あるいは施設により様々な改良や工夫が加えられており、本項では代表的な方法、染色液について記載する。また、染色液はいずれも染色性の安定した市販品が購入できるので、組成を中心に簡潔に記載する。

1 Papanicolaou染色

a. 目的

腟スメアでホルモンの作用を知る目的で行われていたShorr染色を改良したもので、細胞を多彩な色に染め分けられ、特に角化を示す細胞の同定が容易である。また、固定液、染色液、染色過程でアルコールを多用するため透明感が高く、細胞重積を示す細胞集団でも個々の細胞や核の構造を明瞭に観察できる。

b. 原理

3種類の酸性色素Orange G(オレンジG)、Eosin Y(エオジンY)、Light green SF yellowish

❶ マリノールをキシレンで2倍に希釈,混和する。
❷ 2倍希釈マリノールを1mL スライドガラスに塗布する。
❸ 70～80℃のパラフィン切片伸展器で20～30分間マリノールを硬化させる。
❹ 温水(50～60℃)に15分間浸し,マリノールを軟化させる。
❺ 軟化したマリノールをピンセットなどで剥がす。

スライドガラスからビニール状のマリノールに細胞が転写される。

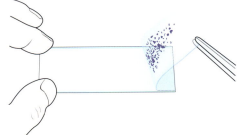

❻ はさみで分割あるいはマーキング部分を切り取る。
❼ 切り取った封入剤を水(湯)に浸し,新しいシランコートスライドガラスに貼り付ける。この際,必ず裏表を間違えないように貼り付ける。間違えて貼り付けた場合,使用時キシレンに入れると細胞は全て剥がれ落ちるため,注意を要する。

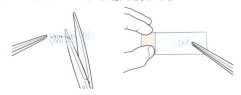

❽ 余分な水分をキムワイプで吸い取る。

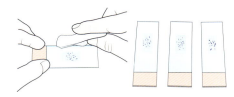

❾ 75℃のパラフィン切片伸展器で30分程乾燥させる。
❿ キシレンでマリノールを除去し,使用する。

図5 細胞(分割)転写法　Cell transfer method

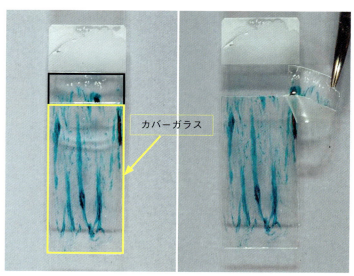

図6 細胞転写法：カバーガラスからはみ出た部分のみ転写する場合

(ライトグリーンSF yellowish)を用い,それぞれの色素の分子量の差と細胞質の分子的構造の違いを利用した染色法である。色素の分子量の大きさはオレンジG＜エオジンY＜ライトグリーンSF yellowishであり(図7),分子量の大きな色素は分子量の小さな色素に比べ,①運動性が少なく拡散速度が遅い,②親水性が少なく全体として負電荷が小さい,という特徴がある。したがって,細胞質構造の緻密な細胞(角化細胞など)には分子量の小さなオレンジGが入りや

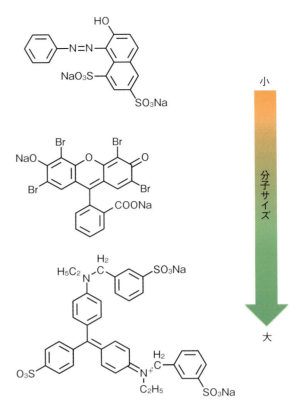

Orange G
- 分子式　　　　$C_{16}H_{10}N_2O_7S_2Na_2$
- 分子量　　　　452.4
- 吸収最大波長　476〜480 nm

Eosin Y
- 分子式　　　　$C_{20}H_6O_5Br_4Na_2$
- 分子量　　　　691.9
- 吸収最大波長　515〜518 nm

Light green
- 分子式　　　　$C_{37}H_{34}N_2O_9S_3Na_2$
- 分子量　　　　792.9
- 吸収最大波長　629〜634 nm

図7　Pap.染色に用いられる色素の特性

すく,疎な細胞には両方入るが,分子量の大きなライトグリーンSFは親水性,溶解性が少なく,正電荷を併有するため細胞内に吸着されやすい。EA-50染色液に含まれるBismarck brown(ビスマルクブラウン)は類脂質を染め,細胞質の染色性には関与しないといわれている。

C. 試薬

(1) ギル・ヘマトキシリン5(Gill's Hematoxylin V)

ヘマトキシリン	5 g
硫酸アルミニウム	44 g
エチレングリコール	250 mL
蒸留水	730 mL
ヨウ素酸ナトリウム	0.52 g
氷酢酸	60 mL

　ヘマトキシリンを蒸留水約100 mLに溶かす。溶けにくい時は少し温めるとよい。残りの蒸留水に硫酸アルミニウムを溶解する。この液にヘマトキシリン液を加えよく撹拌し,さらにヨウ素酸ナトリウムとエチレングリコールを加え,最後に氷酢酸を入れる。

(2) OG-6(Orange G)染色液

保存液として10%オレンジG水溶液を作製し,使用時に下記のごとく混合する。

95%エタノール	950 mL
10%オレンジG水溶液	50 mL
リンタングステン酸	0.15 g

(3) EA-50（Eosin-Azur）染色液

Ⅰ液	10％ライトグリーンSF yellowish水溶液	2 mL
	95％エタノール	198 mL
Ⅱ液	10％エオジンY水溶液	10 mL
	95％エタノール	190 mL
Ⅲ液	10％ビスマルクブラウン水溶液	2.5 mL
	95％エタノール	47.5 mL

Ⅰ液，Ⅱ液，Ⅲ液をそれぞれ45 mL，45 mL，10 mL加え，それにリンタングステン酸0.2 gと炭酸リチウム飽和水溶液を1滴加える。

d. 染色法

染色液や水のpH，染色液への出し入れ回数，時間，温度などで染色性が微妙に変化するため，施設によりそれぞれ工夫されており，現在では自動染色機を用いている施設も多い。本項では染色法の概略を記述する。

❶ 70％アルコール → 50％アルコール → 流水水洗 → 蒸留水
❷ ギル・ヘマトキシリン　　　　　　　　　　　2～3分
❸ 流水水洗
❹ 0.5～1％塩酸70％アルコールで分別　　　　　1分
❺ 流水で色出し　　　　　　　　　　　　　　　5分
❻ 50％アルコール → 70％アルコール → 95％アルコール
❼ OG-6で染色　　　　　　　　　　　　　　　　2分
❽ 95％アルコールで分別（2槽）　　　　　　　　5～10回
❾ EA-50で染色　　　　　　　　　　　　　　　　3分
❿ 95％アルコールで分別　　　　　　　　　　　1分
⓫ 100％アルコール，キシレンで脱水・透徹
⓬ 封入

【注意点】
(1) 95％エタノール湿固定標本を用い，乾燥させてはならない。
(2) 核の色出しに，ぬるま湯やリン酸緩衝液，アンモニアなどの弱アルカリ溶液を用いることができる。弱アルカリ溶液を用いると色出し時間が短縮でき，かつ再現性が良いが，オレンジGの染色が抑制され，細胞剥離のリスクがあるので注意が必要である。
(3) OG-6とEA-50染色液の間にリンタングステン酸や酢酸を入れると，染色の透明性とpH低下によるエオジンの染色が抑制され，オレンジGとライトグリーンの染まりが強くなる。
(4) 核小体はヘマトキシリン，エオジン，ライトグリーンいずれにも染まる。ヘマトキシリン染色後の塩酸分別が不十分だとヘマトキシリンにより青紫色に染まる。EA-50染色時間が短い，EA-50染色液のpHが高い，あるいは核小体の構造が密な場合にはエオジンに染まりやすい。EA-50染色時間が長い，EA-50染色液のpHが低い，リンタングステン酸・酢酸処理を行った場合や核小体の構造が疎な場合にはライトグリーンに染まりやすい。
(5) オレンジG，ライトグリーンなどの酸性色素は水によく溶けるが，無水アルコールには溶けにくい。したがって，OG-6染色液，EA-50染色液後の分別洗浄は95％エタノールがよく，100％エタノールでは不十分となる場合がある。

2 Giemsa染色

a. 目的
　一般的に血液やリンパ球系細胞の観察を目的として広く用いられているが，乾燥固定で細胞剥離がないため，細胞診では脳脊髄液や体腔液，尿など液状検体や細胞数の少ない検体に有用である。組織や細胞成分が色素本来の色調と異なった染色性を示す異染性（メタクロマジー）を有し，粘液様物質（間質性粘液，基底膜物質）などは桃色〜赤紫色に染まるため，その同定に有用である。一方，透過度が悪いため，粘稠性の検体や厚い標本，重積集塊の観察には不向きである。細胞質内顆粒の染色性に優れたMay-Grünwald染色やWright染色と，核の染色性に優れたGiemsa染色の重染色法が広く用いられている。

b. 原理
　塩基性色素のメチレンブルーは，酸化されるとアズールA，アズールB，アズールCやチオニンなど種々のチアジン系色素が生じる。これらの色素はメチル基の数が異なるだけであるが，その色調が少し異なるため，細胞を単に青色のみに染めるのではなく多種の色調に染め分けができる。これをRomanowsky効果という（図8）。Giemsa染色液やMay-Grünwald染色液，Wright染色液には塩基性色素としてメチレンブルーが，酸性色素としてエオジンYが含まれているため，これらの染色液に水またはリン酸緩衝液を添加すると，塩基性色素であるチアジン系色素は正（＋）に，酸性色素であるエオジンYは負（−）に帯電する。水溶液中で正（＋）に荷電した塩基性色素は負（−）に荷電したリン酸基やカルボキシル基を多く含む生体部位（核など）に結合し，一方，負（−）に荷電した酸性色素は正（＋）に荷電したアミノ基を多く含む生体部位（赤血球や好酸性顆粒など）と結合する。

c. 試薬

(1) May-Grünwald染色液

1％エオジン水溶液	1,000 mL
1％メチレンブルー水溶液	1,000 mL

　上記を混合し数日間放置すると，暗紫紅色の沈殿が生じる。この沈殿を濾過し集め，冷たい蒸留水で何度も洗い，濾液に色が着かなくなるまで繰り返す。この残渣（エオジン酸メチレンブルー）を乾燥させる。乾燥した粉末0.25 gにメタノール100 mLを加え，約60℃に温めて溶解し，その後，濾過して保存液とする。

(2) Giemsa染色液

アズールⅡ・エオジン	3 g
アズールⅡ	0.8 g
メタノール	310 mL
グリセリン	200 mL

　アズールⅡ・エオジン，アズールⅡを約60℃に温めたグリセリンに溶解し，メタノールを加えた後，24時間放置する。濾過して保存液とする。

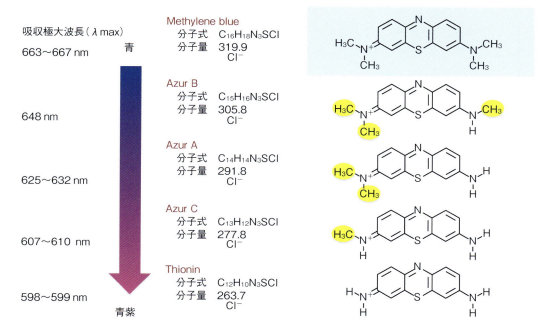

※メチレンブルーが酸化されて生じる種々のチアジン系色素の色調が少し異なる。
図8　Romanowsky効果

(3) 1/15M リン酸緩衝液 (pH6.4)

リン酸二水素カリウム，無水	6.63 g
リン酸水素二ナトリウム	2.56 g
蒸留水	1,000 mL

使用時に10倍に希釈する (1/150 M リン酸緩衝液)。

d. 染色法

一般的に広く用いられている May-Grünwald (Wright) Giemsa 染色の概略を記述する。

❶ 塗抹，風乾
❷ May-Grünwald 染色液 (Wright 液)　　　　　　2～3分
❸ 等量の 1/150M リン酸緩衝液 pH6.4 を加える　　1～3分
❹ 軽く水洗
❺ Giemsa 染色液　　　　　　　　　　　　　　　15～20分
❻ 軽く水洗
❼ 乾燥後，封入

【注意点】
(1) 乾燥は塗抹後，直ちにドライヤーの冷風を用いて短時間で行う。乾燥が不十分だと，染色が薄く，細胞形態にムラができる。特に，梅雨や夏期の湿度の高い時期は注意が必要である。
(2) May-Grünwald 染色液 (Wright 液) は蒸発しやすいので，多めに載せる方がよい。
(3) 染色後の水洗は，余分な色素を落とす程度にする。水洗しすぎると色素が溶出する。

(4) 水洗は水温が高い時は短めに，水温が低い場合は長めにするとよい。
(5) 水や緩衝液のpHが高いと青味が強くなり，pHが低いと赤みが強くなる。
(6) 標本はなるべくその日のうちに染めるのが望ましい。染色までに長時間(数日間)経過すると青味が強くなる。
(7) リンパ節の捺印検体や骨髄穿刺液などは薄く染まる傾向があるので，若干長めに染めた方がよい。
(8) 脳脊髄液は長めに染めると，リンパ系細胞を含め濃染するので，短く染める。

3 アルシアンブルー染色

a. 目的

アルシアンブルーは，フタロシアニンの中心部にある2個の水素原子が銅で置換された多価の塩基性色素で，主に酸性粘液多糖類(スルフォムチン，シアロムチン)の検出に用いられ，ヒアルロン酸，シアル酸，コンドロイチン硫酸のようなpolyaninonic substanceに特異性が高い。細胞診では，体腔液や脳脊髄液中の上皮性腫瘍，特に腺癌の同定やクリプトコッカスの証明に用いられる。

b. 原理

アルシアンブルーは銅フタロシアニンにメチレン架橋によって，イソチオウロニウム基が4つ結合している(図9)。この中の正(+)に荷電したアミノ基が，酸性粘液多糖類のなかで負(−)に荷電しているカルボキシル基や硫酸基と結合することで青く染色される。なお，カルボキシル基や硫酸基はpHの値により解離の程度が異なり，pH1以下の強酸領域では硫酸基のみが解離して負(−)に荷電するため，硫酸基を有する粘液を選択的に染色可能であるが，pHが少し高くなるとカルボキシル基，硫酸基ともに解離し，アルシアンブルーと結合するようになる。また，核酸も負(−)に荷電したリン酸基を有するためアルシアンブルーと反応すると考えられるが，通常の条件下では組織切片で核は染色されない。これは，大きなイソチオウロニウム基があるため，立体障害によってDNAやRNAに色素が結合できないためと考えられている。しかし，染色時間が長い場合，染色温度が高い場合やDNAが変性する状態にあると核も染色されることがある。

c. 試薬

0.1%アルシアンブルー染色液(pH2.5)

3%酢酸水	100 mL
アルシアンブルー8GX	0.1 g

d. 染色法

❶ 水洗
❷ 3%酢酸水　　　　　　　　2〜3回
❸ アルシアンブルー染色液　　15〜30分
❹ 3%酢酸水で分別　　　　　　2〜3回
❺ 水洗
❻ ヘマトキシリン　　　　　　3分
❼ 水洗
❽ 脱水・透徹後，封入

Alcian blue 8GX（Ingrain blue 1）
（chloromethylated cupper phthalocyanine-thiourea reaction products）

分子式　　　$C_{56}H_{68}Cl_4CuN_{16}S_4$
分子量　　　1298.8
吸収最大波長　600〜610 nm

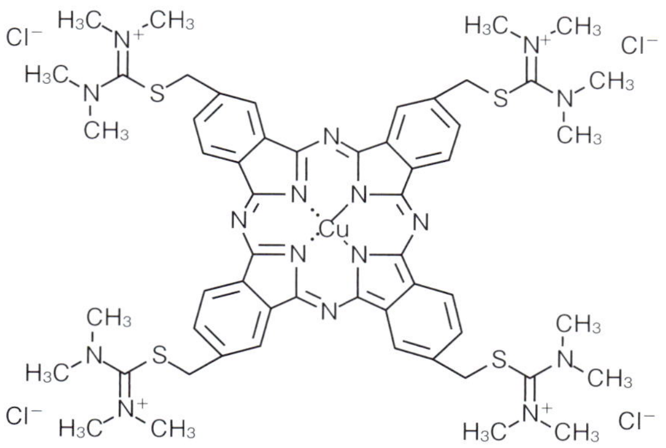

図9　アルシアンブルーの構造

【注意点】
(1) 共染しやすいので，組織診断で用いられる1％溶液よりも薄めの染色液の方がよい。また，アルシアンブルーより共染の少ない染色法としてアルシアングリーンがある。
(2) 核染はケルンエヒトロートが用いられることが多いが，細胞診ではヘマトキシリンを用いた方がよい。
(3) アルシアンブルーが稀に核と反応することがあるので，ヘマトキシリンで核染を先に行ってもよい。
(4) Pap.染色脱色後の標本で染める場合，Pap.染色液中に含まれるリンタングステン酸がアルシアンブルーと反応して全体的に青く染まる場合があるので注意が必要である。

4 PAS反応（periodic acid Schiff reaction）

a. 目的

多糖類の染色法として広く用いられている。組織内陽性物質には単純糖質であるグリコーゲンやセルロース，デンプン，上皮性粘液（ムチン）などの糖蛋白，粘液蛋白やリン脂質などがあるが，間質性粘液である酸性粘液多糖類は過ヨウ素酸では酸化されないので，通常PAS反応は陰性である。細胞診では主に体腔液中の反応性中皮細胞と腺癌細胞の鑑別や，変性空胞と粘液との鑑別，クリプトコッカスなどの真菌の確認に用いられている。また，赤痢アメーバもグリコーゲンをもっていることからPAS反応陽性を示す。

b. 原理

過ヨウ素酸で糖質を酸化し2個のアルデヒド基を形成させ，これにSchiff（シッフ）試薬を作用させて呈色させることに基づいている。過ヨウ素酸は，近接する水酸基(-OH)をもつグルコースや近接する水酸基，アミノ基(-NH)をもつグルコサミンなどジオールの炭素鎖(C-C)結合を酸化して開裂させ，ジアルデヒドを生成する（図10）。このアルデヒド基にシッフ試薬が反応して赤紫色に呈色する。

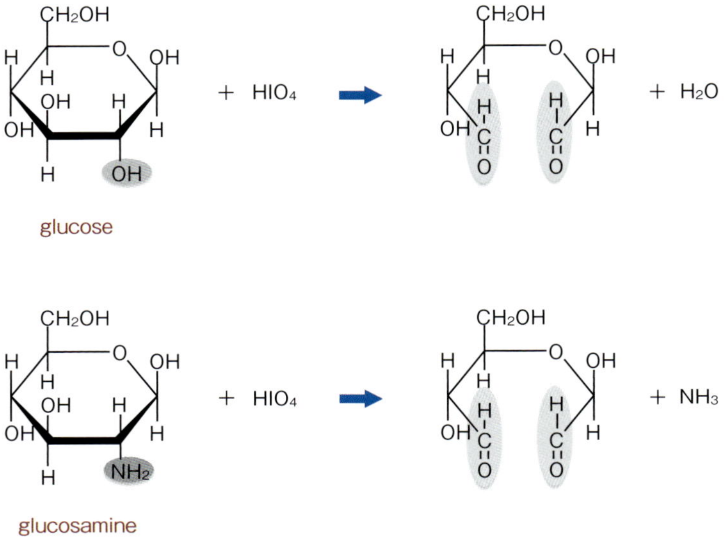

図10 糖質の過ヨウ素酸酸化によるジアルデヒドの生成

c. 試薬
(1) 0.5%過ヨウ素酸水溶液
過ヨウ素酸	0.5 g
蒸留水	100 mL

(2) シッフ試薬 (boiled Schiff)：加熱法
塩基性フクシン	1 g
1 N 塩酸	20 mL
重亜硫酸ナトリウム	1 g
蒸留水	200 mL
活性炭粉末	0.5 g

　沸騰した蒸留水に徐々に塩基性フクシンを入れ，ガラス棒でよく撹拌し，5〜10分再び加熱する。完全溶解したら50℃まで冷やし，濾過後，1 N塩酸を加えよく撹拌する。流水で25℃になるまで冷却後，重亜硫酸ナトリウム1 gを加えよく撹拌し，褐色瓶に入れて冷暗所で保存する。1〜3日放置すると液は赤紫色からオレンジないし黄色に変わる。この液に活性炭粉末（100 mLに対して約0.25 g）を加え，よく撹拌したのち濾過すると無色透明の液が得られる。

注）シッフ試薬の調製法には，上記のように加熱溶解して調製する方法と，室温でスターラーを用いて溶解するコールド・シッフ法がある。コールド・シッフ法には塩基性フクシンが加熱法に比べ2倍量含まれており，染まりにおいて両者に強い差はみられない。現在ではコールド・シッフ法を用いている施設も多い。次項にLillieの処方と，これを改良したMowryの処方を記載しておく。

(3) コールド・シッフ試薬

① Lillie の処方

塩基性フクシン	1 g
二亜硫酸ナトリウム（ピロ亜硫酸ナトリウム）	1.9 g
0.15 N 塩酸水	100 mL

② Mowry の処方

塩基性フクシン	2 g
亜硫酸ナトリウム	5 g
濃塩酸	8 mL
蒸留水	192 mL

いずれの方法ともスターラーで一晩撹拌すると黄色調を呈し溶解する．これに活性炭を加え，十分撹拌したのち濾過すると，無色透明の液ができる．

(4) 亜硫酸水

10％重亜硫酸ナトリウム水溶液	6 mL
1 N 塩酸水	5 mL
蒸留水	100 mL

d. 染色法

❶ 水洗
❷ 0.5％過ヨウ素酸水溶液　　　5～10分
❸ 水洗
❹ シッフ試薬　　　　　　　　5～10分
❺ 亜硫酸水（3槽）　　　　　　各2分
❻ 流水水洗
❼ ヘマトキシリンで核染　　　1～2分
❽ 色出し水洗
❾ 脱水・透徹後，封入

【注意点】

(1) グリコーゲンは水に溶出しやすいので，95％エタノール湿固定の場合は早めに染色するか，あるいは塗抹乾燥後に95％エタノールで5分程度固定し染色するとよい．
(2) 過ヨウ素酸による反応時間は，長すぎると過酸化となり共染の原因となる．
(3) シッフ試薬は二酸化硫黄の臭いが弱くなったら新調する．
(4) 亜硫酸水は，古いものを使用すると共染の原因となるので頻繁に交換する．

甲状腺

総 論
A. 臨床的意義
B. 基礎的知識(解剖・発生・機能)
C. 病理組織学的分類
D. 検体採取法
E. 標本作製法(液状化検体を含む)
F. 染色法
G. 細胞の見方と判定法(液状化検体を含む)
H. 迅速細胞診
I. 免疫細胞化学染色
J. 遺伝子解析
K. 報告様式

各 論
A. 亜急性甲状腺炎
B. 慢性甲状腺炎,橋本病
C. 嚢胞および嚢胞性病変
D. 腺腫様甲状腺腫
E. 濾胞性腫瘍
F. 硝子化索状腫瘍
G. 乳頭癌
H. 低分化癌
I. 未分化癌
J. 髄様癌
K. リンパ腫
L. 転移性腫瘍
M. その他の疾患

図 譜

総論

A. 臨床的意義

　甲状腺の結節形成性病変および一部のびまん性甲状腺腫の診断確定のために，穿刺吸引細胞診（fine needle aspiration cytology；FNAC）が用いられている。

　一般には組織診によって確定診断が下され，細胞診はその補助診断と位置づけられているが，甲状腺領域においてはFNACによる判定が確定診断となることがしばしばである。すなわち，組織診をせずにFNACの診断結果によって治療や経過観察の方針が決定されるのである。甲状腺領域では細胞診の有用性が組織診のそれを上まわっているといえる。これは他領域の細胞診とは異なる特徴である。それだけに細胞診の果たす臨床的役割は重いものがある。

　FNAC導入前の針生検組織診と比較すると，両者の診断内容には大差がない。他方，FNACは無麻酔で施行可能で，合併症が少ないという利点がある。また，FNACは患者への侵襲性が少ない。これらのことが日常診療におけるFNACの意義を高めている。

B. 基礎的知識（解剖・発生・機能）

　甲状腺の発生は，胎生4週頃に舌根部の舌盲孔から内胚葉に由来する甲状腺原基が下降することから始まり，胎生7週で輪状軟骨の前下方に至り両葉が形成される。この経路は甲状舌管と呼ばれ，その遺残により甲状舌管嚢胞や異所性甲状腺が発生し得る。

　甲状腺は蝶が羽根を広げたような形でH字もしくはU字状を呈して甲状軟骨下端から第3,4気管軟骨の前方に位置し，左右の葉と峡部からなる。峡部が上方に伸びて錐体葉を形成していることもある。成人では左右の葉はそれぞれ長さ約5 cm，幅4 cmで，重量は約20 gである。

　組織学的には単層の濾胞上皮が内部に好酸性のコロイドを入れて1列に配列し，直径約50〜200 μmの濾胞の集合体を形成する（図1, 2）。濾胞上皮細胞は機能低下時には扁平化し，濾胞は大型化し，機能亢進時には高円柱状を呈し，濾胞は小型化する。免疫組織化学染色で濾胞上皮細胞はサイログロブリン，thyroid transcription factor-1（TTF-1）に陽性を呈する（図3）。

　濾胞上皮細胞は，甲状腺ホルモン（サイロキシン；T4とトリヨードサイロニン；T3）の合成と分泌を行う。分泌前の甲状腺ホルモンは，ヨードを結合したサイログロブリンの状態でコロイド内に貯蔵される。甲状腺ホルモンは成長，細胞の分化，基礎代謝率や酸素消費量の調節に重要な役割を果たしている。

　傍濾胞細胞（C細胞）は鰓後体に由来するカルシトニン産生細胞で，血中のカルシウム濃度を調節する。濾胞上皮間に存在するが濾胞腔内に接することはない。HE染色で認識することは困難なことが多く，カルシトニン，クロモグラニンA等の免疫組織化学染色で同定可能である（図4）。

C. 病理組織学的分類

　病理組織学的に甲状腺疾患は，①発生異常，②炎症，③過形成，④腫瘍の4項目に大別される。それぞれについて記述することとする。

1 発生異常

　甲状腺の発生異常としては，無形成，片葉欠損，異所性（迷入）甲状腺などが挙げられ，さらに甲状腺内迷入胸腺や迷入副甲状腺も認められる。嚢胞としては，甲状腺舌管嚢胞や鰓性嚢胞が認められる。FNACでの意義は少ない。

2 炎症

　甲状腺炎の分類を表1に示した。甲状腺炎における急性，亜急性，慢性とは，経過の長さによるものではなくて，それぞれが機序の異なる独立した疾患といえる。急性甲状腺炎は，梨状窩瘻を通して細菌感染を起こしたもので，好中球を主とする急性化膿性炎症である。亜急性甲状腺炎（Quervain甲状腺炎）は原因不明で，夏に多く発症し，主訴は甲状腺局所の痛みである。組織学的には，濾胞の崩壊と多核巨細胞の出現，炎症性肉芽腫形成を示す。慢性炎症として最も重要なのは橋本病（橋本甲状腺炎）で，女性に好発し，代表的な自己免疫疾患である。甲状腺は固く腫大し，組織学的には多数のリンパ球や形質細胞が浸潤し，濾胞の崩壊・消失と濾胞上皮細胞の好酸性腫大，線維化を認める。

表1　甲状腺炎の分類

Ⅰ　急性甲状腺炎　Acute thyroiditis
Ⅱ　亜急性甲状腺炎　Subacute thyroiditis
　　（Quervain甲状腺炎　De Quervain's thyroiditis）
Ⅲ　慢性甲状腺炎　Chronic (lymphocytic) thyroiditis
　　（橋本病　Hashimoto disease）
　　（自己免疫性甲状腺炎　Autoimmune thyroiditis）
　　（無痛性甲状腺炎　Silent or Painless thyroiditis）
　　（出産後甲状腺炎　Postpartum thyroiditis）
Ⅳ　その他の甲状腺炎
　　1. Riedel甲状腺炎　Invasive fibrous (Riedel) thyroiditis
　　2. IgG4関連甲状腺炎　IgG4-related thyroiditis
　　3. サルコイドーシス　Sarcoidosis
　　4. 結核性甲状腺炎　Tuberculosis
　　5. 薬剤性甲状腺炎　Drug-induced thyroiditis
　　6. 放射線性甲状腺炎　Radiation thyroiditis
　　7. 触診甲状腺炎　Palpation thyroiditis

3 過形成

　甲状腺の過形成病変の大部分は腺腫様甲状腺腫である。腺腫様甲状腺腫では結節が多発するが，単発なものは腺腫様結節と呼ぶ。稀に，機能的な結節（autonomously functioning thyroid noudle；AFTN，自律機能的甲状腺結節，Plummer病）も出現する。一方，機能亢進症状を示すBasedow（Graves）病では，甲状腺は腫大し，組織学的にびまん性過形成の所見を示す。そのほかに，ヨウ素欠乏による地方病性甲状腺腫やホルモン合成障害性甲状腺腫なども過形成病変として挙げられる（表2）。

表2　甲状腺過形成の分類

　Ⅰ　腺腫様甲状腺腫（腺腫様結節）　adenomatous goiter/nodule
　Ⅱ　自律機能性甲状腺結節　AFTN
　Ⅲ　地方病性甲状腺腫　endemic goiter
　Ⅳ　ホルモン合成障害性甲状腺腫　dyshormonogenetic goiter
　Ⅴ　Basedow（Graves）病　Basedow（Graves） disease

4 腫瘍

　甲状腺腫瘍の基本的な考え方は，濾胞上皮細胞由来，C細胞由来，胸腺由来，その他と分けるのが理解しやすい（表3）。注意すべき点として，濾胞上皮細胞由来の良性腫瘍には濾胞腺腫があるが，C細胞由来の腫瘍には良性の概念はなく全て髄様癌である。分化度からは高分化癌である乳頭癌と濾胞癌は予後が良好で，未分化癌は予後不良，低分化癌は高分化癌と未分化癌の中間的な予後を示す。

　本邦で広く使われている甲状腺腫瘍の組織学的分類には，甲状腺癌取扱い規約（第7版，2015）の組織分類（以下，規約分類）（表4）と2004年に発刊されたWHO分類（2004）（表5）がある。両者に用いられている疾患名や診断基準には大きな差は認めないが，WHO分類では，腫瘍の組織型が頻度の高いものも低いものも並列で記述されていてアトラス的である。一方，規約分類では頻度の高い腫瘍を主として分類し，極めて稀な腫瘍はその他の腫瘍として一括してまとめている。

表3　甲状腺腫瘍の分類

由来	濾胞上皮細胞	C細胞	胸腺	その他
良性	濾胞腺腫		胸腺腫 奇形腫	良性軟部腫瘍
中間	硝子化索状腫瘍			
悪性	乳頭癌 濾胞癌 低分化癌 未分化癌	髄様癌	SETTLE CASTLE	リンパ腫 肉腫 転移癌

表4 甲状腺腫瘍の組織学的分類
（甲状腺癌取扱い規約第7版，2015年）

1. 良性腫瘍
    a. 濾胞腺腫
2. 悪性腫瘍
    a. 乳頭癌
    b. 濾胞癌
    c. 低分化癌
    d. 未分化癌
    e. 髄様癌
    f. リンパ腫
3. その他の腫瘍
    a. 硝子化索状腫瘍
    b. 円柱細胞癌
    c. 粘液癌
    d. 粘表皮癌
    e. 胸腺様分化を示す癌（CASTLE）
    f. 胸腺様分化を伴う紡錘形細胞腫瘍（SETTLE）
    g. 扁平上皮癌
    h. 肉腫
    i. その他
    j. 続発性（転移性）腫瘍
4. 分類不能腫瘍
5. 腫瘍様病変
    a. 腫瘍様甲状腺腫
    b. アミロイド甲状腺腫
    c. 嚢胞

表5 甲状腺腫瘍組織分類（WHO分類，2004年）

Thyroid carcinomas
　Papillary carcinoma
　Follicular carcinoma
　Poorly differentiated carcinoma
　Undifferentiated (anaplastic) carcinoma
　Squamous cell carcinoma
　Mucoepidermoid carcinoma
　Sclerosing mucoepidermoid carcinoma with eosinophilia
　Mucinous carcinoma
　Medullary carcinoma
　Mixed medullary and follicular cell carcinoma
　Spindle cell tumour with thymus-like differentiation (SETTLE)
　Carcinoma showing thymus-like differentiation (CASTLE)

Thyroid adenoma and related tumours
　Follicular adenoma
　Hyalinizing trabecular tumour

Other thyroid tumours
　Teratoma
　Primary lymphoma and plasmacytoma
　Ectopic thymoma
　Angiosarcoma
　Smooth muscle tumours
　Peripheral nerve sheath tumours
　Paraganglioma
　Solitary fibrous tumour
　Follicular dendritic cell tumour
　Langerhans cell histiocytosis
　Secondary tumours

D. 検体採取法

1 穿刺準備

a. インフォームドコンセント

被検者に検査目的，穿刺方法，合併症の有無などについて事前に十分理解してもらうことが必要である。

b．合併症と禁忌

主な合併症は出血である．腫瘍部のみではなく皮下や頸部血管に十分配慮し穿刺する．特に抗凝固薬内服中の被検者には穿刺後の止血処理を念入りに行う．ほかに疼痛，腫瘍の播種，感染，嗄声などが挙げられる．禁忌としては甲状腺機能亢進状態のBasedow病，播種しやすいといわれる副甲状腺腫瘍の疑いがある場合，穿刺部位の皮膚に感染がある場合などが挙げられる．

c．準備

表6に穿刺時に準備するものを示す．

表6　穿刺時に必要なもの
- 超音波装置
- 注射針（22 G前後．排液目的の場合は18～20 G）
- 吸引用のシリンジ（10～20 mL）
- 吸引ピストル（吸引シリンジに規格を合わせる）
- 消毒液（エタノール，イソジンなど）
- 止血用品（ガーゼ，絆創膏など）
- エクステンションチューブ（穿刺針とシリンジの間に接続する場合）
- プローブカバー（1患者1枚使用し，患者間の感染を防止する）
- 滅菌ゼリー（皮膚とプローブの接着間に隙間ができる場合に必要）
- プレパラート，細胞診固定液

2 体位

被検者の前頸部を伸展させる．ベッド使用の際は仰臥位にし，被検者の頸から肩背部に枕を入れる．リクライニング椅子の際はヘッドレストを調整し，頸部の伸展が可能な体位をとる．高齢者においては甲状軟骨，輪状軟骨が下方に落ち込むために甲状腺下極が鎖骨下に隠れる場合があることに留意する．この症状は男性高齢者に多く，息を吐いて横隔膜を肺側に寄せることで甲状腺を頭部側に上げることが可能な場合がある．

3 穿刺方法

安全に穿刺吸引を行うためには，必ずエコーガイド下で穿刺する．穿刺方法には交叉法（図5）と同一平面法（図6）がある．交叉法はプローブが描出するエコー面に針を垂直に穿刺するのに対し，同一平面法はプローブにアタッチメントを装着し，描出画面と並行して針を挿入する．それぞれに利点と欠点があり表7に示す．

4 穿刺部位

エコーガイド下で針先を確認しながら，診断に最も適する部位から細胞を採取する．適切な穿刺部位は腫瘍形態により異なる．表8に穿刺部位の留意点を示す．

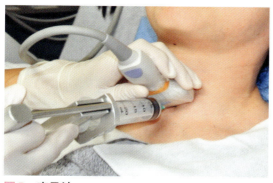

図5　交叉法

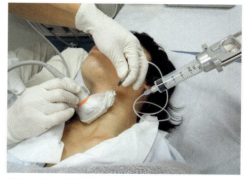

図6　同一平面法

表7　交叉法と同一平面法の利点と欠点

	交叉法	同一平面法
利点	・穿刺針が短い ・針先の自由度が高い ・剛性が強いため，石灰化結節内に刺入しやすい	・針先の確認が常にできるために安全である ・目的部位に到達しやすい ・慣れない穿刺者でも施行しやすい ・小さな腫瘍やリンパ節も穿刺しやすい
欠点	・針先の確認がしづらい ・手技に熟練が必要である	・穿刺針が長い ・針がしなりやすく，石灰化結節内に刺入しにくい ・皮膚に近い峡部などに死角ができやすい

表8　穿刺部位の留意点

- エコーでは細胞密度の高い部分は低エコーで描出されやすいことから，不均質な結節では低エコー部を狙う。
- 嚢胞と充実性部分が混在する結節では，充実性部分を穿刺する。
- 石灰化結節の周囲に低エコー部を認める場合，石灰化結節のみではなく低エコー部も穿刺する。
- リンパ腫が疑われる場合は最も低エコーの部を穿刺すると，橋本病との鑑別がしやすい。
- 未分化癌では中心部が壊死している場合があるので，周囲に浸潤している部分，あるいはドプラで血流がある部分を穿刺する。

5 細胞診材料を用いた生化学的検査

　穿刺針洗浄液が診断に有用な場合がある。乳頭癌のリンパ節転移が疑われる場合は，サイログロブリン値を測定する。細胞診で泡沫細胞(foamy cells)のみで癌細胞がみられない場合でも，穿刺液のサイログロブリン値が高値であれば，甲状腺癌の転移と判断できる。同様に，髄様癌が疑われる場合は，カルシトニン値を測定する。

E. 標本作製法（液状化検体を含む）

1 塗抹法
採取した検体の性状や量により最適な塗抹法を選択する。

a. 半固形物，粘稠な液状検体，少量の液状検体の場合
検体を2枚のプレパラートで挟み，そのまま上下に離す（合わせ法）。細胞の破壊が少なく，組織構築も保たれやすいので，細胞学的特徴と組織構築の両方の観察に適している。

b. 採取細胞量が多い場合
検体を2枚のプレパラートで挟み，水平にずらすことにより検体を引き伸ばす（すり合わせ法）。あるいは，合わせ法を数回繰り返す。

c. 組織片が採取された場合
検体を2枚のプレパラートで挟み，指で圧を加えて引き伸ばす（圧挫法）。

d. 採取細胞量が非常に少ない場合
乾燥を防ぐため，検体をプレパラートに吹き出し，何もせず直ちに固定する（吹き付け法）。その後，穿刺針から液状化検体細胞診（liquid-based cytology；LBC）を行う（下記3参照）。

e. 囊胞液を吸引した場合
遠心後，沈渣を塗抹する。あるいは，LBCを行う（下記3参照）。

f. 末梢血が混入した場合
直ちにプレパラートを斜めあるいは垂直にし，血液成分を下方へ流し落とす。流れない場合はプレパラートを軽く叩き付けて，強制的に血液を流し落とす。細胞成分の多くは最初に塗抹された部分に顆粒状の検体として確認できるので，最初に塗抹された範囲外に広がった血液成分をティッシュペーパーで拭き取った後，合わせ法を行う。（図7）。

2 固定法
通常，湿固定を行う。湿固定には，液浸固定法（95％エタノール），スプレー固定法，滴下法などがある。塗抹後直ちに固定処理を行うべきであるが，液状検体の場合は塗抹後5〜10秒間待ってから固定すると細胞の剥離を防止しやすい。Giemsa染色を行う場合には，乾燥固定法を用いる。

3 液状化検体細胞診（liquid-based cytology；LBC）
採取細胞量が少ない場合，末梢血が混入した場合，液状検体の場合はLBCが有用である。穿刺後の針洗浄液，あるいは検体そのものからLBC標本を作製する。LBC固定液は溶血作用・蛋白分解作用のあるものを推奨する。

F. 染色法

細胞診の標準的染色法には，湿固定のPapanicolaou（Pap.）染色と乾燥固定のGiemsa染色，May-Giemsa（May-Gruenwald-Giemsa）染色，Diff-Quik染色などがあり，固定方法や染色液の

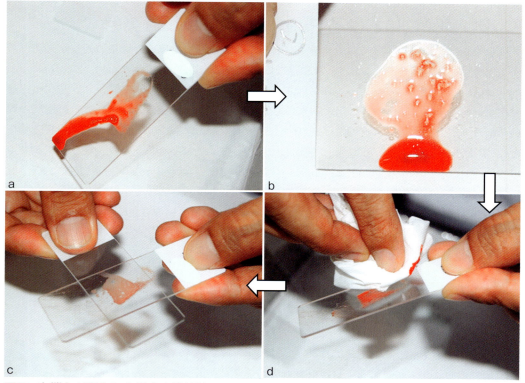

図7　末梢血が混入した場合の塗抹法
a. プレパラートを傾けて血液を流し落とす
b. 細胞成分は最初の塗抹面に残る
c. 合わせ法で塗抹する
d. 流れ出した部分を拭き取る

違いにより細胞の大きさや見え方が異なる。通常はPap.染色が汎用されているが、診断を確実にするためにGiemsa染色の併用、ときには免疫細胞化学染色を併用する場合がある。

1 Papanicolaou(Pap.)染色

　立体的な核縁の不整、クロマチン（ユークロマチン、ヘテロクロマチン）パターン、核小体など、詳細な核の観察がしやすい。また、細胞質における扁平上皮細胞の分化観察にも優れている。一方、固定前に細胞が乾燥すると、染色性が低下して不適正標本になりやすいこと、固定や染色過程で細胞剥離が起こりやすいことが短所である。

2 Giemsa染色

　Pap.染色に比べて細胞が大型で平面的になる。立体的な細胞の観察がしにくく、厚い塗抹標本や重積性のある細胞集塊には適さない。細胞質の観察は行いやすいが、クロマチンや核小体の詳細な観察は困難である。固定・染色の過程で細胞剥離が少ないため、細胞が剥離しやすい液状検体や採取細胞量が少ない場合に有用である。

3 甲状腺領域におけるPap.染色とGiemsa染色

　Pap.染色は，乳頭状構造や濾胞状構造など厚みのある細胞集塊での構築の観察が可能である。核所見の観察にも優れており，乳頭癌などの核内細胞質封入体(intranuclear cytoplasmic inclusion)，核の溝(nuclear groove)やクロマチンの所見が判別しやすい(図8, 9)。扁平上皮癌細胞や扁平上皮化生(乳頭癌など)の観察にも優れている。一方，Giemsa染色は，細胞質の観察に優れており，神経内分泌顆粒(髄様癌)(図10, 11)，リポフスチン顆粒(腺腫様甲状腺腫など)，隔壁性細胞質内空胞(乳頭癌)が判別しやすい。また，背景の観察もしやすく，アミロイド物質(髄様癌)，lymphoglandular bodies(リンパ腫など)，コレステリン結晶(嚢腫など)，好中球，好酸球，形質細胞などの血球成分がわかりやすい。

　その他，アミロイド物質が疑われる場合のアミロイド染色，髄様癌が疑われる場合のカルシトニン抗体やCEA抗体を用いた免疫細胞化学染色などを必要に応じて追加することで，より確実な診断が可能となる。

G. 細胞の見方と判定法(液状化検体を含む)

1 通常塗抹標本の見方

　甲状腺細胞診標本を見る際，a)採取材料の構成成分，b)背景，c)採取細胞の出現様式，d)細胞形，e)細胞質，f)核，を詳細に観察し，総合的に判断する。

a. 採取材料の構成成分

　穿刺吸引材料は穿刺部位から小さな組織片を切り取ったものであり，塗抹標本上の構成成分は組織内の構成成分とほぼ同様と考えられる。採取細胞量が多く，コロイドが少ない場合は腫瘍性病変，コロイドが多く，採取細胞量が少ない場合は良性病変，ともに少ない場合は採取不良，細胞密度の低い病変，石灰化病変などを推測する。

b. 背景

　コロイドが背景に薄く広がって塗抹される場合は非腫瘍性濾胞性病変で観察されやすい(図12)。そのようなコロイドが厚く塗抹されると，ひび割れて，ジグソーパズル様になる。小さな球状の硝子様光沢をもったコロイドは，小濾胞性増殖を示す濾胞性腫瘍や腺腫様甲状腺腫の濾胞状集塊内や背景にみられる。ロービーコロイドはチューインガムを引き伸ばしたような形をした棍棒状・ロープ状のコロイドで，乳頭癌に特徴的である(図13)。

　背景にリンパ球が多い場合は橋本病，リンパ腫(図14)，胸腺様分化を示す癌，乳頭癌などを，好中球が多い場合は急性甲状腺炎，未分化癌を考える。多核巨細胞は亜急性甲状腺炎，乳頭癌，橋本病，嚢胞，未分化癌，腺腫様甲状腺腫などで出現する。泡沫状組織球の存在は嚢胞性病変を示唆し，嚢胞，腺腫様甲状腺腫，乳頭癌でみられやすい。砂粒体(psammoma body)は同心円状構造を示す小さな石灰化物(図15)で，透明感のある褐色，黄金色，ラベンダー色を呈し，乳頭癌に特徴的なものとしてよく知られているが，稀に腺腫様甲状腺腫や好酸性細胞型濾胞性腫瘍でもみられることがある。壊死物質は未分化癌，リンパ腫，梗塞を来した乳頭癌や好酸性細胞型濾胞性腫瘍でみられる。アミロイド物質は髄様癌やアミロイド甲状腺腫でみられる(図16)。

c．採取細胞の出現様式

　乳頭状構造とは，上皮細胞が間質を伴ってポリープ状または樹枝状に増殖した形態で，乳頭癌と腺腫様甲状腺腫でみられる．乳頭状集塊の内部には血管結合織性の間質があり，その周囲を上皮細胞が覆っている（図17）．乳頭状構造が保たれた状態で塗抹されると，内部に血管内皮細胞もしくは線維芽細胞由来と考えられる紡錘形核が存在し，集塊辺縁に上皮細胞の核が柵状に配列する．間質を伴わないで細胞のみが塗抹されると，単層シート状に出現し，シートの折れ曲がりや核の直線的柵状配列を伴う（図18）．濾胞状構造とは閉鎖された袋状の構造であり，腺腫様甲状腺腫，濾胞性腫瘍，乳頭癌などでみられる．集塊の内側が内腔側，外側が基底膜側である．腺腫様甲状腺腫の濾胞は大小不同が目立つ（図19）．濾胞性腫瘍の濾胞は小濾胞状で（図20），乳頭癌の濾胞は構造が不明瞭で平面的である．大きな集塊内にいくつもの管腔が存在する場合は篩状構造と呼ばれ，濾胞癌，篩型乳頭癌，低分化癌でみられる．細胞が2,3列に配列する索状配列は濾胞性腫瘍，低分化癌（図21），乳頭癌などで，大型充実性細胞集塊は，低分化癌（図22），胸腺様分化を示す癌，未分化癌，扁平上皮癌などで，孤立散在性の出現はリンパ腫，髄様癌，未分化癌などでみられる．

d．細胞形

　円形，類円形または卵円形を呈する細胞はほとんどの疾患で出現するため，それらの細胞形は診断の役に立たない．高円柱状細胞は高細胞型乳頭癌（図23），円柱上皮癌，篩型乳頭癌（図24），Warthin腫瘍様乳頭癌，大腸癌の転移などでみられる．多形細胞は未分化癌（図25），扁平上皮癌，胸腺様分化を示す癌，髄様癌などで出現する．紡錘形細胞は髄様癌，未分化癌，扁平上皮癌でみられるが，乳頭癌，囊胞，異型腺腫，硝子化索状腫瘍，篩型乳頭癌でも出現することがある．形質細胞様細胞は髄様癌とリンパ腫でみられる．

e．細胞質

　顆粒状で，広い細胞質を有する好酸性細胞は好酸性細胞型濾胞性腫瘍（図26），腺腫様甲状腺腫，橋本病，Warthin腫瘍様乳頭癌などでみられる．細胞質がライトグリーンに好染し厚ぼったくなった化生細胞や角化を伴う扁平上皮への分化は，乳頭癌，未分化癌，扁平上皮癌，囊胞，腺腫様甲状腺腫でみられる．囊胞を伴う乳頭癌では，化生細胞の細胞質内に隔壁性細胞質内空胞と呼ばれる小型空胞の密集像がみられる（図27）．Giemsa染色で赤紫色に染色される異染性顆粒は，髄様癌でみられることがある．

f．核

　核内細胞質封入体は細胞質の成分が核膜に囲まれた状態で核内に存在するもので，乳頭癌の90％以上（図28），硝子化索状腫瘍のほぼ全例に出現するが（図29），髄様癌，未分化癌，好酸性細胞型濾胞性腫瘍，腺腫様甲状腺腫でも観察されることがある．核の溝はクロマチンの凝集が線条になったもので，乳頭癌でしばしばみられるが（図30），濾胞性腫瘍，Basedow病，橋本病，腺腫様甲状腺腫，髄様癌などでもみられる．多数の細胞に存在するか，数条のものが目立つときは，乳頭癌の診断に有用である．すりガラス状クロマチンは非常に細かいクロマチンで，乳頭癌の特徴である（図31）．核全体が透明化したビオチン含有封入体は，篩型乳頭癌に特異的な所見である．過染性で奇怪な核は未分化癌，腺腫様甲状腺腫，髄様癌，異型腺腫，放射線照射後などでみられる．

2 液状化検体(LBC)標本の見方

　LBC標本も基本的には通常塗抹標本と同様に観察するが，固定液や作製法により細胞像が異なること，背景成分と細胞成分の比率，腫瘍細胞と非腫瘍細胞の比率が通常塗抹標本と異なることを理解しておくべきである。コロイド，特に良性病変で採取されるコロイドは溶解し，消失しやすい（図32）。橋本病では好酸性細胞に比べて，リンパ球の比率が少なくなる。細胞は核，細胞質ともに小型化，濃縮化傾向を示し，細胞質は濃染しやすい。一方，核小体は良性病変でも目立ちやすい（図33）。乳頭癌では，すりガラス状核が認識されにくく（図34），診断に役立たないが，ギザギザ状の核縁（図35）は乳頭癌を示唆する手がかりになる。

H. 迅速細胞診

1 術中迅速細胞診

　術中迅速診断とは手術中に病変の診断や断端検索などの病理検査を行い，その場で診断結果を報告するもので，手術方法や切除範囲などを決定するために必要な情報を得ることができる重要な検査である。通常の術中迅速診断では凍結切片による迅速組織診が行われるが，細胞診を組織診に併用することにより診断精度の向上が期待できる。

　甲状腺の凍結切片では，核内細胞質封入体に類似した核内空胞がアーチファクトとして良性濾胞上皮でも出現することがあるので，迅速細胞診の併用は必須である。通常，提出された組織検体から捺印細胞診標本を作製して迅速細胞診を行う。また，甲状腺全摘術においては，術中に副甲状腺組織の確認を行うため術中迅速診断が行われることがある。この場合の迅速細胞診の目的は，副甲状腺の細胞かどうかを確認することにあり，鑑別しなければならない組織は甲状腺，リンパ節，胸腺などである。

2 ベッドサイド迅速細胞診

　細胞診の迅速診断には，手術中に行われる術中迅速細胞診以外に，病理医や細胞検査士が外来や検査室，病棟などの患者のもとに出向いて細胞診検査を行うベッドサイド迅速細胞診がある。検体の適正を評価することが主な目的である。穿刺の現場で迅速細胞診を行い，十分に細胞が採取されておらず，検体が不適正であると判断した場合には再度穿刺を行うことにより検体採取率および診断成績の向上を図ることができる。

3 迅速染色法

　迅速細胞診のための迅速染色法として，HE染色，Diff-Quik染色，Pap.染色などがある。術中迅速細胞診の場合は，組織標本と同じ過程で染色できることと，病理医に馴染みがあることからHE染色が推奨される。一方，ベッドサイド迅速細胞診では，最も迅速な染色法であることと，染色液が少ないために持ち運びが便利なDiff-Quik染色が汎用されている。Diff-Quik染色は，May-Giemsa染色（図36）やWright染色などと同様，Romanowsky染色の一種で，染色結果はMay-Giemsa染色に類似するが，染色時間が30秒程度とごく短時間であるため，検体採取から1〜2分程度で診断できる点が特色である（図37〜39）。

I. 免疫細胞化学染色

　甲状腺腫瘍のなかには，免疫細胞化学染色で確定診断が可能な組織型・組織亜型があり，それを行うことにより，術前診断の精度はさらに向上する。

　また，甲状腺穿刺吸引細胞診では，甲状腺結節として採取されたものが実際には副甲状腺結節や他臓器癌の転移であることがあり，甲状腺由来の細胞か否かの判定にも免疫細胞化学染色が有用である(表9)。

1 髄様癌の診断

　髄様癌はC細胞由来の腫瘍であり，増殖パターン・細胞形ともに多彩な形態を示すため，細胞診にて組織型を推定することが困難な場合も少なくない。髄様癌が疑われた場合は，カルシトニン，クロモグラニンA，CEAなどの免疫細胞化学染色が有用であるが，C細胞への分化を示すカルシトニンが最も特異性が高い(図40)。サイログロブリンは陰性であるが，穿刺時に正常甲状腺を通過するため，背景がサイログロブリンにて陽性を示すことがある。

2 篩型乳頭癌の診断

　篩型乳頭癌は，篩状構造，扁平上皮様胞巣(morula)，ビオチン含有核(peculiar nuclear clearing；PNC)，円柱形・紡錘形腫瘍細胞などを特徴とし，髄様癌と紛らわしい細胞像を呈する場合がある。この亜型の乳頭癌細胞はエストロゲン受容体(estrogen receptor；ER)，プロゲステロン受容体(progesterone receptor；PgR)に陽性を示し，通常の乳頭癌では細胞膜に陽性局在を示すβ-カテニンが，核や細胞質に陽性局在を示すことが特徴である(図41)。

3 硝子化索状腫瘍の診断

　硝子化索状腫瘍は核内細胞質封入体や核の溝が目立つことから，細胞診ではしばしば乳頭癌と間違われる。両者の鑑別にはMIB-1(Ki-67)免疫細胞化学染色が有用である。増殖細胞関連抗原の一つで，通常核に陽性局在を示すMIB-1が，硝子化索状腫瘍の場合は細胞膜や細胞質に陽性局在を示す(図42)。この特異的な染色態度を示す腫瘍は，現時点で甲状腺では本腫瘍

表9　甲状腺細胞診に有用な免疫細胞化学染色

	陽性(局在)	陰性
濾胞上皮	サイログロブリン(細胞質)，TTF-1(核)，PAX8(核)	
通常型乳頭癌	β-カテニン(細胞膜)	ER，PgR
篩型乳頭癌	β-カテニン(核・細胞質)，ER(核)，PgR(核)	サイログロブリン
硝子化索状腫瘍	MIB-1(細胞膜)	サイトケラチン19
髄様癌	カルシトニン(細胞質)，クロモグラニンA(細胞質)，CEA(細胞質)，TTF-1(核)	サイログロブリン
副甲状腺	クロモグラニンA(細胞質)，PTH(細胞質)，GATA3(核)	サイログロブリン，TTF-1，PAX8，カルシトニン，CEA
腎癌の転移	CD10(細胞膜)	サイログロブリン，TTF-1

のみである。

4 甲状腺結節と副甲状腺結節の鑑別

　副甲状腺は通常甲状腺の背側に位置しているが，甲状腺組織内にも存在することがある。ときに甲状腺腫瘍としてFNACが行われることがあり，濾胞性腫瘍との鑑別を余儀なくされる。甲状腺濾胞上皮由来ならサイログロブリンとTTF-1が陽性でPTHとGATA3が陰性，副甲状腺由来であればPTHとGATA3が陽性でサイログロブリンとTTF-1が陰性である（図43）。PTHの染色性は弱いことから，代わりにクロモグラニンAを用いてもよいが，この場合，カルシトニンが陰性であることを確認すべきである。

5 甲状腺結節と転移性腫瘍の鑑別

　濾胞上皮由来の腫瘍のなかには転移性腫瘍との鑑別が困難な症例がある。特に，明細胞型濾胞性腫瘍と淡明細胞型腎細胞癌は，HE組織標本でも鑑別困難である。さらに，甲状腺への転移が原発巣よりも前に発見される場合，腎摘出から何年も経って甲状腺のみに転移巣がみつかる場合，濾胞腺腫内に転移する場合などがあり，臨床経過や超音波所見は参考にならない。明細胞型濾胞性腫瘍はサイログロブリン陽性，TTF-1陽性，CD10陰性で，淡明細胞型腎細胞癌はその逆である（図44）。

J. 遺伝子解析

　甲状腺癌の遺伝子異常は組織型によって異なることが知られている（表10）。以下にその詳細を述べる。

1 乳頭癌

　乳頭癌に最も重要な遺伝子異常として，*RET*遺伝子再構成と*BRAF*遺伝子突然変異が挙げられる。*RET*遺伝子再構成は乳頭癌の30％に，*BRAF*遺伝子の突然変異は乳頭癌の40％に検出される。*RET*遺伝子再構成は，乳頭癌に特異的に検出され，濾胞癌や未分化癌では陰性で

表10　甲状腺癌の遺伝子異常

組織型	遺伝子異常
乳頭癌	*RET*遺伝子再構成 *BRAF*遺伝子突然変異
篩型乳頭癌	*APC*遺伝子突然変異
濾胞癌	*ras*遺伝子突然変異 *PPARG*遺伝子再構成
低分化癌，未分化癌	*CTNNB1*遺伝子突然変異 *p53*遺伝子突然変異
髄様癌	*RET*遺伝子突然変異

ある。一方，BRAF遺伝子突然変異も乳頭癌に特異性が高いが，未分化癌でもその変異が認められる。

a. RET遺伝子再構成

RETは神経堤分化に関与する増殖因子 glial cell line-derived neurotrophic factor (GDNF) をリガンドする受容体型チロシンキナーゼをコードする遺伝子である。RET遺伝子とほかの遺伝子の再構成で生じるキメラ遺伝子がRET/PTC遺伝子で，現在まで少なくとも15種類が報告されている。乳頭癌の約30％でRET/PTC1ないしRET/PTC3が関与することが報告されている。RET遺伝子の再構成は小児や若年者に発生する腫瘍では頻度が高く，特にRET/PTC3は充実型乳頭癌と関係することが知られている。

b. BRAF遺伝子突然変異

BRAFは細胞増殖・分化などに関与する細胞内シグナル伝達系MAPキナーゼカスケードを構成するMAPキナーゼキナーゼキナーゼ(MAPKKK)である。BRAF遺伝子突然変異の多くはcodon600のバリンがグルタミン酸へ置換(V600E)している。V600E変異が起こると，下流のシグナルを常時活性化し，細胞外からの刺激がなくても細胞増殖をもたらす。甲状腺乳頭癌の約40％でBRAF遺伝子の突然変異がみられる。

2 濾胞癌

濾胞癌の発生に重要な遺伝子異常として，ras遺伝子突然変異とPPARG遺伝子再構成(PAX8-PPARG)が知られている。

a. ras遺伝子突然変異

ras遺伝子突然変異は濾胞腺腫，濾胞癌で多く認められる遺伝子変異で，濾胞性腫瘍の発生に重要な役割を果たすことが示唆されている。特にn-ras遺伝子のcodon61の変異は濾胞癌で頻度が高く，転移との相関が高い。

b. PPARG遺伝子再構成(PAX8-PPARG)

PAX8-PPARGは濾胞腺腫には少ないが，濾胞癌では25〜65％に報告され，濾胞癌の遺伝子マーカーとみなされている。

3 低分化癌，未分化癌

p53遺伝子突然変異は多くの臓器の悪性腫瘍で認められる変異である。甲状腺では低分化癌で20〜40％，未分化癌では70〜90％にp53遺伝子突然変異が報告されている。一方，β-カテニンをコードするCTNNB1遺伝子の突然変異も低分化癌や未分化癌で証明される。これらの遺伝子異常は高分化癌(乳頭癌や濾胞癌)では極めて少なく，予後不良な甲状腺癌の遺伝子マーカーになる。

4 髄様癌

RET遺伝子の突然変異は，多発性内分泌腫瘍症2型(MEN2)や家族性の髄様癌で高率に認められることが報告されている。散発性(非家族性)髄様癌でも20〜30％程度にこの遺伝子変異が認められる。

K. 報告様式

1 日本の報告様式

　現在，本邦における甲状腺細胞診の報告様式としては，甲状腺癌取扱い規約（第6版，2005）に記載された報告様式が定着している。これは1996年に米国病理学会のThe Papanicolaou Society of Cytopathologyにより提唱された甲状腺細胞診ガイドラインをもとに，日本臨床細胞学会の腺系の細胞診に関する小委員会，および日本甲状腺外科学会の病理小委員会において検討されたものである。従来の陰性（－），疑陽性（±），陽性（＋）の判定やPapanicolaouのクラス分類（クラスⅠ～Ⅴ）とは異なる報告様式で，はじめに細胞診標本の適正評価を行い，不適正の標本は「不適正（検体不良）」と判定し，適正と評価された標本に対して「正常あるいは良性」「鑑別困難」「悪性の疑い」「悪性」に分類する（表11）。従来の報告様式との主な違いは，「不適正」および「鑑別困難」の2つの診断カテゴリーを新たに設けた点である。

　「不適正」には細胞が十分に採取されていない標本や固定前乾燥，塗抹不良，末梢血混入などのために細胞の観察が困難な標本などが含まれる。「不適正」と判定された場合は再検査の対象となる。「正常あるいは良性」は大半が囊胞や腺腫様甲状腺腫であるが，慢性甲状腺炎や亜急性甲状腺炎などの炎症性疾患も含まれる。「鑑別困難」は濾胞性腫瘍のように細胞診では良性・悪性の鑑別が困難な症例を対象とする診断カテゴリーである。濾胞性腫瘍（好酸性細胞型を含む）のほかに乳頭癌やMALTリンパ腫との鑑別が困難な症例なども含まれる。「鑑別困難」のカテゴリーを設けた目的は，従来，疑陽性（±）と一括りにされていた症例を悪性の危険性が低い群（鑑別困難）と高い群（悪性の疑い）に分けることである。実際，濾胞性腫瘍における「悪性」の危険性は10～25％程度といわれており，乳頭癌を疑う症例の70～80％以上に比べるとかなり低い。「悪性の疑い」または「悪性」のほとんどは乳頭癌であるが，ほかに少数の髄様癌，低分化癌，未分化癌，転移癌，リンパ腫などが含まれる。なお，濾胞癌については細胞診における診断根拠が明確でないため，「悪性」とは判定しないという考え方が一般的である。

　甲状腺癌取扱い規約（第6版，2005）の細胞診報告様式の「鑑別困難」のカテゴリーについては，「鑑別困難」の判定のみでその理由が十分に記されていない報告（単に異型細胞というだけの記載など）が多くみられ，臨床医が対応に苦慮するという問題点が指摘されている。本来，細胞診では良性と悪性の区別ができない症例（濾胞性腫瘍）と，再検すれば良性と悪性の区別ができる可能性がある症例（乳頭癌の疑い）が同じカテゴリーに一括されていることも問題視されてきた。これらの問題点を改善したものが次の項で取り上げる甲状腺細胞診ベセスダシステムである。

2 甲状腺細胞診ベセスダシステム

　2010年，米国における新しい甲状腺細胞診の報告様式として甲状腺細胞診ベセスダシステム（The Bethesda System for Reporting Thyroid Cytopathology；甲状腺BS）が発表された。ベセスダ式の甲状腺細胞診の報告様式に関する著書で，2008年以降米国の病理医を中心に検討されコンセンサスが得られた新しい診断カテゴリーを提唱するとともに，その定義や診断基準などが詳細に記載されている。公表後は急速に普及し，現在では甲状腺細胞診の世界的標準的指針となっている。甲状腺BSの基本形は1996年The Papanicolaou Society of Cytopatholo-

表11 甲状腺癌取扱い規約(第6版)：甲状腺細胞診の判定区分と該当する所見および疾患

標本の評価	判定区分	該当する所見および疾患
不適正 (Inadequate)		標本作製不良(乾燥，変性，固定不良，末梢血混入，塗抹不良など)のため，あるいは病変を推定するに足る細胞成分が採取されていない(コロイド，泡沫細胞，濾胞上皮，腫瘍細胞のいずれも全く認められないか，あるいはごく少量)ため細胞診断不能な標本を指す。 検体不良とした標本は，その理由を明記する(例：細胞少数，細胞の乾燥や変性，末梢血混入，塗抹不良など)。
適正 (Adequate)	正常あるいは良性 (Normal or benign)	悪性細胞を認めない標本を指す。 本区分には，正常甲状腺，嚢胞，腺腫様甲状腺腫，バセドウ病，甲状腺炎(急性・亜急性・慢性・リーデル)などが含まれる。
適正 (Adequate)	鑑別困難 (Indeterminate)	細胞学的に良・悪性の鑑別が困難な標本を指す。 本区分には，濾胞性腫瘍(好酸性腫瘍を含む)で腺腫と癌との鑑別が困難な標本，濾胞腺腫と濾胞型乳頭癌との鑑別が困難な標本，腺腫様甲状腺腫と乳頭癌との鑑別が困難な標本，腺腫様甲状腺腫と濾胞性腫瘍との鑑別が困難な標本，橋本病と悪性リンパ腫との鑑別が困難な標本，橋本病の好酸性細胞と癌との鑑別が困難な標本などが含まれる。
適正 (Adequate)	悪性の疑い (Malignancy suspected)	悪性と思われる細胞が少数または所見が不十分なため，悪性とは断定できない標本を指す。 本区分には，種々の悪性腫瘍が含まれるが，その多くは乳頭癌である。なお，良性疾患で本区分に含まれる可能性のあるものとしては，異型腺腫，腺腫様甲状腺腫，橋本病などが挙げられる。
適正 (Adequate)	悪性 (Malignant)	各々の組織型に応じた細胞所見を示す悪性細胞を認める標本を指す。 本区分には，乳頭癌，濾胞癌，低分化癌，未分化癌，髄様癌，悪性リンパ腫，転移癌などが含まれる。

〔甲状腺癌取扱い規約(第6版)，金原出版，2005〕

gyにより提唱された甲状腺細胞診ガイドラインであるため，日本の甲状腺癌取扱い規約(第6版，2005)の報告様式と類似するが，いくつかの点で違いがみられる。

甲状腺BSでは，報告書に記載する診断カテゴリーを「不適正」「良性」「意義不明な異型あるいは意義不明な濾胞性病変(AUS/FLUS)」「濾胞性腫瘍あるいは濾胞性腫瘍の疑い(FN/SFN)」「悪性の疑い」「悪性」の6つに分類している(表12, 13)。すなわち，日本では「鑑別困難」として一括りにしている症例を，米国では濾胞性腫瘍を疑う「濾胞性腫瘍あるいは濾胞性腫瘍の疑い(FN/SFN)」という群とそうでない「意義不明な異型あるいは意義不明な濾胞性病変(AUS/FLUS)」に分けるというのが甲状腺BSの要点である。もう一点取扱い規約との違いとして，甲状腺BSでは「不適正」についてその判定基準を明確にしたことが挙げられる。

表12　甲状腺細胞診ベセスダシステム：推奨する診断カテゴリー

Ⅰ．不適正（Nondiagnostic or Unsatisfactory）
　嚢胞液のみ
　細胞なし
　その他（血液過多，凝血など）
Ⅱ．良性（Benign）
　良性濾胞性結節に相当（腺腫様結節，コロイド結節などを含む）
　臨床所見と合致した橋本病（リンパ球性甲状腺炎）に相当
　亜急性甲状腺炎（肉芽腫性甲状腺炎）に相当
　その他
Ⅲ．意義不明な異型あるいは意義不明な濾胞性病変（AUS/FLUS）
Ⅳ．濾胞性腫瘍あるいは濾胞性腫瘍の疑い（FN/SFN）
　好酸性細胞型（膨大細胞型）の場合はそれを記載
Ⅴ．悪性の疑い（Suspicious for Malignancy）
　乳頭癌の疑い
　髄様癌の疑い
　転移性癌の疑い
　悪性リンパ腫の疑い
　その他
Ⅵ．悪性（Malignant）
　乳頭癌
　低分化癌
　髄様癌
　未分化癌
　扁平上皮癌
　複数の組織型をもつ癌（各組織型を記載）
　転移性癌
　非ホジキンリンパ腫
　その他

（甲状腺細胞診ベセスダシステム，シュプリンガー・ジャパン，2011）

甲状腺BSでは濾胞細胞10個程度の集塊が6個未満の場合は「不適正」とするとしているが，日本では採取された細胞数について特に明確な基準は設けられていない。また，嚢胞液が採取された場合もマクロファージのみで濾胞細胞の集塊が6個未満であれば，甲状腺BSでは「不適正」とすることになっている。なお，濾胞細胞が少数でもコロイドや多数の炎症細胞が採取されていれば「不適正」とはしないとされている。「不適正」の判定基準を明確にした点は評価すべきであるが，嚢胞液を「不適正」と判定することについては疑問がもたれる。嚢胞性乳頭癌の可能性を否定できないため「不適正」とすることになったものと考えられるが，経験的には濾胞細胞を含まない嚢胞液のほとんどは良性の単純性嚢胞である。したがって，嚢胞液を「不適正」とすることが必ずしも妥当であるとはいえない。

　甲状腺BSでは「悪性の危険度（risk of malignancy）」という新しい指標を提唱している点も注目される。これはそれぞれの診断カテゴリーにおける悪性予測値（陽性適中度）に類似する指

表13　甲状腺細胞診ベセスダシステム：悪性が含まれる危険性と推奨される臨床的管理

診断カテゴリー	悪性の危険度（％）	通常の管理[a]
不適正	[b]	超音波ガイド下の穿刺吸引細胞診の再検査
良性	0～3	臨床的な経過観察
意義不明な異型あるいは意義不明の濾胞性病変	約5～15[c]	穿刺吸引細胞診の再検査
濾胞性腫瘍あるいは濾胞性腫瘍の疑い	15～30	葉切除術
悪性の疑い	60～75	甲状腺亜全摘ないし葉切除術[d]
悪性	97～99	甲状腺亜全摘術[d]

[a] 実際の管理は穿刺吸引細胞診判定以外の因子（臨床所見，超音波所見など）も参考にする。
[b] 第2章参照。
[c] 繰り返し「異型」と判定された患者の病理組織学的試料より算定した（Yang J et al. Fine-needle aspiration of thyroid nodules : a study of 4703 patients with histologic and clinical correlations. Cancer 2007 ; 111 : 306-315 ; Yassa L et al. Long-term assessment of a multidisciplinary approach to thyroid nodule diagnostic evaluation. Cancer 2007 : 111 : 508-516.）。
[d] 「転移性腫瘍の疑い」，あるいは甲状腺原発悪性腫瘍よりも転移性腫瘍が示唆される「悪性」と判定された症例では，手術は推奨されない。

（甲状腺細胞診ベセスダシステム，シュプリンガー・ジャパン，2011）

標で，カテゴリーごとに異なる数値が示されている（表13）。「悪性の危険度」は細胞診の精度を示す指標の一つであるが，臨床医や患者が細胞診の報告書を受け取った際，その結果がどの程度悪性の危険性をもつものかを簡単に知ることができるわかりやすい指標といえる。

3 甲状腺癌取扱い規約の改訂

　甲状腺癌取扱い規約は2015年に改訂が行われ，第7版が上梓された。細胞診の新しい報告様式は甲状腺BSに準拠した様式であるが，日本の実情に合わせて一部変更されている（表14）。甲状腺BSと取扱い規約（第7版，2015）との大きな違いは，泡沫細胞のみみられる囊胞液の扱い方である。甲状腺BSでは，囊胞性乳頭癌の可能性が否定できないとして「不適正」に区分されている。取扱い規約（第7版，2015）では，そのような症例の悪性の危険度は「検体不適正」よりも低く，「良性」とほぼ同様であることから，適正と判断し，「囊胞液」として独立した区分で報告することにしている。また，甲状腺BSでは，悪性の危険度と推奨する臨床的管理が記載されている。しかし，本邦と欧米では各腫瘍の頻度，切除の適応，社会的状況が異なるため，それらの基準をそのまま導入することは困難であることから，取扱い規約（第7版，2015）では，悪性の危険度と推奨する臨床的管理には言及していない。

4 甲状腺結節取扱い診療ガイドライン

　2013年，日本甲状腺学会から甲状腺結節取扱い診療ガイドライン2013が発行された。甲状腺疾患の診療のためのガイドラインであるが，このなかにも甲状腺細胞診の報告様式（表15）が提示されている。この報告様式は甲状腺癌取扱い規約（第6版，2005）の報告様式とは異なり，「鑑別困難」を，濾胞性腫瘍を疑う「鑑別困難A」と濾胞性腫瘍以外を疑う「鑑別困難B」に分けている点で甲状腺BSに近いものとなっている（表16）。この報告様式ではさらに「鑑別困

表14-1　甲状腺癌取扱い規約（第7版）：判定区分と該当する所見および標本・疾患

判定区分	所見	標本・疾患
検体不適正 （Unsatisfactory）	細胞診断ができない	標本作製不良（乾燥，変性，固定不良，末梢血混入，塗抹不良など）。 病変を推定するに足る細胞あるいは成分（10個程度の濾胞上皮細胞からなる集塊が6個以上，豊富なコロイド，異型細胞，炎症細胞など）がない。
囊胞液 （Cyst Fluid）	囊胞液で，コロイドや濾胞上皮細胞を含まない	良性の囊胞に由来する。まれに囊胞形成性乳頭癌が含まれることがある。
良性 （Benign）	悪性細胞を認めない	正常甲状腺，腺腫様甲状腺腫，甲状腺炎（急性，亜急性，慢性，リーデル），バセドウ病などが含まれる。
意義不明 （Undetermined Significance）	良性・悪性の鑑別が困難，他の区分に該当しない，診断に苦慮する	乳頭癌の可能性がある（乳頭癌を示唆する細胞が少数，腺腫様甲状腺腫と乳頭癌の鑑別が困難，橋本病と乳頭癌の鑑別が困難），特定が困難な異型細胞が少数，濾胞性腫瘍と乳頭癌の鑑別が困難，橋本病とリンパ腫との鑑別が困難，などが含まれる。
濾胞性腫瘍 （Follicular Neoplasm）	濾胞腺腫または濾胞癌が推定される，あるいは疑われる	多くは濾胞腺腫，濾胞癌である。好酸性細胞型や異型腺腫を推定する標本も含まれる。腺腫様甲状腺腫，濾胞型乳頭癌，副甲状腺腺腫のこともある。
悪性の疑い （Suspicious for Malignancy）	悪性と思われる細胞が少数または所見が不十分なため，悪性と断定できない	種々の悪性腫瘍および硝子化索状腫瘍が含まれるが，その多くは乳頭癌である。乳頭癌を疑うが濾胞性腫瘍が否定できない標本も含まれる。良性疾患で含まれる可能性のあるものとしては，異型腺腫，腺腫様甲状腺腫，橋本病などがある。
悪性 （Malignant）	悪性細胞を認める	乳頭癌，低分化癌，未分化癌，髄様癌，リンパ腫，転移癌などが含まれる。

〔甲状腺癌取扱い規約（第7版），金原出版，2015〕

表14-2　甲状腺癌取扱い規約（第7版）：適正・不適正の基準

適正：下記の4項目のいずれかの場合を適正とする
　　1）10個程度の濾胞上皮細胞からなる集塊が6個以上
　　2）豊富なコロイド
　　3）異型細胞の存在（細胞数は問わない）
　　4）リンパ球，形質細胞，組織球などの炎症細胞

不適正：下記の2項目のいずれかの場合を不適正とする
　　1）標本作製不良（乾燥，変性，固定不良，末梢血混入，塗抹不良など）
　　2）上記適正の項目のいずれにも該当しない

〔甲状腺癌取扱い規約（第7版），金原出版，2015〕

表15 甲状腺結節取扱い診療ガイドライン2013：
　　　 甲状腺細胞診の報告様式

①検体不適正（inadequate）
②正常あるいは良性（normal or benign）
③鑑別困難（indeterminate）
　　A群：濾胞性腫瘍が疑われる
　　　　A-1群：良性の可能性が高い（favor benign）
　　　　A-2群：良性・悪性の境界病変（borderline）
　　　　A-3群：悪性の可能性が高い（favor malignant）
　　B群：濾胞性腫瘍以外が疑われる
④悪性の疑い（malignancy suspected）
⑤悪性（malignancy）

（甲状腺結節取扱い診療ガイドライン2013，南江堂，2013）

表16 甲状腺細胞診の診断カテゴリー：甲状腺癌取扱い規約（第7版），甲状腺細胞診ベセスダシステム（BS），甲状腺結節取扱い診療ガイドライン（GL）2013の対比

甲状腺癌取扱い規約（第7版）	甲状腺細胞診BS	甲状腺結節取扱い診療GL 2013	
検体不適正（Unsatisfactory）	不適正（Nondiagnostic or Unsatisfactory）	検体不適正（inadequate）	
囊胞液（Cyst Fluid）			
良性（Benign）	良性（Benign）	正常あるいは良性（normal or benign）	
意義不明（Undetermind Significance）	意義不明な異型あるいは意義不明な濾胞性病変（AUS/FLUS）	鑑別困難B（indeterminate）	
濾胞性腫瘍（Follicular Neoplasm）	濾胞性腫瘍あるいは濾胞性腫瘍の疑い（FN/SFN）	鑑別困難A（indeterminate）	A-1 A-2 A-3
悪性の疑い（Suspicious for Malignancy）	悪性の疑い（Suspicious for Malignancy）	悪性の疑い（malignancy suspected）	
悪性（Malignant）	悪性（Malignant）	悪性（malignancy）	

難A」を良性の可能性が高い「鑑別困難A-1」，境界病変の「鑑別困難A-2」，悪性の可能性が高い「鑑別困難A-3」の3群に分ける点が特徴である．濾胞性腫瘍の悪性度推定に対する臨床医の要望に応えて甲状腺専門病院の経験をもとに考案されたものであるが，残念ながら現時点では細胞学的診断基準が明確にされていない点で実用性に疑問が残る．

各論

A. 亜急性甲状腺炎（subacute thyroiditis）

【疾患概念】
　若年〜中年女性に多く，ウイルス感染が原因と考えられている肉芽腫性甲状腺炎である。

【診断のポイント】
- 活動性炎症期ではコロイドを含む異物型多核巨細胞および類上皮細胞の出現を伴う肉芽腫性炎症像がみられる。
- 治癒期では線維芽細胞が出現する。
- 臨床情報と併せて細胞所見を判断することが重要である。

【臨床像】
　甲状腺が硬く有痛性に腫大する炎症性疾患である。外来受診の全甲状腺疾患患者の1〜5％を占め，有痛性甲状腺疾患のなかでは最も頻度が高い。40〜50歳の女性に好発し，子供や高齢者では稀である。病因に関してはウイルス感染が有力視されているが，原因ウイルスは同定されておらず依然不明のままである。疼痛や腫大は数週間かけて改善していく。有効な加療が行われないと1カ月以上疼痛が遷延化することも稀ではない。炎症による一過性の破壊性甲状腺中毒症状（動悸，息切れ，体重減少など）は半数以上で認められる。検査所見ではCRP高値，FT_4高値，TSH低値，超音波では疼痛部に一致した低エコー域がみられる。最近では症状，血液生化学所見，超音波像で臨床的に診断がなされ，細胞診が行われることは少ない。

【病理組織像】
　多くの症例は臨床的に診断されるため，ほかの理由で切除した甲状腺にて偶然に組織診断されることが多い。甲状腺は非対称的に腫大する。病変の強い部分では，境界不明瞭で，灰白色から黄白色の腫瘍と間違えるような結節性病変を形成する。組織学的には類上皮細胞と多核巨細胞が出現する肉芽腫性炎が特徴である。発病初期では，濾胞上皮やコロイドの消失を伴う濾胞の崩壊と急性・慢性炎症細胞浸潤がみられる。炎症は濾胞部から間質に広がるようにみえる。急性期は好中球が主体で，微小膿瘍がみられることもある。次第に肉芽腫性病変が形成され，類上皮細胞，組織球，多核巨細胞，リンパ球，形質細胞などの炎症細胞がみられる。種々の程度の線維化を伴う。

【細胞像】
　採取される細胞量は様々であるが，一般的に採取細胞量は少ない。初期では好中球が目立ち，病期が進むと組織球，リンパ球を主体とする炎症性背景内に，濾胞上皮細胞，多核巨細胞，類上皮細胞などが混在してみられる（図45）。濾胞上皮はシート状あるいは濾胞状構造を示さず孤立散在性に出現し，細胞質が不明瞭なため，その認識が難しい。多核巨細胞は大型で，細胞質内に炎症細胞やコロイドを含むものがある（図46）。類上皮細胞は短紡錘形の核を有し，細胞質は淡染性で，比較的広く，細胞境界は不明瞭である（図47）。合胞状にみえるものもある。晩期では炎症細胞は少なく，線維化を反映する線維芽細胞がみられる（図48）。

【細胞診の判定区分】
　良性

【鑑別診断・ピットフォール】

慢性甲状腺炎

　多核巨細胞が出現することがあるが，亜急性甲状腺炎にみられる多核巨細胞に比べて核の数が少ない。背景の炎症細胞は大小様々なサイズのリンパ球が主体で，好酸性濾胞上皮の平面的集塊がみられる。通常，類上皮細胞はみられない。

異物肉芽腫

　甲状腺の手術後に縫合糸に対する異物反応性結節が出現することがある。組織球，好中球，リンパ球，多核巨細胞などがみられる。多核巨細胞が縫合糸を貪食している像が特徴的である。

未分化癌

　有痛性に腫大する甲状腺腫瘤の鑑別として考慮されるが，未分化癌では出現細胞は大型多形性〜紡錘形で核異型に富む。多核巨細胞は破骨細胞型であり，類上皮細胞はみられない。

B. 慢性甲状腺炎，橋本病(chronic thyroiditis, Hashimoto disease)

【疾患概念】

　成人女性に多く，甲状腺のびまん性腫大を呈する自己免疫性甲状腺炎である。

【診断のポイント】
- 結節性病変を形成する場合に，細胞診の対象となる。
- 背景に大小様々なリンパ球がみられる。
- 好酸性濾胞上皮がみられる。
- 自己抗体値等の臨床情報と合わせて細胞所見を判断することが重要である。

【臨床像】

　成人女性に多い自己免疫疾患で，通常甲状腺両葉に硬いびまん性腫大を生じる。血中抗サイログロブリン抗体，抗ペルオキシダーゼ(マイクロゾーム)抗体が陽性を呈し，甲状腺機能は正常〜低下を来す。リンパ腫の背景疾患になり得る。通常は自己抗体価や臨床症状で診断が行われるが，結節性病変を形成する場合には細胞診の対象となる。

【病理組織像】

　甲状腺はびまん性に腫大し，分葉状あるいは結節性病変を有することもある。組織学的には，リンパ球・形質細胞の浸潤，リンパ濾胞形成を認めるが，その程度は症例や部位により様々である。甲状腺濾胞は減少，小型化し，濾胞上皮には好酸性変化がみられる。進行とともに甲状腺濾胞は破壊され萎縮し，線維化に向かう。

【細胞像】

　背景にコロイドを欠き，多数のリンパ球・形質細胞を主体とした炎症細胞がみられる(図49)。リンパ球はリンパ濾胞を含む非腫瘍性・炎症性細胞浸潤に由来するため，成熟小型リンパ球，大型リンパ芽球，形質細胞，組織球など多彩性を示す。これらのリンパ球に混じて，ライトグリーンに濃染し，顆粒状の豊富な細胞質を有する好酸性濾胞上皮細胞がシート状，小濾胞状に出現する(図50, 51)。濾胞上皮には核の大小不同，過染性，明瞭な核小体などをみるが，核・細胞質(N/C)比は低い(図51, 52)。

【細胞診の判定区分】
　良性

【鑑別診断・ピットフォール】
Warthin腫瘍様乳頭癌
　背景に橋本病を伴う好酸性細胞型乳頭癌の一亜型である。好酸性細胞とリンパ球が出現するため，弱拡大は橋本病に類似している。N/C比が高い好酸性細胞，核内細胞質封入体を有する好酸性細胞がみられた場合は，Warthin腫瘍様乳頭癌を考える。

好酸性細胞型濾胞性腫瘍
　好酸性細胞が多数出現するが，背景にリンパ球を伴うことはない。ただし，囊胞化や壊死を伴うことがあるので，泡沫細胞や壊死物質がみられることはある。

リンパ腫
　リンパ球成分に富み濾胞上皮がみられない場合はリンパ腫との鑑別が必要である。びまん性大細胞型B細胞性リンパ腫では，核小体が明瞭な大型異型リンパ球の単調な出現をみる。背景に出現する小型リンパ球との two cell pattern を示し，形態的に相互の移行がみられない。MALTリンパ腫は小型〜中型異型リンパ球が主体である。橋本病との鑑別は困難なことが多く，フローサイトメトリーの併用が有用である。

亜急性甲状腺炎
　炎症性背景内にコロイドを含む異物型多核巨細胞，類上皮細胞を認める。

C. 囊胞および囊胞性病変(cyst and cystic lesions)

【疾患概念】
　囊胞（単純性囊胞）には甲状腺の退行変性により生じる貯留性囊胞と，上皮細胞で被覆された真性囊胞とがある。腺腫様甲状腺腫や乳頭癌においても囊胞形成が目立つ場合（囊胞性病変）がある。

【診断のポイント】
- 囊胞液とともに泡沫細胞を認める。
- 変性した赤血球やコレステリン結晶がしばしばみられる。
- ときに多数の扁平上皮細胞を認める。
- 腺腫様甲状腺腫の囊胞化では，異型のない濾胞上皮細胞や好酸性細胞，濃縮したコロイドなどを認める。

【臨床像】
　甲状腺の囊胞（単純性囊胞）および囊胞性病変は，多くの場合，腺腫様甲状腺腫の退行性変化によって生じる。囊胞は境界明瞭な結節であり，超音波画像で低エコー性の均一な病変として描出される。囊胞性結節で病巣内に充実性病変がみられる場合には，腺腫様甲状腺腫や乳頭癌との鑑別が必要となる。多くは腺腫様甲状腺腫によるものであるが，乳頭癌との鑑別のためには穿刺吸引細胞診が必要である。

【病理組織像】
　線維性の被膜に被包された単房性囊胞であり，内部は空洞化して囊胞液やコロイドを含んでいる。異型性のない扁平上皮で被覆されるものもある。腺腫様甲状腺腫や乳頭癌においても囊

胞を形成するが，囊胞内あるいは囊胞壁に定型的な腺腫様甲状腺腫や乳頭癌の像がみられる。

【細胞像】

穿刺吸引細胞診では囊胞液が採取されるため，囊胞性病変であることは容易に判断できる。細胞診標本には，背景の液状成分とともに多数の泡沫細胞(図53, 54)や変性した赤血球，コレステリン結晶などを認める。ときに囊胞壁を被覆する細胞のシート状配列をみることもある。症例によっては液状成分のみで細胞がほとんどみられない場合，多数の扁平上皮形成のみからなる場合もある(図55)。泡沫細胞は細胞質に多数の小空胞やヘモジデリン顆粒などを含み，マクロファージ由来と考えられている。変性した赤血球は囊胞内出血に由来し，Giemsa染色やDiff-Quik染色で青色に染まる(図56)。Pap.染色ではエオジンやオレンジGに染まることが多い。LBC標本では穿刺時に出血した赤血球は溶血するため，Pap.標本上に観察される赤血球は穿刺前に出血したものと判断できる。コレステリン結晶はGiemsa染色やDiff-Quik染色では平行四辺形の陰影として確認されるが，アルコール固定によるPap.染色標本では観察することができない(図57)。腺腫様甲状腺腫の囊胞壁を被覆する細胞は修復細胞に類似する大型の細胞で，平面的なシート状集塊としてみられる。

典型的な単純性囊胞では通常コロイドや濾胞上皮細胞はほとんどみられない。甲状腺BSでは，このような標本はたとえ泡沫細胞がみられても濾胞上皮細胞を確認できないため「検体不適正」に分類する。囊胞性乳頭癌の見落としを防ぐための方策と考えられるが，経験的にはこのような囊胞性病変のほとんどは良性の囊胞である。

【細胞診の判定区分】

甲状腺癌取扱い規約第6版(2005)では囊胞は「正常あるいは良性」の判定区分に分類されるが，第7版(2015)では「囊胞液」に区分される。甲状腺BSでは濾胞上皮細胞がみられない限り「不適正」に分類される。囊胞液中に異型細胞を認める場合は「意義不明な異型」に分類する。

【鑑別診断・ピットフォール】

腺腫様甲状腺腫

囊胞液中に異型のない濾胞上皮細胞や好酸性細胞などを認める場合には単純性囊胞よりも腺腫様甲状腺腫を考える。なお，この際，濾胞上皮細胞に核の溝や核内細胞質封入体および隔壁性細胞質内空胞など乳頭癌を疑う所見がみられないことを確認することが重要である。

乳頭癌

囊胞液中に核の溝，核内細胞質封入体，隔壁性細胞質内空胞(図58, 59)などをもつ異型細胞が認められれば乳頭癌を考える。隔壁性細胞質内空胞とは隔壁で区画されたようにみえる小空胞の集簇のことで，隔壁がライトグリーンに濃染し，空胞が核の周囲に局在する点で泡沫細胞と鑑別する。囊胞液中に剥離した乳頭癌細胞が変性のためこのような空胞を生じると考えられている。囊胞や囊胞性病変の細胞診で最も注意すべきは囊胞性乳頭癌を見落とさないことである。

D. 腺腫様甲状腺腫(adenomatous goiter)

【疾患概念】

甲状腺が非腫瘍性・結節性増殖により腫大する多発性病変である。

【診断のポイント】
- 組織像の多様性を反映して細胞像も多彩である。
- シート状，濾胞状，あるいは乳頭状に出現する。
- 濾胞の大きさは小型から大型まで様々である。
- 濾胞上皮細胞は一般に小型で，類円形ないし立方状を呈する。
- 細胞質の染色性は様々で，好酸性細胞が主体を占めることもある。
- 背景にはコロイド，泡沫細胞，ヘモジデリンを貪食した組織球，多核組織球，線維芽細胞，変性した赤血球などが観察されるが，それらの割合や有無は症例により異なる。

【臨床像】
　本症の原因は明らかでない。一般的には甲状腺ホルモン欠乏，例えば先天性代謝障害，ヨード摂取不足，飲食物によるホルモン形成障害などに対する代償的過形成と考えられているが，本邦においてはそれらが関与している可能性は低い。いずれにせよ，局所的に濾胞が大型化することにより，その近傍の濾胞にホルモン的な異常あるいは血流障害が起こり，二次的に萎縮，壊死，出血，線維化が生じ，この過程が持続することによって腺腫様甲状腺腫が形成されるといわれている。甲状腺機能亢進症を伴うこともある(Plummer病)。

【病理組織像】
　結節の形態学的特徴はその多様性，不均一性にある。結節の数，分布，大きさ，内部構造などは症例によりあるいは個々の結節内においても様々であり，出血，壊死，囊胞形成，結合織の増加，硝子化，石灰化などの二次的変化を伴う結節と充実性の結節がしばしば共存して認められる。

　組織像も極めて多彩である。腺腫と異なり，通常は全周性の被膜形成を欠く。結節を構成する濾胞の大きさおよび濾胞上皮の形態は多様で，濾胞はコロイドが充満して著しく拡張しているものからコロイドを欠く小さなものまで様々に混在し，それを構成する上皮も扁平なものから円柱状のものまで認められる。好酸性細胞が優位を占める結節もある。大きな濾胞腔内に集簇した小濾胞が限局性に突出する像(Sanderson polster)も特徴の一つである。しばしば濾胞上皮の重積や乳頭状配列もみられるが，乳頭癌に特徴的な核所見を欠く。間質成分は通常豊富で，線維化，肉芽組織，慢性炎症細胞浸潤，ヘモジデリンの沈着，石灰化などをしばしばみる。泡沫細胞を含有する囊胞やリンパ濾胞の形成をみることもある。

　個々の結節は腺腫とは異なり，周囲甲状腺組織に対し圧排性増殖を示さず，また，周囲の甲状腺組織に多少とも類似の組織像，例えば濾胞上皮の類似性やリンパ濾胞の形成が認められる。非腫瘍性の結節性増殖が単発性の場合は，腺腫様結節と呼ぶ。この場合，甲状腺は通常著しい増大を示さない。

　甲状腺ホルモンの合成障害がある場合にも多結節性に腫大(dyshormonogenetic goiter)することがあり，鑑別を要する。

【細胞像】
　組織像の多様性を反映して細胞像も多彩である。

背景
　背景にはコロイド(図60)，泡沫細胞(図61)，ヘモジデリンを貪食した組織球，多核組織球，線維芽細胞，変性した赤血球などが観察されるが，それらの割合や有無は症例により異なる。

細胞所見

　濾胞上皮細胞は一般的に小型で，類円形ないし立方状を呈し，シート状(図62)，濾胞状(図63)，あるいは乳頭状(図64)に出現する。細胞集塊の結合性は良い。濾胞の大きさは小型のものから大型のものまで様々である(図65)。細胞質の染色性も様々で，好酸性細胞が主体を占めることもある。濾胞上皮の細胞質に空胞を伴ったリポフスチン顆粒(傍空胞顆粒〔paravacuolar granule〕)がみられることがある(図66)。

核所見

　濾胞上皮が小型の場合には核は類円形，小型で規則正しく配列している。細胞が大きくなるにつれて，核の大小不同がみられやすく，核間距離は広く，不均一になる。クロマチンは顆粒状で，乳頭癌を示唆するすりガラス状核や核内細胞質封入体はみられない。核の溝が少数出現することがある。核小体は通常目立たないが，LBC標本の場合は目立つことがある。稀に，非常に大型で，過染性の核が出現することがある(図67)が，明らかに腺腫様甲状腺腫の細胞と思われる異型性の乏しい細胞と混在していることから良性と判断する。

【細胞診の判定区分】

　良性

【鑑別診断・ピットフォール】

濾胞性腫瘍

　小濾胞が主体で出現する場合，濾胞性腫瘍が鑑別に挙げられる。濾胞の大小不同，核の大小不同，シート状配列などの所見は濾胞性腫瘍よりも腺腫様甲状腺腫を示唆する。

乳頭癌

　乳頭状集塊で出現する場合は乳頭癌との鑑別を要する。腺腫様甲状腺腫でみられる乳頭状配列は極めて細胞の結合性が良く，乳頭癌を示唆する核所見がみられない。

E. 濾胞性腫瘍(follicular tumor)

【疾患概念】

　乳頭癌の核所見を有さない濾胞上皮が主として濾胞状に増殖する良性腫瘍が濾胞腺腫で，その悪性型が濾胞癌である。濾胞癌の診断は，腫瘍細胞の被膜浸潤，脈管浸潤，甲状腺外への転移のいずれか少なくとも1つを組織学的に確認することで，増殖パターンや細胞異型では良性・悪性の判定はできないとされている。したがって，細胞診では両者を区別できないことから，一括して濾胞性腫瘍として扱う。

【診断のポイント】

- 背景は出血性である。
- 出現細胞は単一性で，小濾胞状配列を示す。
- 乳頭癌を示唆する核所見はみられない。
- 濾胞腺腫と濾胞癌との区別は困難である。

【臨床像】

　濾胞腺腫は腺腫様甲状腺腫との鑑別が厳密でないことに加えて，小さい結節は臨床的に経過観察されるため，濾胞腺腫の正確な頻度は明らかではない。男女比は1：4〜1：6で，40〜50歳代に頻度が高い。Cowden病，Carney複合，ホルモン合成異常症などの遺伝性疾患に本腫瘍

が合併することもある。

　濾胞癌は乳頭癌に次いで頻度の高い甲状腺悪性腫瘍で，甲状腺悪性腫瘍の3～10％と報告されている。腫瘍は単発性で，ゆっくりと大きくなり，無痛性である。症状は通常ない。大きな結節ではときに嚥下困難，嗄声，喘鳴が出現することがある。非常に稀ではあるが，濾胞癌の骨転移による骨痛や骨折が最初の症状になることもある。

　術前に濾胞癌を疑う症例は少ないことから，通常葉切除が行われる。濾胞癌の診断は術後の組織学的検索により行われ，微少浸潤型の場合は，追加切除を行わずに，経過観察することが多い。広汎浸潤型や低分化癌成分を伴う場合は残存甲状腺を摘出（補完全摘出術）し，血清サイログロブリン値をマーカーとして経過観察する。濾胞癌のリンパ節転移の頻度は乳頭癌と比べて低く，微少浸潤型の2.0％，広汎浸潤型の9.8％で，リンパ節転移が術前に疑われない限り，リンパ節郭清は行われない。濾胞癌の局所再発や遠隔転移は15～30％で，5年以内にみられることが多いが，10～20年後に出現する症例もある。

【病理組織像】

　濾胞腺腫と濾胞癌の区別は，被膜浸潤，脈管浸潤，転移の有無により判断する。濾胞腺腫と診断された症例のなかには，非浸潤性（前浸潤段階）濾胞癌，あるいは濾胞腺腫を先行病変として発生し，まだ被膜外に浸潤していない濾胞癌が含まれているに違いないが，それらを同定し，別の疾患概念として分類することに臨床的意義は見出せない。

　濾胞腺腫は線維性被膜により被包され，周囲甲状腺組織に対して圧排性に増生する。被膜は全周にわたって存在し，定義上被膜浸潤や脈管浸潤はみられない。増殖パターンとして，小濾胞性，正濾胞性，大濾胞性，索状などがあり，これらはしばしば混在してみられる。腫瘍細胞は立方形，低円柱形，多稜形など多彩な形態を示し得るが，1つの腫瘍内ではその大きさ，形は比較的一様で，異型性は乏しい。核は円形から類円形で，不整形は示さない。核小体は通常小さく，目立たない。すりガラス状クロマチン，核内細胞質封入体，核の溝などの乳頭癌を示唆する所見はみられないか，わずかである。間質は通常少なく，濾胞間には毛細血管が豊富である。

　濾胞癌にみられる腫瘍細胞や増殖パターンは基本的には濾胞腺腫と同様であるが，濾胞腺腫と比べて細胞密度が高く，索状パターンの頻度が高い。部分的には，乳頭状構造や篩状構造をみることもある。核分裂像は稀で，異型核分裂像はさらに稀である。

　濾胞癌の浸潤の程度は予後を推測する重要な因子であり，古くから微少浸潤（minimally invasive）〔被包（encapsulated）型〕と広汎浸潤型（widely invasive）の2つに分類されてきた。微少浸潤型は腫瘍被膜がよく保たれている癌で，肉眼的には浸潤部位を明示し難い。広汎浸潤型は肉眼的に周囲甲状腺組織の広い範囲に浸潤を示す濾胞癌で，顕微鏡レベルのものであっても，脈管浸潤が広範囲にみられれば本型に分類する。広汎浸潤型は微少浸潤型に比べて予後不良である。

【悪性基準】

被膜浸潤

　被膜を完全に突き破って，腫瘍が外方に突出している場合に被膜浸潤と断定できる。被膜の断裂がなくても，形態的に内部と全く同様の組織像を示す小さい結節（衛星結節〔satellite nodule〕，娘結節〔daughter nodule〕）が被膜外のすぐ近くにみられる場合も被膜浸潤があると判断することができる。腫瘍が被膜内に浸潤し，被膜が外側に圧排されているものの，被膜を

完全に貫通していない場合は，浸潤部の腫瘍の最外部が周囲の圧排されていない被膜の外縁よりも飛び出している所見を被膜浸潤があると判断し，その位置よりも内側にある所見は浸潤していないと判断する。同一部位で被膜浸潤と被膜新生が繰り返されると，被膜の多重化，腫瘍の分葉化，衛星結節の形成などがみられ，その内部に最外層の被膜と平行に走るバンド状結合織がしばしばみられる。これはもともと存在した被膜の残存である。

脈管浸潤

　被膜内もしくは被膜近くの非腫瘍部の血管を観察し，腫瘍内部の血管は脈管浸潤の対象としない。対象血管が内皮細胞で覆われていることを必ず確認する。腫瘍細胞集塊は血管壁との連続性をもって血管内腔にポリープ状に飛び出しているか，鋳型状に詰まっているべきであり，腫瘍細胞集塊の周囲に内皮細胞，もしくは血栓が付着している場合に脈管浸潤と判定する。脈管浸潤部位が4個以上の場合は予後不良であることから，脈管浸潤部位数3個以下と4個以上と区別して報告することが望ましい。

転移

　甲状腺にみられる結節が腺腫様甲状腺腫や濾胞腺腫であっても，組織学的に転移が証明されれば濾胞癌と診断される。以前は，このような症例は転移性甲状腺腫（metastasizing goiter），悪性腺腫（malignant adenoma）と呼ばれていた。甲状腺腫瘍の転移巣と判断するには，組織学的な特徴に加えて，サイログロブリンやTTF-1の免疫細胞化学染色を行うことが望ましい。転移病巣が組織学的に証明されなくても，甲状腺全摘後の放射性ヨードを用いた全身シンチグラフィで異常な取り込みが認められれば転移と判断できる。なお，女性の場合，卵巣甲状腺腫からの転移である可能性もあるので，甲状腺からの転移と断定する前に，必ず卵巣腫瘍や卵巣摘出術の既往を確認することが重要である。

【細胞像】

　穿刺吸引時に出血を伴いやすいことが特徴である。細胞はしばしば組織塊として採取される。採取細胞量は多く，背景は出血性で，泡沫細胞やヘモジデリン貪食細胞は通常みられない（図68）。腫瘍細胞は単調で，核は腺腫様甲状腺腫にみられる濾胞上皮より大きく，N/C比が高い。

　出現パターンは小濾胞状（図69～72），ロゼット状，合胞状，索状で，濾胞内に濃縮した球形のコロイド（硝子様コロイド）が観察されることがある（図72）。そのコロイドの大きさで腫瘍細胞が形成する濾胞腔の大きさを推し量ることができる。組織塊として出現する場合は，そのなかに含まれる小型濾胞の密度は高く，濾胞間に毛細血管が観察される。LBC標本では，集塊周囲にフィブリンが観察される（図71）。

　核は類円形で，軽度腫大し，クロマチンは細顆粒状で，小さな核小体がみられる。乳頭癌を示唆する核内細胞質封入体，核の溝，核形不整などはみられない（図72）。細胞質は比較的豊富であるが，N/C比は高い。細胞質は乳頭癌と比べると淡染性で，細胞境界は不明瞭である。

　甲状腺癌取扱い規約（第7版，2015）では，細胞所見から濾胞腺腫と濾胞癌を区別するのは困難であるため，「濾胞性腫瘍」と報告することとしている。甲状腺BSでは，①中等量から大量の細胞集塊，②立体的な小濾胞状集塊（15個以下の細胞からなる濾胞状集塊）（図72），③少なくとも細胞の2/3が円周状に配列，④結合性が乏しい，⑤背景は血性でコロイドがない，などの条件を満たしている場合に「濾胞性腫瘍あるいは濾胞性腫瘍の疑い」として報告するように求めており，悪性の危険性が15～30％あるとしている。

　一般的に，濾胞腺腫と濾胞癌の区別は細胞像からはできないとされている。両者を鑑別する

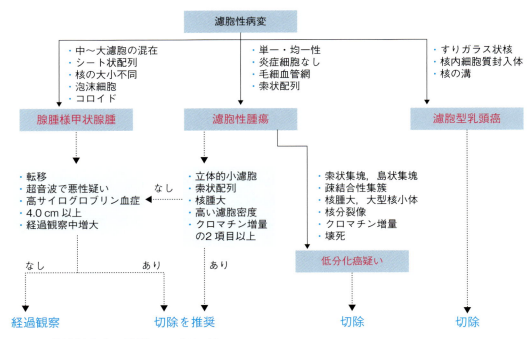

図74 濾胞性病変の診断アルゴリズム

ことは非常に難しいが，立体的小濾胞，索状配列，核腫大，高い濾胞密度，クロマチンの増量，などのうち2項目以上がみられる場合には，より濾胞癌の可能性が高い（図73）。濾胞性腫瘍と報告された場合，甲状腺BSでは外科的切除が推奨されているが，本邦では細胞診や超音波で悪性が疑われる，徐々に大きくなる，結節が大きい（4 cm以上），血清サイログロブリン値が高値である，などの場合には切除が考慮されている（図74）。

【細胞診の判定区分】
　濾胞性腫瘍として，良悪性の区別をせずに報告する。

【鑑別診断・ピットフォール】
濾胞型乳頭癌
　出現細胞が均一で，小濾胞状配列が主体の場合，濾胞型乳頭癌と濾胞性腫瘍との鑑別が必要である。すりガラス状核（図75），核内細胞質封入体，核の溝などの乳頭癌の核所見が十分にあれば濾胞型乳頭癌，なければ濾胞性腫瘍（図76）とする。乳頭癌を示唆する核所見がわずかしかない場合は，再検もしくは切除を考慮する。

腺腫様甲状腺腫
　濾胞性腫瘍に比べて出現細胞は多彩で，細胞の大小不同，濾胞の大小不同がみられる。腺腫様甲状腺腫にみられやすい結合性の良いシート状・乳頭状集塊，多量のコロイド，炎症細胞などは濾胞性腫瘍ではみられない。核の大小不同は腺腫様甲状腺腫の方が目立つ。

副甲状腺腺腫
　副甲状腺腺腫が甲状腺内にみられた場合，濾胞性腫瘍との区別は非常に困難である。副甲状腺腺腫は濾胞性腫瘍と比べて，索状配列が目立ち，クロマチンがより粗大である。濾胞性腫瘍はTTF-1とサイログロブリンに陽性，PTHとクロモグラニンAに陰性で，副甲状腺腺腫は反

対の染色性を示すことから，免疫細胞化学染色を行えば鑑別は容易である．

【特殊型】

好酸性細胞型濾胞性腫瘍

　腫瘍の75％以上が好酸性細胞で占められる濾胞腺腫・濾胞癌である．この亜型はそれぞれ濾胞腺腫の10〜15％を，濾胞癌の20〜25％を占める．肉眼的に暗褐色調で，"mahogany brown"と称されるが，固定後では色調が薄くなる．組織学的に，腫瘍細胞は多角形で，細胞境界は明瞭である．細胞質は豊富で，顆粒状，好酸性を示す．この特徴は細胞質に充満するミトコンドリアの存在に由来する．核は円形で，ほぼ中心性に位置している．核クロマチンは粗く，過染色性である．ときに核小体が大きく目立ち，非常に大型の核をもつことがあるが，悪性の指標にはならない．穿刺吸引により出血や壊死を伴いやすく，腫瘍全体が梗塞に陥ることもある．

　細胞診では，小濾胞配列よりも索状配列がみられやすい(図77)．LBC標本では孤立散在性に出現する傾向があるが，通常の濾胞性腫瘍と異なり裸核状にはならない(図78)．背景には網状の毛細血管がみられる．腫瘍細胞は多稜形で大型の場合(図79)と小型の場合(図80)がある．豊富な細胞質はライトグリーン好性を示し，顆粒状で，細胞境界は明瞭である．核クロマチンは粗大顆粒状で，核の大小不同，二核(図81)，大型核小体，核の溝などがしばしば観察される．この亜型も細胞所見のみから良悪性を区別することは困難である．大きくて目立つ核小体，核内細胞質封入体，核の溝，核形不整，充実性集塊などがみられると，乳頭癌や低分化癌との鑑別が難しい．

異型腺腫

　強い構造異型および強い核異型・細胞異型を呈する濾胞腺腫である．紡錘形細胞からなる濾胞腺腫も本症に属する．高い細胞密度，核分裂像の増加，壊死，高いMIB-1標識率などを示す濾胞腺腫も含まれる．これらの異型所見がみられても，被膜浸潤および脈管浸潤がみられない限り，診断的意義や予後に影響を及ぼさないことから，良性腫瘍の範疇である異型腺腫として扱われている．したがって，異型腺腫と診断された症例のなかには，まだ被膜浸潤や脈管浸潤を来していない濾胞癌（非浸潤性濾胞癌）が含まれている可能性がある．

　細胞診では，通常の濾胞性腫瘍の細胞像を背景に，大型異型細胞が散見される(図82)．大型異型細胞は未分化癌細胞に類似しているが，目立つ核小体，壊死，核分裂像などはみられない．また，大型異型細胞のみからなる集塊もみられない．

F．硝子化索状腫瘍(hyalinizing trabecular tumor)

【疾患概念】

　索状増殖パターンと硝子化を特徴とする，非浸潤性の濾胞細胞性腫瘍である．本腫瘍はかつて硝子化索状腺腫と呼ばれ，良性腫瘍に分類されていたが，未だ良悪性に関して結論に至っていない．

【診断のポイント】
- 核内細胞質封入体や核の溝がみられ，乳頭癌と誤認されやすい．
- 腫瘍細胞が硝子物を取り囲むように出現する像が特徴的である．
- 乳頭状，濾胞状，シート状配列はみられない．

- 細胞質は淡染性で，細胞境界は不明瞭である。
- 黄色体が稀にみられる。

【臨床像】

切除された甲状腺結節の0.17％と稀で，発症年齢は20歳代から70歳代におよび，50歳代に多い。男女比は1：6である。腫瘍の大きさは0.3〜7.5cmで，大半が3.0cm以下である。超音波検査では血流シグナルが豊富な濾胞性腫瘍の像を呈する。FNACにて乳頭癌と誤認され，悪性の診断で切除されることが多いが，転移や再発例は極端に稀である。

【病理組織像】

肉眼的には，境界明瞭な充実性腫瘍で，浸潤性増殖はみられない。割面は均一，あるいは不明瞭な分葉状で，色調は淡黄色から灰白色である。腫瘍細胞は主として索状に増殖する。核や細胞にはしばしば極性がみられ，索状構造の長軸に対して，核や細胞の長軸方向は直角になっており，柵状配列を示す。胞巣状構造や濾胞状構造もみられ，濾胞腔内に砂粒体に類似した石灰化物が観察される症例もある。腫瘍胞巣を取り囲むように膜状の硝子物が観察される。硝子物は基底膜物質であり，PAS染色陽性，ジアスターゼ抵抗性，congo red染色陰性である。硝子物は胞巣周囲のみならず，胞巣内の腫瘍細胞間にも存在するのが特徴である。

腫瘍細胞は紡錘形，多角形，卵円形と様々で，N/C比は比較的低い。細胞質はやや好酸性から両染性で，顆粒状あるいは線維状を示すことがある。細胞境界は不明瞭である。一部の腫瘍細胞には，細胞質内に淡染性の滴状物（黄色体）が存在する。核は円形，卵円形，紡錘形で，しばしば核縁の不整がみられる。クロマチンは細顆粒状で，乳頭癌のようなすりガラス状は呈さない。核の溝や核内細胞質封入体はしばしば観察される。

MIB-1（Ki-67）が腫瘍細胞の細胞膜に強く染色される。硝子物はⅣ型コラーゲンおよびラミニンに陽性である。

【細胞像】

細胞診では，核内細胞質封入体や核の溝がみられることから，しばしば乳頭癌と誤認されるが，それ以外の所見はかなり異なる（表16）。背景は出血性のことが多く，採取細胞量は症例により様々である。弱拡大では，腫瘍細胞が硝子物を取り囲むように出現する像（図83）が特徴的であり，腫瘍細胞と硝子物の境界は不明瞭である。結合性は乏しく，乳頭状構造，濾胞状構造，シート状配列はみられない。腫瘍細胞は類円形から紡錘形で，細胞境界は極めて不明瞭で，細胞質は淡染性である（図84）。注意深く観察すると，周囲に明暈を伴った淡染性の滴状物（黄色体）（図85）が細胞質内に観察されることがある。ほとんどの症例で，核内細胞質封入体が多数みられる。核の溝も観察されるが，すりガラス状や核重畳はみられない。乳頭癌か，硝子化索状腫瘍か判断が難しい場合は，MIB-1（Ki-67）の免疫細胞化学染色が有用である（図86）。

【細胞診の判定区分】

甲状腺癌取扱い規約（第7版，2015），甲状腺BSいずれも「悪性の疑い」に区分される。

【鑑別診断・ピットフォール】

乳頭癌

乳頭癌では乳頭状，シート状，濾胞状配列を示すが，硝子化索状腫瘍ではそのような配列は通常示さない。乳頭癌細胞の細胞質はライトグリーン好性で，細胞境界が明瞭であるのに対し，硝子化索状腫瘍の細胞質は淡染性で，細胞境界は極めて不明瞭である。

表16 硝子化索状腫瘍と乳頭癌の鑑別

	硝子化索状腫瘍	乳頭癌
出現様式	硝子物を取り囲むように配列	乳頭状，シート状，濾胞状
核の柵状配列	硝子物の辺縁にて不明瞭に配列	間質成分に接して，あるいは集塊辺縁部で規則正しく配列
細胞形	不明瞭，不定形，類円形，紡錘形	円形，類円形，円柱形
核内細胞質封入体	ほぼ全例に出現，出現数は多い	70〜90％に出現，出現数は少ない
核クロマチン	細顆粒状	すりガラス状，微細顆粒状
核の溝	少数	頻繁
細胞境界	極めて不明瞭	明瞭
細胞質	淡染性，細線維状	ライトグリーン好性
黄色体	あり	なし
間質成分	細線維状の硝子物 紡錘形核を含まない 腫瘍細胞との境界が不明瞭	淡染性からライトグリーン好性 紡錘形核（内皮細胞，線維芽細胞）を含む 腫瘍細胞との境界は明瞭
ロ一ピーコロイド	なし	しばしばあり
砂粒体	非常に稀	ときにあり
多核巨細胞，リンパ球，泡沫細胞	なし	しばしばあり

G. 乳頭癌（papillary carcinoma）

【疾患概念】
　濾胞上皮由来の悪性腫瘍であり，特徴的な核所見を有する。

【診断のポイント】
- すりガラス状核，核の溝，核内細胞質封入体，核形不整，核重畳など，乳頭癌に特有とされる核所見がみられる。
- 乳頭状配列は診断に必ずしも必要ではない。
- 多くの亜型が知られているが，いずれも上記の所見は共通する。
- 砂粒体や扁平上皮化生がみられることがある。

【臨床像】
　本邦では甲状腺癌の90％以上が乳頭癌である。若年層から高齢者まで広い年代にわたって認められるが，特に30〜60歳代に多い。女性に発生する頻度は男性の5〜6倍である。一般に自覚症状は乏しい。乳頭癌は，触診および超音波検査で疑われたものに対しFNACを行うことにより，そのほとんどの症例で診断がつく。触診上は表面が不整で硬い。超音波では不均質な低エコーを示す腫瘤が観察される。辺縁は不鮮明である。石灰化による微細高エコーがみら

れるのも特徴の一つである。最近では超音波機器の発達により，微小乳頭癌が発見される頻度が高くなってきた。

【病理組織像】

乳頭状あるいは索状構造が基本となるが，種々の程度に濾胞状構造が混在している。腫瘍細胞は立方あるいは円柱状で淡好酸性を示す。核は類円形から長円形であり，三日月状に凹んだ形態のものもみられる。クロマチンは極めて微細で，いわゆるすりガラス状を示す。これとともに乳頭癌の核の特徴的な所見として，核の溝，核内細胞質封入体，核重畳，核形不整などが挙げられる。核の溝とは長軸に平行な方向でコーヒー豆様の陥凹が核膜に生じたものである。さらに核膜が陥入し，細胞質を核内に引き込んだものを核内細胞質封入体と呼ぶ。乳頭状構造を示す部分では，ときに砂粒体と呼ばれる層状の小石灰化物が認められる。扁平上皮化生を伴う例もある。

乳頭癌には，通常のものに加え，現在10種ほどの亜型が知られている。ここでは通常の型に加え，比較的頻度の高い4亜型を取りあげる。

【細胞像】

乳頭状ないし樹枝状集塊が認められる。典型例では，乳頭状構造の茎の部分にあたる線維性間質結合組織が細い線維束として集塊内に観察される（図87, 88）。腫瘍細胞はシート状，すなわち一層の膜のような広がりを示すことも特徴である（図89）。囊胞を伴う場合は，ボール状集塊やホブネイル細胞（hobnail cell）がみられる。腫瘍細胞の核は腫大しており，核密度が高く，核形不整がみられる。一部では核同士が接しているようにみえる（図90）。この所見は組織の核重畳に相当する。核クロマチンはすりガラス状（微細顆粒状）であり，均一で明るめに染色される（図91）。小さな核小体が認められる場合もある。

上で記したように核の溝，核内細胞質封入体，すりガラス状クロマチン，核形不整が乳頭癌の特徴的な細胞所見である（図92）。核内細胞質封入体は細胞質が陥入したものであるため，色調は細胞質と同一である。細胞質はライトグリーン好性で，扁平上皮や好酸性細胞の特徴を有する場合もある。囊胞を伴う場合には，隔壁性細胞質内空胞が観察される。背景に，砂粒体や，泡沫細胞，リンパ球，多核巨細胞などの炎症細胞を伴う症例もある。

【細胞診の判定区分】

悪性

【鑑別診断・ピットフォール】

腺腫様甲状腺腫

乳頭癌より出現細胞は多彩である。乳頭癌と同様に乳頭状，シート状，濾胞状集塊が認められるが，乳頭癌より結合性が良い。最終的には乳頭癌に特有の核所見が観察されるか否かで鑑別する。核内細胞質封入体をみることもあるので，1つの核所見だけを過剰評価するべきではない。

橋本病

濾胞上皮に核の溝が観察されることがある。背景にリンパ球が目立つ場合は橋本病の可能性を念頭におき，クロマチンパターンを詳細に観察することが大切である。

濾胞性腫瘍

濾胞性腫瘍と濾胞型乳頭癌は，いずれも均一で小型濾胞の集塊が認められる。すりガラス状クロマチン，核の溝，核内細胞質封入体，核形不整といった核所見の有無で鑑別する。

硝子化索状腫瘍

　核内細胞質封入体が多数認められる．核，細胞質とも紡錘形を示すことが乳頭癌と異なるほか，Giemsa染色で異染性を示す硝子様間質を同定することも乳頭癌との鑑別に役立つ．

【特殊型】

濾胞型乳頭癌

　濾胞型乳頭癌は，乳頭癌の亜型のなかで最も頻度が高い．腫瘍全体が濾胞状構造を示し，乳頭状構造を欠く．核所見は通常の乳頭癌と同様である．弱拡大では濾胞性腫瘍を思わせるため，核を詳細に観察することが重要である．予後は通常の乳頭癌と比べ大きな差はない．転移先の組織で乳頭状構造が認められることは稀でない．なお，微小乳頭癌では濾胞状構造のみを示すことが多いが，こうした場合はあえて本亜型に含めていない．

　腫瘍細胞は小型ないし中型濾胞状構造をとり，密に増殖する．被包化されたものが多い．濾胞性腫瘍とは異なり，核が腫大し，すりガラス状を示す．核の溝，核内細胞質封入体が観察される．砂粒体をみることは稀である．

　細胞診では，通常の乳頭癌と同様の形態を示す腫瘍細胞が濾胞状集塊として出現する（図93）．通常型のようなシート状集塊は認めない．出血性背景がみられることが多い．集塊の構造から濾胞性腫瘍と鑑別することは難しいが，微細顆粒状のクロマチン・核の溝・核内細胞質封入体といった核所見に注目し，乳頭癌を推定する（図94）．本型の定義上，細胞診の所見のみで濾胞型乳頭癌と診断することはできず，"乳頭癌であり，濾胞型の可能性が考えられる"といった報告となる．

びまん性硬化型乳頭癌

　びまん性硬化型乳頭癌は主に若年者に発生し，片葉あるいは両葉が硬く腫大する．超音波検査では明らかな腫瘍境界がみられず，甲状腺全体に微細な高エコーが広がるという特徴がある．リンパ節や肺への転移を伴いやすく，所属リンパ節への転移は広範囲である．臨床的特徴から，細胞診を行う際に本亜型が疑われている例が多い．

　定型例では結節性病変が肉眼的に明らかでないが，境界が不明瞭な結節性病変が存在する症例もある．組織学的には，腫瘍細胞が乳頭状あるいは胞巣状構造を示し，拡張したリンパ管内に腫瘍塞栓を形成するように増殖する像が特徴である．多数の砂粒体を伴う．扁平上皮化生を生じるが，その頻度は通常の乳頭癌よりも圧倒的に高い．非腫瘍部には線維化とリンパ球浸潤が著明で，慢性甲状腺炎の像を示す．

　細胞診では，多数のリンパ球を背景に，砂粒体を取り囲むような重積の目立つ球状集塊あるいは内部が透明な中空状（ミラーボール状）集塊が認められる（図95, 96）．集塊に厚みがあるため，核所見が取りにくいが，核の溝や核内細胞質封入体を確認することができる．扁平上皮化生を示す細胞集団が得られることは稀ではない．

高細胞型乳頭癌

　腫瘍細胞の丈が幅の3倍以上である細胞を高細胞と定義し，そのような細胞が腫瘍の50％以上を占めている乳頭癌である．高齢者に多く，診断時に既に腫瘍のサイズが大きいことが多く，浸潤性が高い傾向にある．本亜型と類似した丈の高い細胞からなる円柱細胞癌は大腸癌と類似した組織形態を示すもので，本亜型とは異なる．

　乳頭状・索状構造を示し，濾胞状構造をとることは少ない．壊死や核分裂像がみられることもある．核クロマチンが濃染し，すりガラス状ではないものもあるが，核の溝や核内細胞質封

入体が認められることで乳頭癌の診断がつく。通常の乳頭癌よりも細胞質が好酸性を示す傾向にある。

　細胞診では，丈の高い細胞が柵状に配列し重積性の顕著な乳頭状集塊を形づくる(図97, 98)。核クロマチンが増量し，核内構造が不明瞭なために，核の溝や核内細胞質封入体はみつけにくい場合がある。

篩型乳頭癌

　家族性大腸ポリポーシスに合併するものと，散発性に発生するものがある。両者の組織像は同一である。前者にはAPC遺伝子の体細胞変異が認められる。本腫瘍の診断後に大腸ポリポーシスが発見されることもある。若年女性に好発する。リンパ節転移を生じる頻度は低い。

　肉眼的には腺腫様甲状腺腫のような両葉にわたる多結節性腫瘤を形成する。ただし，散発性の場合は単発性である。個々の結節の境界は明瞭で，被膜を有している。濾胞状，索状，乳頭状，充実性，篩状(癒合した濾胞)と多彩な構造を示す。濾胞状構造の内部にはコロイドはみられない。子宮体癌や卵巣癌で認められるのと同様のモルラと呼ばれる扁平上皮様細胞の充実胞巣が観察され，ここでは淡明な核(ビオチン含有核)がみられる。腫瘍細胞は高円柱状，類円形，立方形，紡錘形で，核の溝や核内細胞質封入体が認められるが，クロマチンパターンはすりガラス状でないものが多い。

　細胞診では高円柱状腫瘍細胞が柵状に配列する像が特徴的である(図99)。乳頭状，濾胞状，篩状配列もみられる。濾胞状あるいは空隙状にみえる部にコロイドは観察されない。核の溝や核内細胞質封入体が散見されるが，通常型よりも出現頻度が低い。核クロマチンは顆粒状で，すりガラス状ではない。核全体が淡明なビオチン含有核が観察されることがある。モルラの部分が採取された場合は，扁平上皮様の細胞の球状集塊が観察される(図100)。背景にはしばしば泡沫細胞が観察される。少数ではあるが，細胞集塊内に硝子球が散見される(図101)。免疫細胞化学染色では，β-カテニンが核や細胞質に(図102)，ERやPgRが核に陽性局在を示す。

H. 低分化癌(poorly differentiated carcinoma)

【疾患概念】

　生物学的態度および形態学的異型度が，予後良好な高分化癌(乳頭癌・濾胞癌)と極めて予後不良な未分化癌との中間に位置する甲状腺原発悪性上皮性腫瘍である。疾患単位としての意義と臨床的有用性は1986年に本邦より論文が発表され，WHO分類(2004)，甲状腺癌取扱い規約(第6版，2005)に新たな疾患として採用された。

【診断のポイント】

- 細胞形態よりも，細胞集塊の形状と辺縁の状態および集塊内部の構造に注目して観察する。
- 乳頭癌・濾胞癌成分が混在している症例では，低分化癌成分の認識が難しい。
- 疎な結合性は充実性を，境界が明瞭な充実性集塊は島状を，細胞重積像のなかに列をなして畝のように盛りあがる像は索状を反映している。
- 細胞異型は高分化癌より強く，未分化癌ほど高度ではないが，高分化癌と区別が困難な場合もある。

【臨床像】

　甲状腺低分化癌は，臨床的にも病理形態学的にも，さらに生物学的にも乳頭癌・濾胞癌と未

分化癌の中間に位置づけられる病態である．疾患概念としての確立はほかの甲状腺腫瘍の組織型に比べると最も新しい．最初の報告は1986年(Sakamoto et al. Cancer)であり，WHO分類では2004年に，本邦の甲状腺癌取扱い規約では2005年(第6版)に組織型として採用された．なお，組織所見の細部については統一のとれていない部分がある．

【病理組織像】

　甲状腺低分化癌は，従来の乳頭癌・濾胞癌のなかから，乳頭状ないし濾胞状構造以外の成分をもつ症例を一括してまとめられた疾患である．具体的には，組織構築として充実性(solid)，島状(insular)，索状(trabecular)増殖を示す癌であるが，未分化癌にみられる高度の細胞異型はない．低分化成分とともに高分化成分(乳頭状・濾胞状増殖巣)が混在する症例も少なくない．低分化成分と高分化成分が混在する場合，低分化成分が癌全体の過半を占める場合に低分化癌とする．また，充実部分が主体であっても，定型的な乳頭癌細胞で構成されるものは充実型乳頭癌に分類される．

【細胞像】

　採取細胞量は非常に多い(図103)．個々の細胞形態よりも細胞集塊に特徴がある．充実性増殖部から採取されると，結合性がやや低下し，比較的平坦に重積した，非常に大きな細胞集塊が観察される(図104)．島状増殖部から採取されると，島状構造を模したほつれの少ない平滑な曲線が立体的充実性集塊の周囲に観察される(図105)．索状増殖部からは，集塊内部には索状構造を想定させる畝のような細長い細胞集塊の盛り上がりをみることができる(図106)．標本作製時にすり合わせ法で塗抹すると，これらの組織構築は見出されにくくなる．基本的に，いずれの場合でも乳頭状構造や濾胞状構造はみられないが，高分化成分が混在する症例では，標本上それらの構造が観察されることになる．細胞異型の程度は高分化癌より強く，未分化癌ほど高度ではない(図107)が，高分化癌と区別が困難な場合もある(図108)．

【細胞診の判定区分】

　悪性

【鑑別診断・ピットフォール】

高分化癌(乳頭癌・濾胞性腫瘍)

　細胞異型が乏しい高分化癌や高分化癌成分が混在する場合には鑑別が難しい．細胞異型よりも出現パターンを重要視する．

未分化癌

　細胞異型がより強く，結合性がより弱い．背景に好中球やリンパ球が出現する頻度が高い．

胸腺への分化を示す癌(CASTLE)

　高分化癌成分を伴わない低分化癌とは，腫瘍細胞のみでは区別が難しい．背景および腫瘍細胞集塊内にリンパ球がみられる場合はCASTLEを考える．

I. 未分化癌(undifferentiated carcinoma)

【疾患概念】

　免疫組織化学的・電顕的に，上皮細胞への分化を示す未分化細胞が腫瘍の全体あるいは一部に認められる，極めて悪性度の高い腫瘍である．腫瘍細胞は濾胞上皮に由来するが，形態的あるいは免疫組織化学的にそれを証明できることは稀である．

【診断のポイント】
- 極めて異型性が強く，孤立散在性に出現する。
- 背景に好中球や壊死がみられやすい。
- 肉腫様の細胞形態や扁平上皮への分化を示すことがある。
- 乳頭癌や濾胞性腫瘍などの先行病変が併存することがある。

【臨床像】
　甲状腺癌のなかで最も悪性度の高い腫瘍である。腫瘍は急速に増大し，早期にリンパ節や他臓器に転移し，予後は不良で，診断後6カ月以内に死亡することが多い。主として60歳以上の高齢者に出現し，分化癌（乳頭癌，濾胞癌）と同様に男性に比して女性に多いが，甲状腺癌のなかでは男性の割合が比較的高い。未分化癌の多くは，先在する分化癌や低分化癌が脱分化（未分化転化）して発生すると考えられている。

【病理組織像】
　腫瘍細胞は多辺形，類円形，紡錘形，上皮様と様々で，増殖パターンも充実性，シート状，胞巣状，索状，孤立散在性と様々で，それらが種々の程度に混在する。ラブドイド型では核が偏在し，細胞質内に硝子様の封入体がみられる。乳頭状や濾胞状構造は認められず，みられた場合は残存の非腫瘍性甲状腺組織もしくは先行病変の分化癌と考えるべきである。核は大型で，核小体が目立ち，核分裂像が散見される。間質にはしばしば好中球浸潤や壊死がみられる。約10％の症例で，破骨細胞型多核巨細胞が出現する。免疫組織化学染色では，定型的にはサイトケラチンAE1/AE3陽性，p53陽性，サイログロブリン陰性，TTF-1陰性で，MIB-1標識率は50％以上ある。

【細胞像】
　腫瘍細胞は極めて異型性が強く，結合性は乏しく，細胞集塊を形成せずに孤立散在性に出現することが多い。核は大型でクロマチンに富み，核小体は大型で目立ち，核分裂像が容易に認められる（図109）。腫瘍細胞の形態は多様で，類円形，多角形，紡錘形（図110），巨細胞，ラブドイド細胞（図111），扁平上皮様細胞（図112）などを示すが，その割合は症例により異なる。また，背景には好中球（図109, 113）やリンパ球などの炎症性細胞の出現が目立ち，壊死性物質などを伴うことも本腫瘍の診断に有用である。稀に破骨細胞型多核巨細胞がみられる（図114）。乳頭癌や濾胞性腫瘍などの先行病変が併存することもある。

【細胞診の判定区分】
　悪性

【鑑別診断・ピットフォール】

肉腫

　多形ないし紡錘形細胞を示す場合，平滑筋肉腫や未分化肉腫などとの鑑別が問題となる。甲状腺原発の肉腫は極めて稀なので，このような細胞像を示す場合はまず未分化癌を第一に考慮すべきである。肉腫の場合は先行病変を伴わないので，先行病変成分が併存する場合は未分化癌と考えられる。

急性化膿性甲状腺炎および腫瘍の梗塞

　未分化癌では膿瘍を示唆する好中球あるいは壊死物質のみが採取されることがある。壊死に陥った細胞の形態を詳細に観察することが重要である。

転移癌

　細胞診のみでは鑑別が困難なことがある。臨床情報や超音波画像を，また必要とあれば免疫細胞化学染色を参考にする。

J. 髄様癌（medullary carcinoma）

【疾患概念】
　傍濾胞細胞（C細胞）への分化（カルシトニン産生）を示す甲状腺悪性腫瘍である。

【診断のポイント】
- 細胞の結合性は弱く，乳頭状，シート状，濾胞状配列を認めない。
- 細胞質は淡染性，やや顆粒状で，細胞境界は不明瞭である。
- 粗大顆粒状クロマチン（ごま塩状クロマチン；salt and pepper chromatin）が特徴的である。
- カルシトニンの免疫細胞化学染色が診断に有用である。
- アミロイド物質が約半数の症例でみられる。

【臨床像】
　本邦での髄様癌の頻度は，甲状腺悪性腫瘍の1～2％とされる。遺伝性背景のある多発性内分泌腫瘍症2型（MEN2）に関連する症例が1/3程度みられ，RET遺伝子変異部位と病型（MEN2A型，MEN2B型，家族性髄様癌）に相関が示されている。腫瘍マーカーとしてカルシトニンとCEAがあり，術後再発の診断に血清カルシトニンやCEAの測定が有用である。細胞診にて髄様癌と診断することは重要であるが，RET遺伝子変異があり，血清カルシトニン値が高く，超音波検査で腫瘍を示唆する結節がある場合には，必ずしも細胞診は必要ではない。

【病理組織像】
　腫瘍は甲状腺の上1/3の部位に好発する。遺伝性背景がある症例は多発する傾向があるため，臨床的に単発性でも甲状腺全摘術が行われる。散発例は通常単発性のことが多い。腫瘍細胞は類円形，紡錘形，多角形など多彩な細胞形を示し，充実性，胞巣状，索状に増生する。核は類円形～紡錘形で，核クロマチンは神経内分泌腫瘍に特徴的な粗大顆粒状を呈する。核小体は通常目立たない。非常に大型の核が混在することがある。細胞質は比較的広く，顆粒状である。カルチノイド腫瘍に非常に類似する例もある。免疫組織化学染色では，サイログロブリン陰性，TTF-1陽性，カルシトニン陽性，クロモグラニンA陽性，CEA陽性である。偽乳頭状，濾胞状に増殖する症例があり，確定診断には，免疫組織化学染色でカルシトニンが陽性であることを確認する。間質には約70％の症例でアミロイドの沈着がみられる。

【細胞像】
　背景にコロイドはみられず，囊胞変性を示す泡沫細胞も伴わない。アミロイド物質が約半数の症例に認められる（図115）。アミロイド物質はライトグリーン好性，無構造で，辺縁はやや角ばっている。腫瘍細胞の結合性は弱く，疎な結合性を有して，あるいは孤立散在性に出現し，シート状，乳頭状，濾胞状構造はみられない（図116）。腫瘍細胞は小型で，類円形（図117），紡錘形（図118），多角形（図119）と様々な形態を呈し，細胞境界は不明瞭である。細胞質は類円形の場合は乏しく，多角形の場合は豊富である。類円形細胞が孤立散在性に出現すると形質細胞のようにみえる。細胞質は淡染性で，やや顆粒状である。ほかの神経内分泌腫瘍と同様に，Giemsa染色で細胞質に異染性顆粒がみられるが，その出現頻度は低い。核は円形から紡錘形で，

細胞質から飛び出すように偏在している。核クロマチンは粗大顆粒状で，「ごま塩状クロマチン（salt and pepper chromatin）」と称される（図120, 121）。この所見は甲状腺では髄様癌に特徴的で，ほかの神経内分泌腫瘍と共通の所見である。核小体は目立たない。非常に大きな過染性核（neuroendocrine atypia）や核内細胞質封入体がみられることもある（図119）。診断に苦慮する場合は，カルシトニンの免疫細胞化学染色が有用である。細胞質全体がカルシトニンに強陽性を示し，細胞質の一部が突起状に伸びているのが特徴的である（図122）。穿刺時に髄様癌が疑われている場合は，塗抹後に注射針を生食で洗浄し，カルシトニン値を測定すると診断の決め手になる。

【細胞診の判定区分】
　悪性

【鑑別診断・ピットフォール】
好酸性細胞型濾胞性腫瘍
　好酸性細胞型濾胞性腫瘍は核クロマチンが粗大顆粒状で，細胞質も顆粒状であることから，孤立散在性に出現した場合，髄様癌と鑑別が必要となる。好酸性細胞型濾胞性腫瘍は細胞質が厚くライトグリーン好性で，細胞境界が明瞭である。核は細胞質内に存在し，髄様癌のような飛び出しはみられない。

腺腫様甲状腺腫
　類円形の髄様癌細胞は小型で異型性が乏しいことから，採取細胞量が少ないと腺腫様甲状腺腫との区別が難しい。髄様癌に特徴的な核クロマチンパターンと腺腫様甲状腺腫にみられるシート状配列に注目する。

神経鞘腫
　髄様癌の10～20％にみられる比較的頻度の高い亜型として，紡錘形亜型がある。この亜型はアミロイドを伴わないことが多いため，神経鞘腫との鑑別が問題となる。神経鞘腫の核は髄様癌の核より細長く，クロマチンは細かく，いわゆるごま塩状クロマチンではない。

未分化癌・肉腫
　未分化癌や肉腫も紡錘形核を示すが，髄様癌の紡錘形核に比べて明らかに異型性が強く，核分裂像がみられる。

K. リンパ腫（lymphoma）

【疾患概念】
　リンパ球由来の悪性腫瘍で，甲状腺に原発する症例のほとんどはB細胞性であり，橋本病を発生母地とする。

【診断のポイント】
- MALTリンパ腫とびまん性大細胞型B細胞リンパ腫がほとんどを占める。
- MALTリンパ腫では，胚中心細胞様細胞，単球様B細胞，形質細胞様分化を示す細胞などの小型から中型の異型リンパ球が主体を占める。
- MALTリンパ腫は橋本病との鑑別が難しい。
- びまん性大細胞型B細胞リンパ腫では胚中心芽細胞や免疫芽球に類似する大型異型リンパ球が主体を占める。

【臨床像】

甲状腺原発のリンパ腫は甲状腺悪性腫瘍のおよそ1～5％を占める．また，節外性リンパ腫の中では2.5～7％を占める．甲状腺リンパ腫は高齢女性に多くみられ（平均年齢65歳，男女比1：3～7），橋本病を発生母地とするものが多く，橋本病患者は健常者に比べてリンパ腫の発生頻度が極めて高いとされる．

【病理組織像】

甲状腺リンパ腫のほとんどはB細胞リンパ腫で，生物学的に悪性度の低い粘膜関連リンパ組織型節外性MALTリンパ腫と生物学的に悪性度の高いびまん性大細胞型B細胞リンパ腫がほとんどを占める．

MALTリンパ腫は，リンパ濾胞の外側に位置する濾胞辺縁帯を主座としてびまん性に増生する低悪性度のリンパ腫である．形態的に多彩な腫瘍細胞で構成され，軽微にくびれた変形核と中等量の細胞質を有する胚中心細胞様の小型から中型の異型リンパ球（胚中心細胞類似細胞〔centrocyte-like cells；CCL cells〕），淡明な広い細胞質を有する単球様B細胞（monocytoid B-cell），形質細胞様分化を示す異型リンパ球などの腫瘍細胞が主体を占める．濾胞内にリンパ腫細胞が充満する像（packing），腫大した胚中心内にリンパ腫細胞が浸潤する像（follicular colonization），濾胞上皮とリンパ腫細胞が島状胞巣を形成する像（lymphoepithelial lesion）なども特徴である．多くの症例で背景に橋本病がみられるため，橋本病との鑑別，あるいはMALTリンパ腫と橋本病との境界を明確にすることはしばしば困難である．MALTリンパ腫は周囲結合織へ浸潤する傾向は少なく，甲状腺内に限局する場合が多い．

びまん性大細胞型B細胞リンパ腫は，リンパ節に発生する同名のリンパ腫と同様に大型異型リンパ球が単調に増生する腫瘍で，壊死や周囲結合組織への浸潤を伴いやすく，組織学的診断は容易である．MALTリンパ腫からびまん性大細胞型B細胞リンパ腫への移行型がしばしば認められる．

【細胞像】

MALTリンパ腫では，軽微にくびれた変形核を有する胚中心細胞様細胞，単球様B細胞，形質細胞様分化を示す細胞などの小型から中型の異型リンパ球が主体を占め，濾胞上皮は認めないか，存在していても認識が難しい（図123, 124）．これらの腫瘍細胞とともに小型リンパ球，免疫芽球，形質細胞などの炎症細胞が混在するため，しばしば橋本病に類似する細胞所見を呈する．特に甲状腺リンパ腫は橋本病を基礎疾患として発生するものが多いこともあり，橋本病とMALTリンパ腫との鑑別診断は困難な場合が多い．したがって，細胞診をする際には，橋本病の変化を伴わない結節の中心部を穿刺すべきである．MALTリンパ腫ではときに腫瘍細胞が形質細胞への分化を示し，形質細胞腫様の所見を呈することがある．このような症例ではκとλの免疫細胞化学染色，あるいはフローサイトメトリーにて単クローン性を確認することが診断に役立つ．

びまん性大細胞型性B細胞リンパ腫では胚中心芽細胞や免疫芽球に類似する大型異型リンパ球を多数認める（図125, 126）．胚中心芽細胞様の異型細胞は核の辺縁に2, 3個の小型の核小体を有する大型細胞で，核に切れ込みを有するものもある．免疫芽球様の異型細胞は，好塩基性の細胞質と核の中心に大型の核小体を有する大型細胞である．いずれも細胞質は淡明で，細胞膜が明瞭化して観察されることが多い．びまん性大細胞型B細胞リンパ腫ではこのような大型異型細胞が優位を占め，単調な細胞所見を呈するため，細胞診断は比較的容易である．背景

にはしばしば非腫瘍性の小型リンパ球が混在し，two cell patternを示す。リンパ腫細胞の壊死を反映するlymphoglandular bodiesもみられやすい。

【細胞診の判定区分】

びまん性大細胞型B細胞リンパ腫は悪性に区分される。MALTリンパ腫は，細胞所見に応じて，「悪性」「悪性の疑い」，あるいは「意義不明」（甲状腺BSではAUS/FLUS）に区分される。

【鑑別診断・ピットフォール】

橋本病

甲状腺細胞診において多数のリンパ球が認められる場合，橋本病とリンパ腫との鑑別が必要となる。鑑別のポイントとしては，小リンパ球の割合，リンパ球の核異型や単一性，濾胞上皮細胞の混在などが挙げられる。小リンパ球が優位を占め，多数の好酸性濾胞上皮細胞が混在する場合は橋本病を考える。大型のリンパ球がみられても，小リンパ球が混在し，リンパ球に多様性がみられる場合は橋本病が疑われる。一方，中型のリンパ球が優位を占め，小リンパ球が少なく，単調な細胞像を示す場合はMALTリンパ腫が疑われる。また，大型の異型細胞が優位を占める場合には，リンパ腫の診断は容易である。びまん性大細胞型B細胞リンパ腫では細胞異型が明瞭なため，細胞診での確定診断が可能であるが，MALTリンパ腫では細胞診での確定診断が難しいため，フローサイトメトリーや組織診による精査が必要となることが多い。

L. 転移性腫瘍（metastatic tumor）

【疾患概念】

甲状腺以外の臓器に発生した悪性腫瘍が甲状腺に転移したものである。

【診断のポイント】

- 診断に際しては癌の既往などに関する臨床情報が重要である。
- 腺癌では核異型が明瞭な異型細胞の重積性集塊を認めることが多く，分化型の甲状腺癌とは異なる細胞所見である。甲状腺原発の低分化癌や未分化癌との鑑別が必要とされる。
- 扁平上皮癌では食道癌の直接浸潤や扁平上皮癌成分を伴う未分化癌との鑑別が問題となる。
- 腎明細胞癌では泡沫状の細胞質を有する異型細胞がみられる。
- 小細胞癌ではクロマチンの増量した小型異型細胞が木目込み細工様配列を示す。

【臨床像】

甲状腺における転移性腫瘍の頻度は比較的低く，甲状腺悪性腫瘍の1%程度と報告されている。甲状腺の転移性腫瘍としては，肺癌，乳癌，腎癌，喉頭癌，食道癌，胃癌，大腸癌，肝癌などがみられる。肺に転移がない場合，原発巣が不明の場合，原発巣を切除してから10年以上経過した場合にも，甲状腺に転移性腫瘍が発見されることがある。

【病理組織像】

境界不明瞭な多発性あるいは単発性結節を形成するが，ときに被膜で囲まれた単発性結節のこともある。後者の場合，腺腫様甲状腺腫や濾胞腺腫内に転移したと考えられる。結節性病変を形成せず，甲状腺がびまん性に腫大する症例もある。組織像は基本的には原発巣の組織像に類似する。

【細胞像】

転移性腫瘍の組織型に応じた細胞所見を呈し，背景に壊死を認めることが多い。他臓器癌の

既往に関する臨床情報に注意することが重要であるが，そのような既往がなくても転移癌はあり得るため，甲状腺原発腫瘍では通常遭遇しないような細胞像をみた場合は，転移癌の可能性を考慮すべきである．

腺癌の転移では核形不整，クロマチン増量，核小体腫大などを示す核異型が明瞭な類円形異型細胞の重積性集塊を認める(図127)．大腸癌の転移では，紡錘形の核を有する高円柱状異型細胞が柵状に配列して出現する(図128)．腎癌の転移では，出血が多く，細胞が十分に採取されないことが多い．定型的には核小体が目立つ類円形の細胞が索状・胞巣状に出現する(図129)．明細胞型であっても，細胞質がライトグリーン好性の場合がある(図130)が，Giemsa染色では細胞質は泡沫状にみえる(図131)．免疫細胞化学染色ではCD10が陽性である(図132)．肺小細胞癌の転移ではN/C比が高く，クロマチンが増量した小型異型細胞が木目込み細工様配列を示す(図133)．

扁平上皮癌の転移では，クロマチンの増量を伴う，紡錘形～多辺形の多形性に富む角化異型細胞を認める．頭頸部領域の扁平上皮癌の転移では，このような細胞をみることが多い．非角化型扁平上皮癌では，類円形～紡錘形の異型細胞が充実性大型集塊として出現する(図134)ため，低分化な腺癌との鑑別が必要となる．

【細胞診の判定区分】
　悪性

【鑑別診断・ピットフォール】
低分化癌および未分化癌
　低分化癌や未分化癌との鑑別は細胞所見のみでは難しい場合が少なくない．サイログロブリンは甲状腺上皮細胞のマーカーとして有用であるが，低分化癌や未分化癌ではサイログロブリンが陰性となることが多く，転移癌との鑑別にはあまり有用ではない．PAX8は低分化癌や未分化癌で陽性を示すことから，鑑別に有用である．転移か原発かの鑑別診断において最も役立つ所見は他臓器癌の既往の有無である．

扁平上皮癌
　甲状腺細胞診で扁平上皮癌細胞がみられた場合，転移癌よりも，周囲臓器からの直接浸潤を考える．乳頭癌あるいは未分化癌が並存している場合は甲状腺原発と考えられる．甲状腺原発の扁平上皮癌は極めて稀である．

濾胞性腫瘍
　細胞像のみでは腎細胞癌の転移と区別ができない場合がある．腎細胞癌は濾胞腺腫内に転移することがあるので，画像でも鑑別困難である．免疫細胞化学染色で，腎細胞癌はCD10陽性，サイログロブリン陰性，TTF-1陰性で，濾胞性腫瘍はその逆である．

濾胞型乳頭癌
　腎細胞癌は核内細胞質封入体を有することがあるため，濾胞型乳頭癌との鑑別が必要になる．濾胞性腫瘍と同様に免疫細胞化学染色が鑑別に役立つ．

M. その他の疾患

1 異物肉芽腫(foreign body granuloma)

甲状腺切除後に気管周囲に結節性病変が形成されることがある。乳頭癌の局所再発との鑑別が目的でFNACが行われる。縫合糸に対する炎症性腫瘤で，細胞診では縫合糸，多核巨細胞，組織球，好中球，リンパ球，線維芽細胞などがみられる(図135, 136)。

2 食道憩室(esophageal diverticulosis)

超音波にて甲状腺左葉の背側に結節性病変として観察され，甲状腺腫瘍の認識のもとFNACが行われることがある。細胞診では，扁平上皮細胞，好中球，細菌，食物残渣などがみられる(図137, 138)。

3 急性化膿性甲状腺炎(acute suppurative thyroiditis)

梨状窩の先端から甲状腺に向かう先天性の内瘻である梨状窩瘻(piriform sinus fistula)が急性化膿性甲状腺炎の感染経路となる。小児期に好発し，左側に多く(95%)，炎症を繰り返すのが特徴である。穿刺物は膿様で，多量の好中球が吸引される。扁平上皮細胞，線毛円柱上皮細胞，細菌，食物残渣がみられることもある(図139, 140)。

4 甲状舌管囊胞(thyroglossal duct cyst)

甲状舌管の遺残が囊胞化したもので，舌盲孔から甲状腺までの正中線上のどの部位にも発生し得る。正中頸囊胞(median cervical cyst)とも呼ばれている。囊胞は単房性ないし多房性で，内面は線毛円柱上皮や扁平上皮で被覆され，壁には甲状腺組織がみられることがある。稀に，乳頭癌が発生することがある。細胞診では粘稠な白色から黄色の液体が吸引される。細胞成分は泡沫細胞が主体で，扁平上皮や線毛円柱上皮は少ないかみられない(図141, 142)。

5 円柱細胞癌(columnar cell carcinoma)

高円柱状腫瘍細胞が乳頭状，腺管状，柵状，充実性増殖を示す腫瘍で，核は短紡錘形で，クロマチンに富み，大腸癌のように偽重層化を示す。WHO分類(2004)では乳頭癌の亜型に分類されているが，高悪性度である(図143, 144)。

6 好酸球増多を伴う硬化性粘表皮癌(sclerosing mucoepidermoid carcinoma with eosinophilia)

好酸球，リンパ球，形質細胞浸潤を伴い，顕著な線維化を示す粘表皮癌である。核小体の目立つ腫瘍細胞が索状，胞巣状に増殖する。背景には橋本病がみられる(図145, 146)。

7 胸腺様分化を示す癌(carcinoma showing thymus-like differentiation；CASTLE)

胸腺癌に類似した組織像を示す悪性腫瘍で，遺残胸腺が発生母地と考えられている。甲状腺下極に好発する。腫瘍細胞は島状に増殖し，間質および腫瘍胞巣内にリンパ球，形質細胞浸潤

を伴う(図 147, 148)。

8 胸腺様分化を伴う紡錘形細胞腫瘍(spindle cell tumor with thymus-like differentiation ; SETTLE)

若年に好発する悪性腫瘍で，紡錘形細胞を主体とする．異型性に乏しい円柱上皮や扁平上皮成分もみられる．遺残胸腺から発生すると考えられている(図 149, 150)。

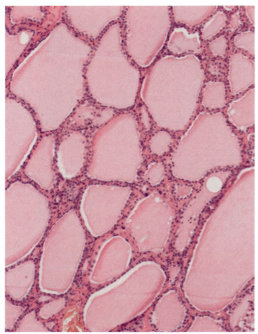

図1　正常甲状腺組織
切除甲状腺，HE染色，対物4倍
比較的大きさの揃った中型濾胞状構造がみられる。濾胞内部に好酸性のコロイドがみられる。

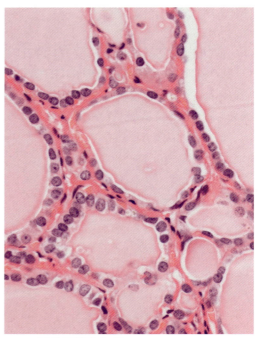

図2　正常甲状腺組織
切除甲状腺，HE染色，対物40倍
濾胞上皮細胞の核は扁平〜円形でクロマチンは均一である。HE染色では傍濾胞細胞の認識は困難である。

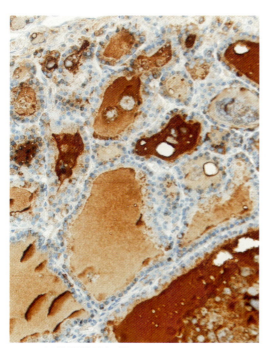

図3　正常甲状腺組織
切除甲状腺，サイログロブリン免疫組織化学染色，対物10倍
サイログロブリンは濾胞上皮細胞およびコロイドに陽性を示す。

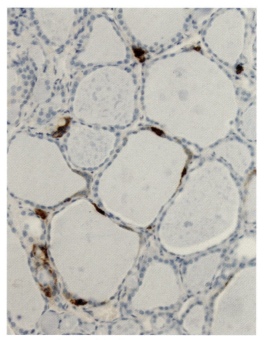

図4　正常甲状腺組織
切除甲状腺，カルシトニン免疫組織化学染色，対物10倍
濾胞上皮間に，カルシトニンに陽性を示す傍濾胞細胞が散見される。

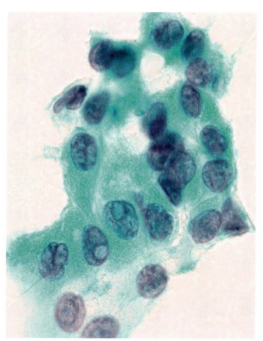

図8　乳頭癌　40歳代，女性
穿刺吸引，Pap.染色，対物100倍
核内細胞質封入体や核の溝がみられる。

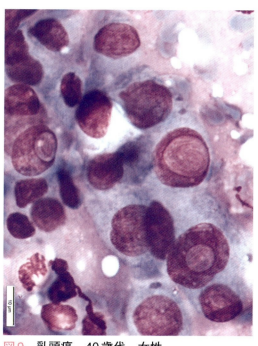

図9　乳頭癌　40歳代，女性
穿刺吸引，Giemsa染色，対物100倍
核内細胞質封入体は明瞭であるが，核の溝は認識しにくい。

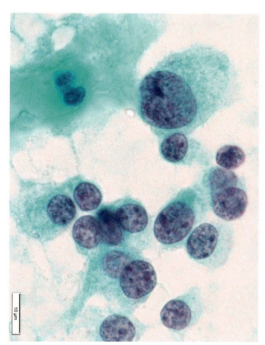

図10　髄様癌　60歳代，女性
穿刺吸引，Pap.染色，対物100倍
核クロマチンは粗大顆粒状である。

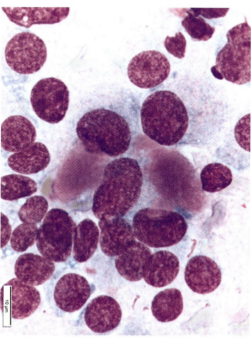

図11　髄様癌　60歳代，女性
穿刺吸引，Giemsa染色，対物100倍
一部の腫瘍細胞の細胞質は異染性を示している。

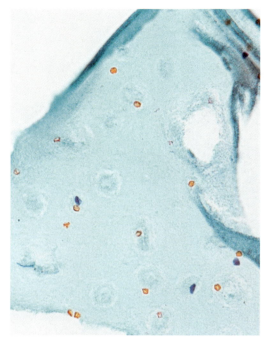

図12　腺腫様甲状腺腫　40歳代，女性
穿刺吸引，Pap.染色，対物10倍
背景に薄く広がったコロイドがみられる。

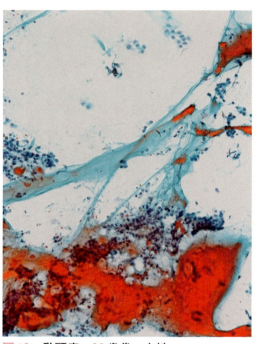

図13　乳頭癌　30歳代，女性
穿刺吸引，Pap.染色，対物4倍
細長く引き伸ばされたロープ状のコロイド（ロー
ピーコロイド）がみられる。

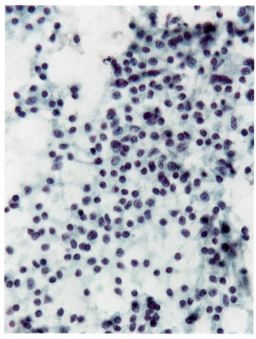

図14　リンパ腫　60歳代，女性
穿刺吸引，Pap.染色，対物20倍
背景はリンパ球のみで，濾胞上皮細胞は観察され
ない。

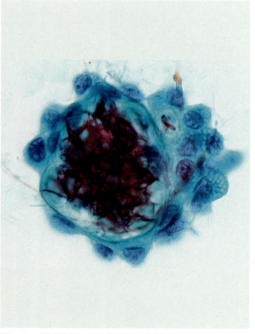

図15　乳頭癌　40歳代，女性
穿刺吸引，Pap.染色，対物40倍
乳頭癌細胞の集塊内に砂粒体がみられる。腫瘍細
胞はホブネイル状で，隔壁性細胞質内空胞を有す
るものもある。

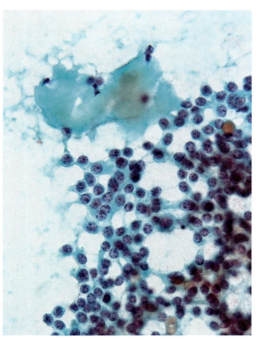

図16　髄様癌　30歳代，女性
穿刺吸引，Pap.染色，対物20倍
腫瘍細胞は類円形で，結合性が乏しい。上部にアミロイド物質がみられる。

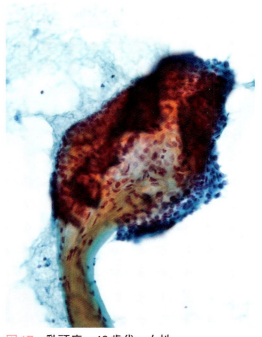

図17　乳頭癌　40歳代，女性
穿刺吸引，Pap.染色，対物10倍
腫瘍細胞は紡錘形核を含む結合組織を取り囲むように配列（乳頭状配列）している。

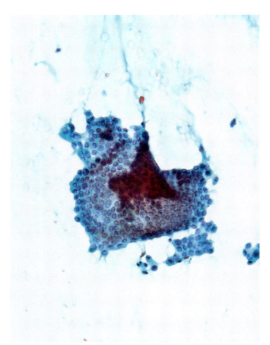

図18　乳頭癌　40歳代，女性
穿刺吸引，Pap.染色，対物10倍
腫瘍細胞は単層シート状に出現し，シートの折れ曲がりや核の直線的柵状配列を伴う。

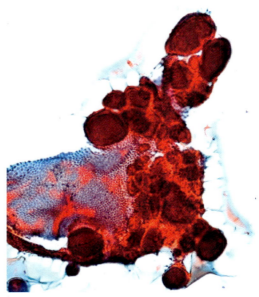

図19　腺腫様甲状腺腫　30歳代，女性
穿刺吸引，Pap.染色，対物4倍
大きなシート状配列と大小不同を示す濾胞状集塊が混在している。結合性は非常に良い。

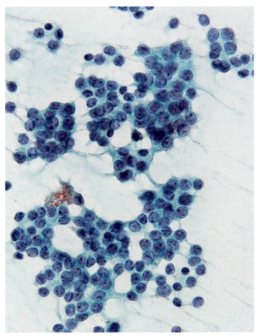

図20　濾胞性腫瘍　30歳代，女性
穿刺吸引，Pap.染色，対物20倍
腫瘍細胞は均一で，小濾胞状に配列している。乳頭癌の核所見はみられない。

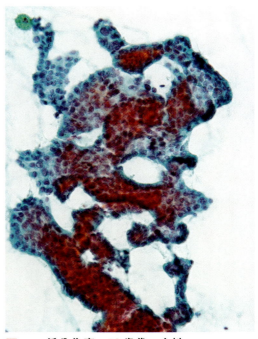

図21　低分化癌　50歳代，女性
穿刺吸引，Pap.染色，対物10倍
腫瘍細胞は索状に配列している。

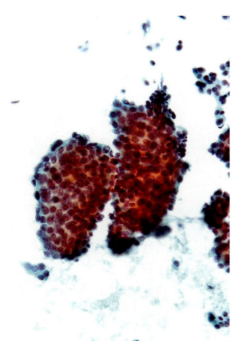

図22　低分化癌　50歳代，女性
穿刺吸引，Pap.染色，対物10倍
腫瘍細胞は大型充実性細胞集塊として出現している。

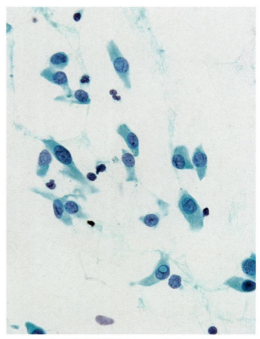

図23　高細胞型乳頭癌　50歳代，女性
穿刺吸引，Pap.染色，対物40倍
異型細胞は高円柱状である。

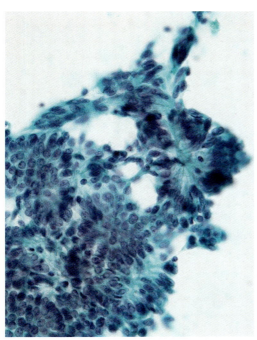

図24　篩型乳頭癌　20歳代，女性
穿刺吸引，Pap.染色，対物10倍
腫瘍細胞は高円柱状で，柵状に配列している。

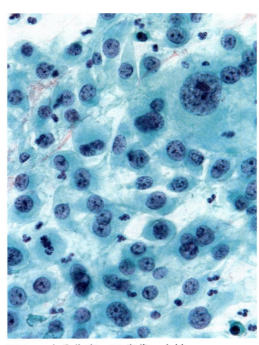

図25　未分化癌　60歳代，女性
穿刺吸引，Pap.染色，対物40倍
腫瘍細胞は多形性に富み，核分裂像がみられる。
背景には好中球がみられる。

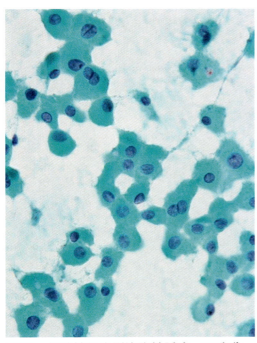

図26　好酸性細胞型濾胞性腫瘍　30歳代，女性
穿刺吸引，Pap.染色，対物20倍
腫瘍細胞の細胞質はライトグリーン好性で，広く，顆粒状である。二核細胞が目立つ。

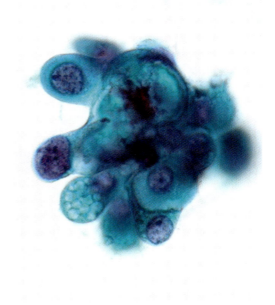

図27　乳頭癌　30歳代，女性
穿刺吸引，Pap.染色，対物100倍
腫瘍細胞の細胞質は厚みがある。細胞質には隔壁性細胞質内空胞がみられる。

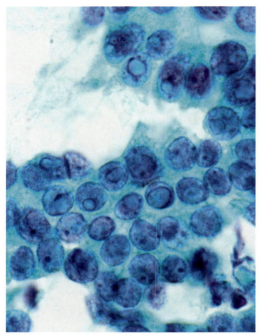

図28　乳頭癌　40歳代，女性
穿刺吸引，Pap.染色，対物100倍
腫瘍細胞はシート状に配列している。核内細胞質封入体が散見される。

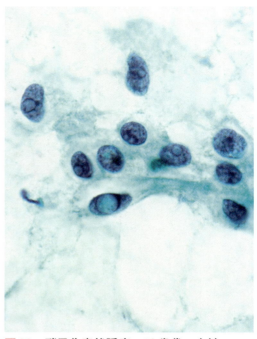

図29　硝子化索状腫瘍　50歳代，女性
穿刺吸引，Pap.染色，対物100倍
約半数の腫瘍細胞に核内細胞質封入体がみられる。細胞質は淡染性で，細胞境界は不明瞭である。

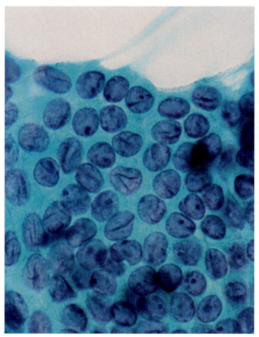

図30　乳頭癌　40歳代，女性
穿刺吸引，Pap.染色，対物100倍
核には1～数条の核の溝がみられる。

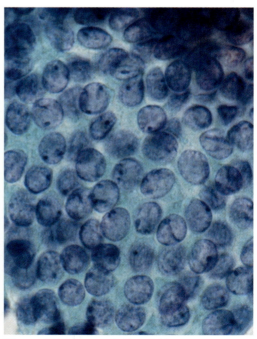

図31　乳頭癌　40歳代，女性
穿刺吸引，Pap.染色，対物100倍
核クロマチンは微細（すりガラス状）である。

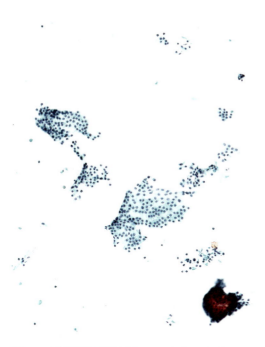

図32　腺腫様甲状腺腫　40歳代，女性
穿刺吸引(SurePath, LBC)，Pap.染色，対物4倍
濾胞上皮はシート状に出現している。背景はクリーンで，コロイドがみられない。

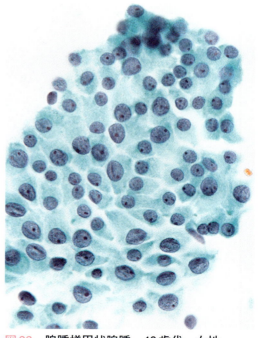

図33　腺腫様甲状腺腫　40歳代，女性
穿刺吸引(SurePath, LBC)，Pap.染色，対物40倍
核は大小不同を示し，核小体が目立つ。N/C比は高くない。

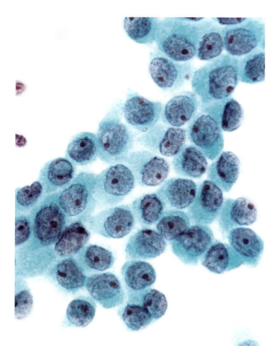

図34　乳頭癌　40歳代，女性
穿刺吸引(SurePath, LBC)，Pap.染色，対物100倍
クロマチンは顆粒状で，すりガラス状にみえない。

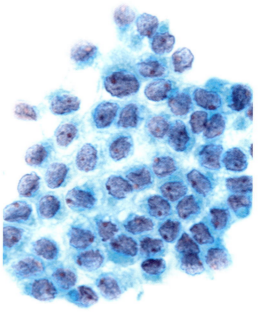

図35　乳頭癌　40歳代，女性
穿刺吸引(SurePath, LBC)，Pap.染色，対物100倍
核縁は平滑ではなく，ギザギザ状になっている。

● 甲状腺

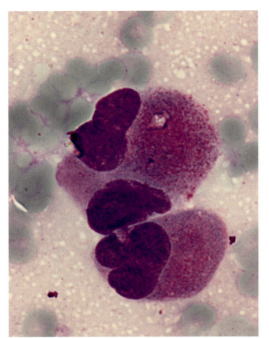

図36 髄様癌 80歳代，女性
穿刺吸引，Giemsa染色，対物100倍
細胞質に好酸性顆粒（神経内分泌顆粒）を有する腫瘍細胞がみられる。核の偏在性が目立つ。

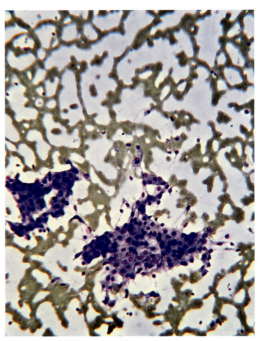

図37 腺腫様甲状腺腫 40歳代，女性
穿刺吸引，Diff-Quik染色，対物20倍
シート状の濾胞細胞集塊がみられる。

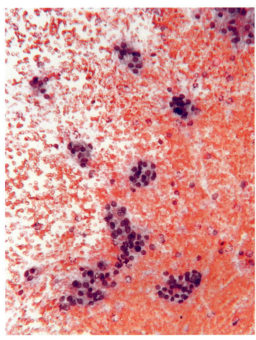

図38 濾胞性腫瘍 60歳代，男性
穿刺吸引，Diff-Quik染色，対物20倍
血性背景に，小濾胞状の濾胞細胞集塊がみられる。

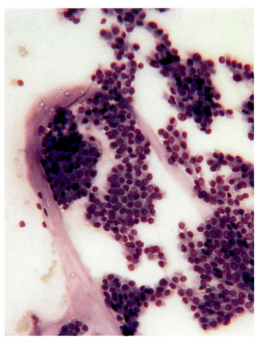

図39 乳頭癌 30歳代，女性
穿刺吸引，Diff-Quik染色，対物20倍
ロービーコロイドを背景に，N/C比の高い腫瘍細胞の平面的集塊がみられる。

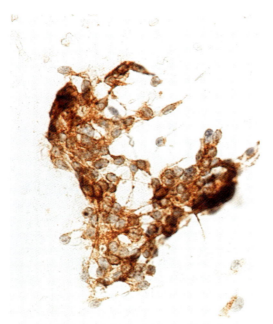

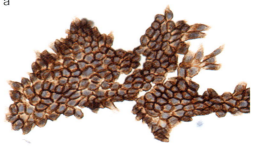

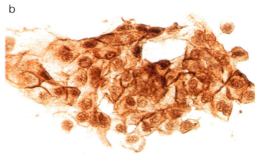

図40　髄様癌　30歳代，女性
穿刺吸引，カルシトニン免疫細胞化学染色，対物20倍
髄様癌細胞の細胞質が陽性を示している。細胞質の一部は突起状に伸びている。

図41　a．通常型乳頭癌　40歳代，女性
　　　b．篩型乳頭癌　20歳代，女性
穿刺吸引，β-カテニン免疫細胞化学染色，対物a. 10倍，b. 20倍
a．細胞膜に陽性局在がみられる。
b．細胞質および核に陽性局在がみられる。

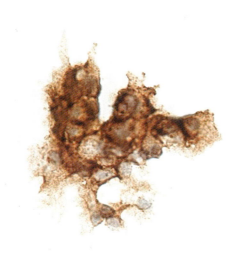

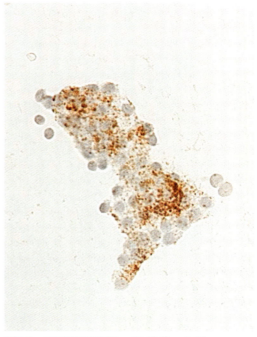

図42　硝子化索状腫瘍　40歳代，女性
穿刺吸引，MIB-1（Ki-67）免疫細胞化学染色，対物40倍
MIB-1は細胞膜・細胞質に陽性局在を示す。

図43　副甲状腺腺腫　50歳代，女性
穿刺吸引，PTH免疫細胞化学染色，対物20倍
細胞質が顆粒状に染色されている。

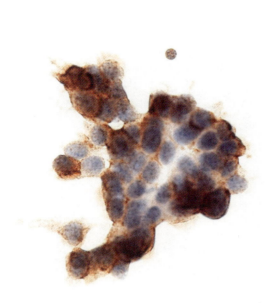

図44　腎癌の甲状腺転移　50歳代，女性
穿刺吸引，CD10免疫細胞化学染色，対物40倍
細胞膜がCD10に陽性を示す。

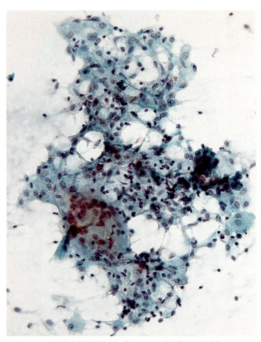

図45　亜急性甲状腺炎　40歳代，女性
穿刺吸引，Pap.染色，対物10倍
リンパ球，組織球，類上皮細胞，多核巨細胞などが混在してみられる。

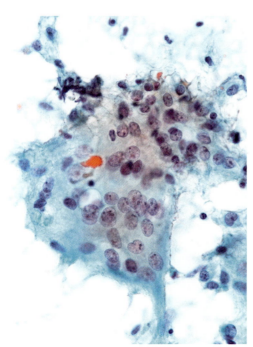

図46　亜急性甲状腺炎　40歳代，女性
穿刺吸引，Pap.染色，対物40倍
多核巨細胞の細胞質内に濃縮したコロイドがみられる。

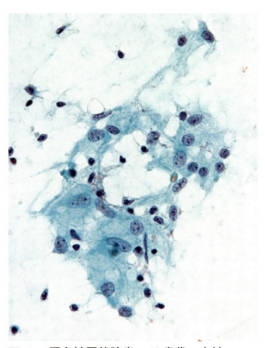

図47　亜急性甲状腺炎　40歳代，女性
穿刺吸引，Pap.染色，対物20倍
類上皮細胞，濾胞上皮，リンパ球がみられる。類上皮細胞の細胞質は広く，淡染性で，細胞境界は不明瞭である。

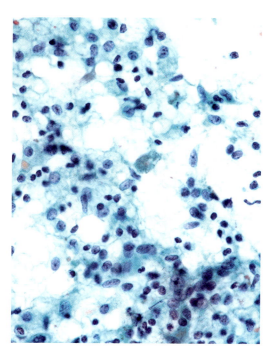

図48　亜急性甲状腺炎　40歳代，女性
穿刺吸引，Pap.染色，対物40倍
線維芽細胞が散見される。線維芽細胞の核は類上皮細胞と同様で紡錘形であるが，細胞質は乏しく，紡錘形である。

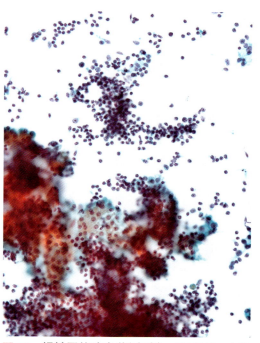

図49　慢性甲状腺炎（橋本病）　50歳代，女性
穿刺吸引（SurePath, LBC），Pap.染色，対物10倍
背景に多数のリンパ球がみられる。好酸性細胞がシート状に出現している。

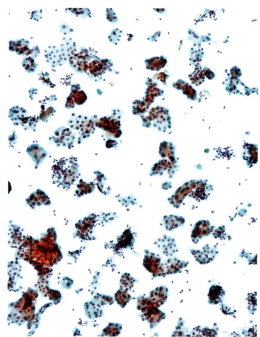

図50　慢性甲状腺炎（橋本病）　50歳代，女性
穿刺吸引（SurePath, LBC），Pap.染色，対物4倍
好酸性濾胞上皮細胞がシート状，小濾胞状に出現している。背景に少数のリンパ球がみられる。

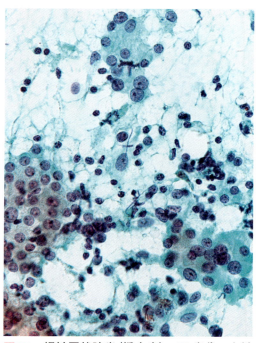

図51　慢性甲状腺炎（橋本病）　50歳代，女性
穿刺吸引，Pap.染色，対物40倍
好酸性濾胞上皮細胞には核の大小不同が目立つが，N/C比は高くない。

甲状腺

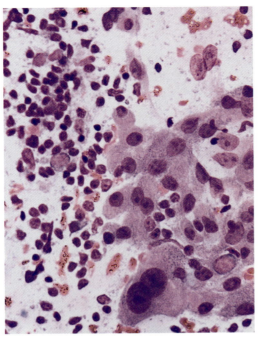

図52　慢性甲状腺炎（橋本病）　50歳代，女性
穿刺吸引，Giemsa染色，対物40倍
背景に大小不同のリンパ球がみられる。濾胞上皮の細胞質は豊富で，顆粒状である。

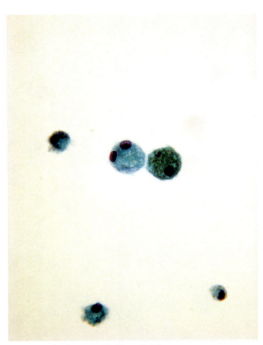

図53　嚢胞　50歳代，女性
穿刺吸引，Pap.染色，対物40倍
泡沫状の細胞質を有する泡沫細胞を認める。細胞質は広く，N/C比は低い。

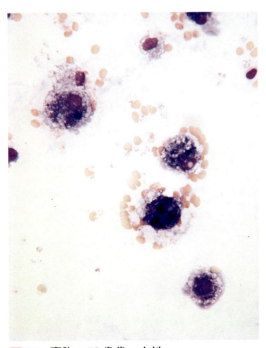

図54　嚢胞　50歳代，女性
穿刺吸引，Diff-Quik染色，対物40倍
泡沫状・顆粒状の細胞質を有する泡沫細胞がみられる。

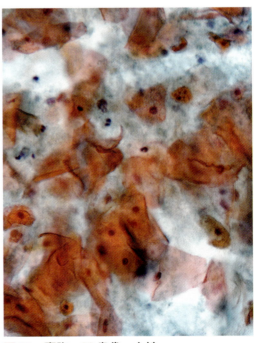

図55　嚢胞　30歳代，女性
穿刺吸引，Pap.染色，対物40倍
異型性のない扁平上皮が多数みられる。

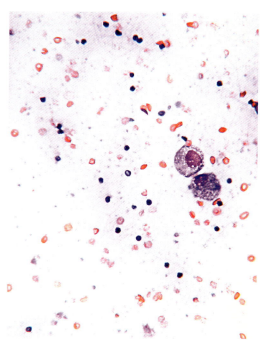

図56　囊胞　50歳代，男性
穿刺吸引，May-Giemsa染色，対物40倍
泡沫細胞と赤血球がみられる。青く染まる赤血球は変性したものである。

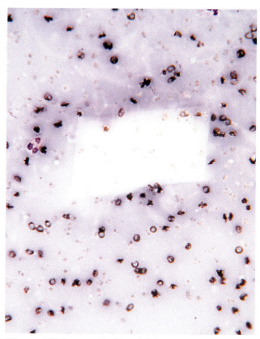

図57　囊胞　50歳代，女性
穿刺吸引，Diff-Quik染色，対物40倍
ネガティブ染色像（negative image）を呈する平行四辺形の結晶（コレステリン結晶）がみられる。

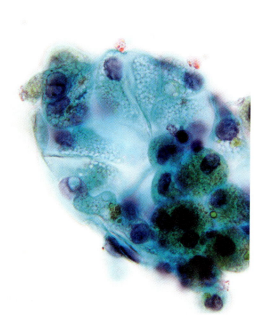

図58　囊胞性乳頭癌　70歳代，女性
穿刺吸引，Pap.染色，対物100倍
ライトグリーン好性の細胞質に隔壁性細胞質内空胞がみられる。この小空胞の集簇は核の周囲に偏在する傾向がある。

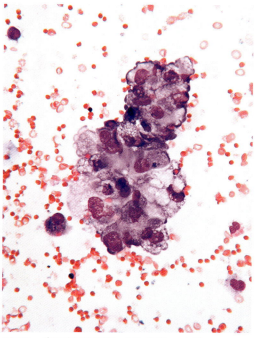

図59　囊胞性乳頭癌　70歳代，女性
穿刺吸引，Diff-Quik染色，対物100倍
核の周囲に偏在する小空胞の集簇（隔壁性細胞質内空胞）がみられる。

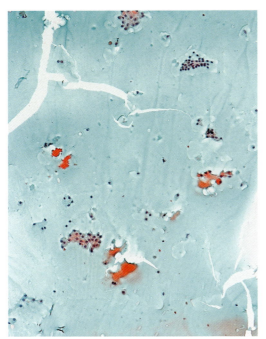

図60　腺腫様甲状腺腫　60歳代，女性
穿刺吸引，Pap.染色，対物10倍
背景に多量のコロイドがみられる。濾胞上皮は小型で，シート状に配列している。

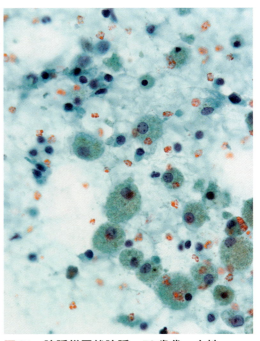

図61　腺腫様甲状腺腫　50歳代，女性
穿刺吸引，Pap.染色，対物20倍
背景に泡沫細胞が出現している。

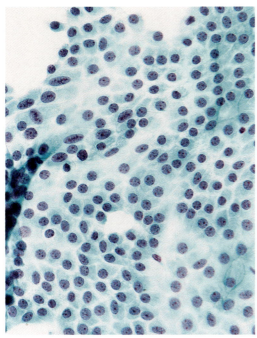

図62　腺腫様甲状腺腫　50歳代，女性
穿刺吸引，Pap.染色（SurePath, LBC），対物40倍
異型性の乏しい濾胞上皮がシート状に出現している。細胞質はやや好酸性で，N/C比は低い。

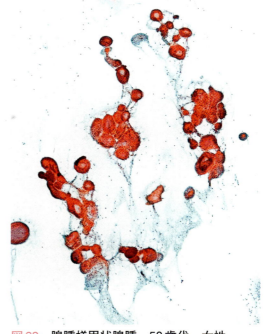

図63　腺腫様甲状腺腫　50歳代，女性
穿刺吸引，Pap.染色，対物4倍
大小不同の濾胞がみられる。濾胞は結合性が非常に良い。

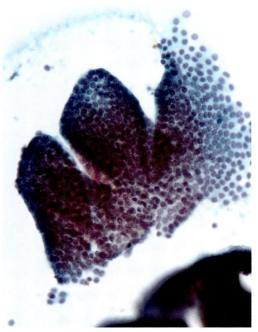

図64　腺腫様甲状腺腫　50歳代，女性
穿刺吸引，Pap.染色，対物10倍
濾胞上皮は乳頭状に出現している。結合性は良く，乳頭癌を示唆する核所見はみられない。

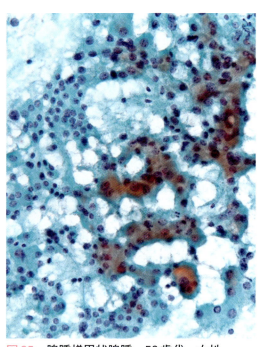

図65　腺腫様甲状腺腫　50歳代，女性
穿刺吸引，Pap.染色，対物20倍
小型濾胞上皮と好酸性細胞が混在している。核の大小不同がみられる。

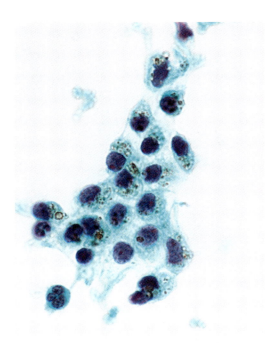

図66　腺腫様甲状腺腫　70歳代，女性
穿刺吸引，Pap.染色(SurePath, LBC)，対物100倍
細胞質内に褐色の色素がみられる。色素の周囲には空胞がある(傍空胞顆粒)。

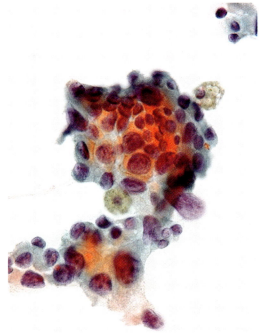

図67　腺腫様甲状腺腫　40歳代，女性
穿刺吸引，Pap.染色，対物100倍
核の大小不同，過染性が目立つ。乳頭癌を示唆する核所見はなく，小型濾胞細胞との形態的移行があることから，悪性とは判断できない。

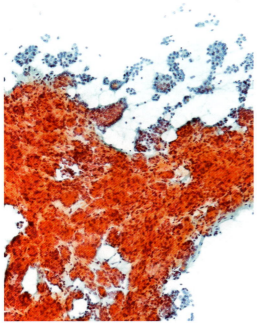

図68　濾胞性腫瘍　30歳代，女性
穿刺吸引，Pap.染色，対物10倍
採取細胞量は多く，出現細胞は単一性で，小〜中濾胞状に出現している。

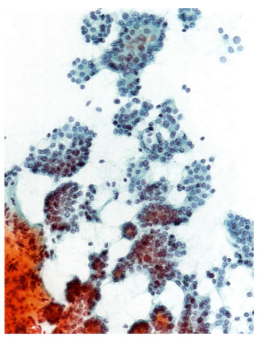

図69　濾胞性腫瘍　30歳代，女性
穿刺吸引，Pap.染色，対物20倍
単一な細胞からなる小〜中型の濾胞状配列がみられる。背景にコロイドや炎症細胞はみられない。

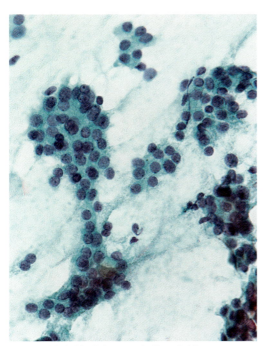

図70　濾胞性腫瘍　30歳代，女性
穿刺吸引，Pap.染色，対物40倍
核は円形で，ほぼ同大で，やや立体的に配列している。核の溝や核内細胞質封入体はみられない。細胞質は淡染性で，細胞境界は不明瞭である。

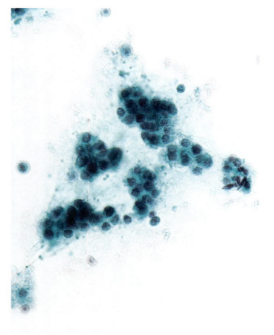

図71　濾胞性腫瘍　40歳代，女性
穿刺吸引，Pap.染色（SurePath, LBC），対物40倍
立体的な配列を示す小濾胞状集塊がみられる。細胞集塊の周囲にはフィブリンが付着している。

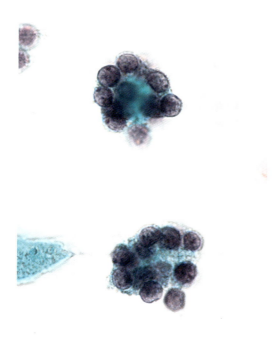

図72　濾胞性腫瘍　40歳代，女性
穿刺吸引，Pap.染色(SurePath, LBC)，対物100倍
15個以下の細胞からなる立体的小濾胞状集塊がみられる。核は立体的に配列している。上部の集塊内部にはコロイドがみられる。

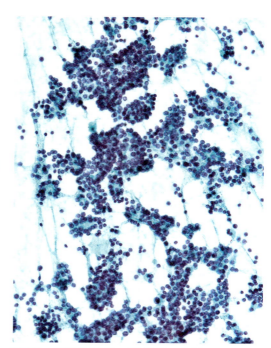

図73　濾胞性腫瘍　50歳代，女性
穿刺吸引，Pap.染色，対物20倍
索状配列が主体で，細胞密度が高く，核は過染性である。このような所見がみられた場合は，悪性の可能性が高い。

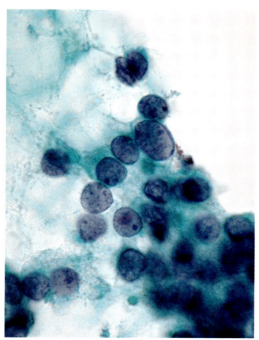

図75　濾胞型乳頭癌　50歳代，女性
穿刺吸引，Pap.染色，対物100倍
核クロマチンは微細で，すりガラス状である。細胞質は淡染性である。

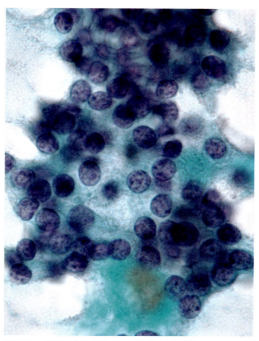

図76　濾胞性腫瘍　30歳代，女性
穿刺吸引，Pap.染色，対物100倍
核クロマチンは細顆粒状である。

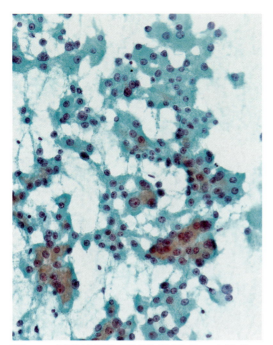

図77 好酸性細胞型濾胞性腫瘍　40歳代，女性
穿刺吸引，Pap.染色，対物20倍
腫瘍細胞は小濾胞状，索状に配列している。細胞質は豊富で，核の大小不同が目立つ。

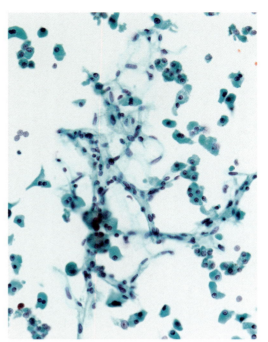

図78 好酸性細胞型濾胞性腫瘍　40歳代，女性
穿刺吸引，Pap.染色(SurePath, LBC)，対物10倍
腫瘍細胞は孤立散在性に出現している。細胞質は保たれている。毛細血管網がみられる。

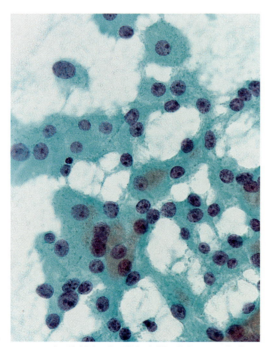

図79 好酸性細胞型濾胞性腫瘍　40歳代，女性
穿刺吸引，Pap.染色，対物40倍
細胞質は豊富で，ライトグリーン好性，顆粒状である。核小体が目立つ。

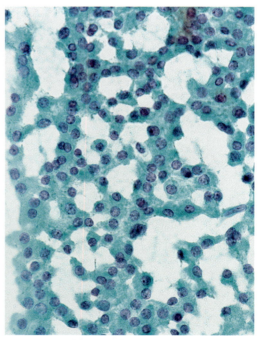

図80 好酸性細胞型濾胞性腫瘍　40歳代，女性
穿刺吸引，Pap.染色，対物40倍
腫瘍細胞は小型で，細胞質は広くないが，細胞質はライトグリーン好性，顆粒状で，好酸性細胞の特徴を有している。

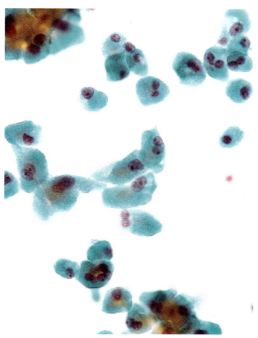

図81 好酸性細胞型濾胞性腫瘍　40歳代，女性

穿刺吸引，Pap.染色（SurePath, LBC），対物40倍
細胞質は広く，ライトグリーンに濃染し，顆粒状である。二核細胞が目立つ。

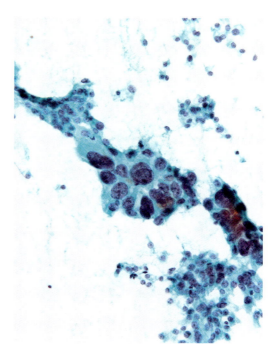

図82 異型腺腫　40歳代，女性

穿刺吸引，Pap.染色，対物40倍
クロマチンに富んだ大型異型細胞がみられる。核小体は目立たず，壊死や核分裂像はみられない。大型異型細胞と小型の濾胞上皮細胞が混在している。

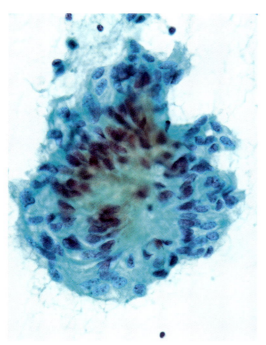

図83 硝子化索状腫瘍　30歳代，女性

穿刺吸引，Pap.染色，対物20倍
硝子物を中心に，腫瘍細胞が放射状に配列している。硝子物と腫瘍細胞の境界は不明瞭である。

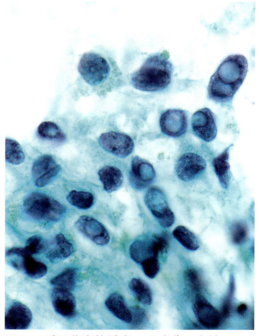

図84 硝子化索状腫瘍　30歳代，女性

穿刺吸引，Pap.染色，対物100倍
多くの核内細胞質封入体がみられる。細胞質は淡染性で，細胞境界は不明瞭である。

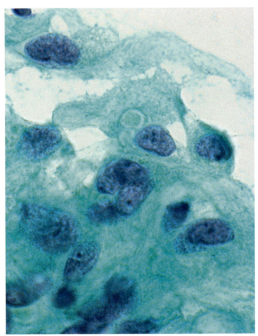

図85　硝子化索状腫瘍　30歳代，女性
穿刺吸引，Pap.染色，対物100倍
細胞質内に，明暈を伴う滴状物（黄色体）がみられる。

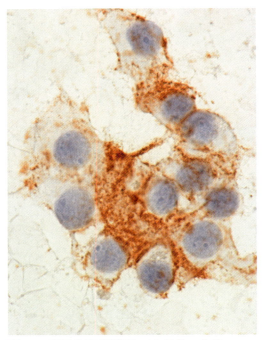

図86　硝子化索状腫瘍　30歳代，女性
穿刺吸引，MIB-1（Ki-67）免疫細胞化学染色，対物100倍
MIB-1は細胞膜に陽性局在を示す。

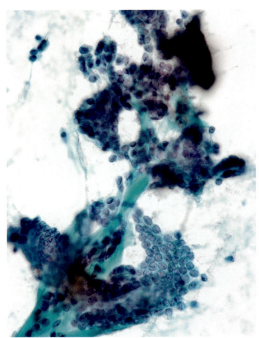

図87　乳頭癌　50歳代，女性
穿刺吸引，Pap.染色　対物20倍
線維性間質結合組織を取り囲むように，乳頭癌細胞がシート状に出現している。

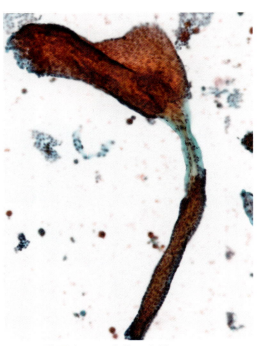

図88　乳頭癌　30歳代，女性
穿刺吸引，Pap.染色（SurePath, LBC），対物10倍
腫瘍細胞の集塊内に，線維性間質結合組織が観察されることから，乳頭状集塊であることが理解される。

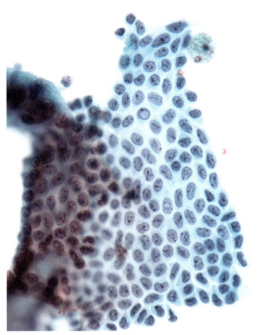

図89 乳頭癌 30歳代, 女性
穿刺吸引, Pap.染色(SurePath, LBC), 対物20倍
腫瘍細胞がシート状に出現している。核内細胞質封入体, 核の溝, 核形不整などがみられる。

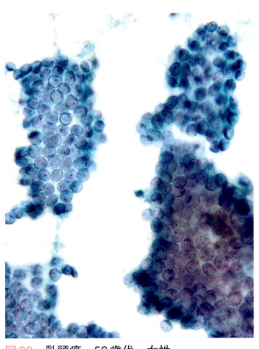

図90 乳頭癌 50歳代, 女性
穿刺吸引, Pap.染色, 対物20倍
重積のある集塊とシート状集塊が認められる。核は腫大し, 互いに接している。

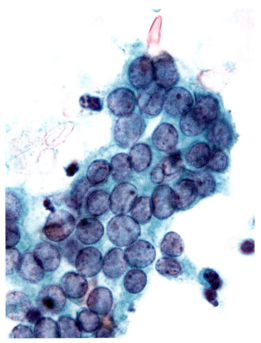

図91 乳頭癌 30歳代, 女性
穿刺吸引, Pap.染色, 対物100倍
核クロマチンは微細で, すりガラス状である。

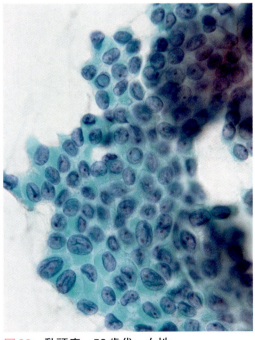

図92 乳頭癌 50歳代, 女性
穿刺吸引, Pap.染色, 対物40倍
核内細胞質封入体, 核の溝, 核形不整がみられる。核は楕円形で, 配列に極性がみられない。

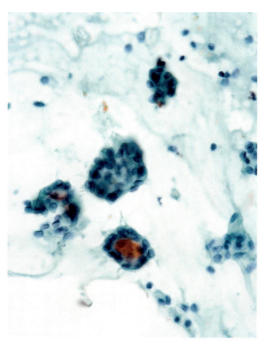

図93　濾胞型乳頭癌　50歳代，女性
穿刺吸引，Pap.染色，対物20倍
小型濾胞状構造を示す細胞集塊が認められる。濾胞内にコロイドを容れたものもみられる。

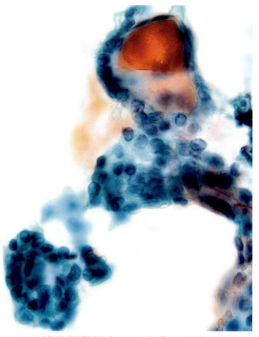

図94　濾胞型乳頭癌　50歳代，女性
穿刺吸引，Pap.染色，対物40倍
通常の乳頭癌と同様，核は腫大し核形不整，クロマチンは微細顆粒状である。

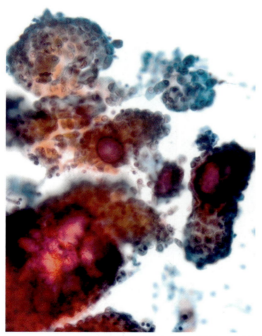

図95　びまん性硬化型乳頭癌　30歳代，女性
穿刺吸引，Pap.染色，対物20倍
腫瘍細胞が球状集塊として出現している。集塊内には砂粒体がみられる。

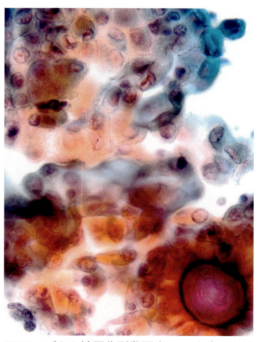

図96　びまん性硬化型乳頭癌　30歳代，女性
穿刺吸引，Pap.染色，対物40倍
腫瘍細胞集塊は中空状（ミラーボール状）集塊で，腫瘍細胞には扁平上皮化生がみられる。砂粒体の内部は同心円状の層状構造をしている。

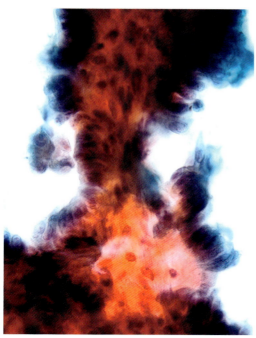

図97　高細胞型乳頭癌　70歳代，男性
穿刺吸引，Pap.染色，対物20倍
重積の目立つ細胞集塊であり，辺縁では高円柱状異型細胞が柵状に配列している。

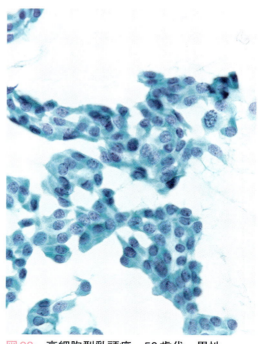

図98　高細胞型乳頭癌　50歳代，男性
穿刺吸引，Pap.染色，対物20倍
腫瘍細胞は高円柱状で，核は偏在性に位置している。クロマチンは通常型より増量している。

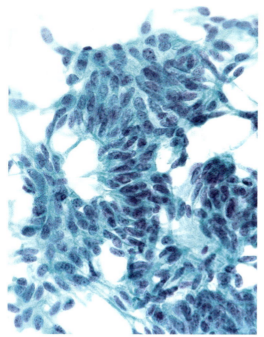

図99　篩型乳頭癌　20歳代，女性
穿刺吸引，Pap.染色，対物20倍
高円柱状異型細胞が柵状に配列している。クロマチンは顆粒状である。

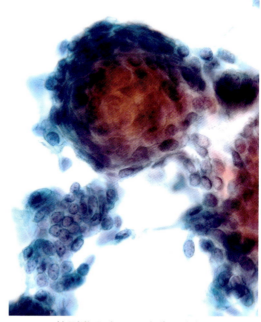

図100　篩型乳頭癌　20歳代，女性
穿刺吸引，Pap.染色，対物40倍
モルラと称される球状の腫瘍細胞集塊が認められる。

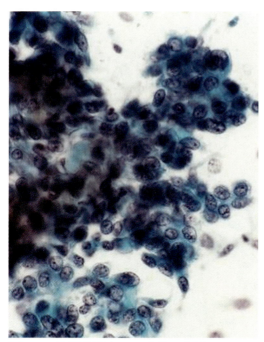

図101　篩型乳頭癌　20歳代，女性
穿刺吸引，Pap.染色，対物40倍
ライトグリーン好性の硝子球が集塊内に散見される。

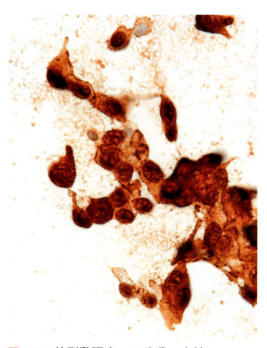

図102　篩型乳頭癌　20歳代，女性
穿刺吸引，β-カテニン免疫細胞化学染色，対物40倍
β-カテニンは核や細胞質に陽性局在を示す。

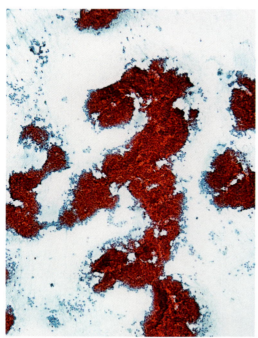

図103　低分化癌　50歳代，男性
穿刺吸引，Pap.染色，対物4倍
採取細胞量は非常に多い。腫瘍細胞は塊状に塗抹されている。

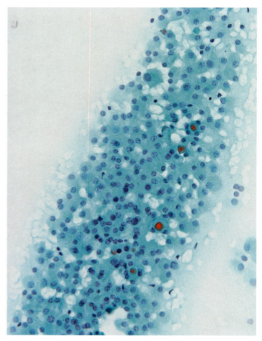

図104　低分化癌　50歳代，男性
穿刺吸引，Pap.染色，対物20倍
腫瘍細胞の結合性は乏しく，比較的平面的に配列している。小型のコロイド塊がみられるが，濾胞状構造は不明瞭である。充実性増殖パターンが想定される。

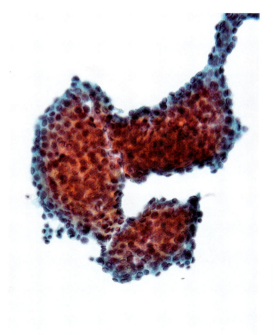

図105　低分化癌　40歳代，男性
穿刺吸引，Pap.染色，対物20倍
立体的な大型細胞集塊がみられる。集塊の外縁は比較的平滑で，内部は充実性である。島状構造が想定される。

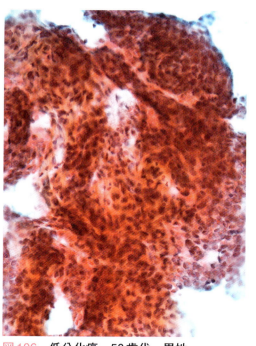

図106　低分化癌　50歳代，男性
穿刺吸引，Pap.染色，対物20倍
列状の細胞重積がみられ，索状構造が想定される。

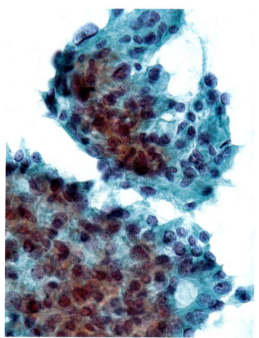

図107　低分化癌　50歳代，男性
穿刺吸引，Pap.染色，対物40倍
細胞異型がみられるが，結合性があり，未分化癌ほど異型性は強くない。

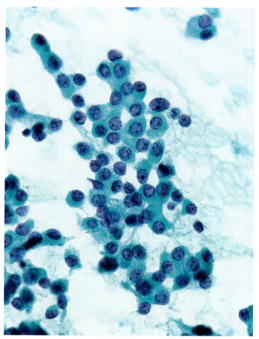

図108　低分化癌　50歳代，男性
穿刺吸引，Pap.染色，対物40倍
細胞異型は乏しく，細胞所見からは高分化癌との区別が困難である。

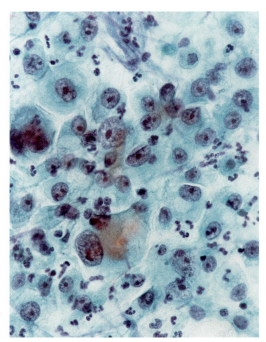

図109　未分化癌　60歳代，女性
穿刺吸引，Pap.染色，対物40倍
腫瘍細胞は大型で，非常に異型性が強い。背景に好中球がみられる。

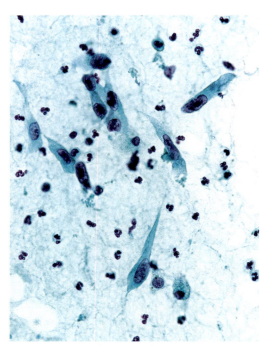

図110　未分化癌　70歳代，女性
穿刺吸引，Pap.染色，対物40倍
腫瘍細胞は紡錘形で，肉腫様である。背景には好中球がみられる。

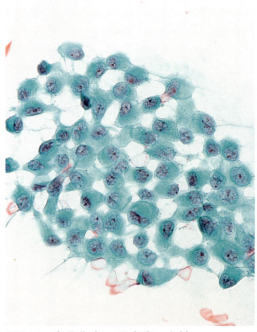

図111　未分化癌　50歳代，女性
穿刺吸引，Pap.染色，対物40倍
腫瘍細胞は類円形で，核は偏在し，細胞質内に球状の封入体がみられる（ラブドイド細胞）。

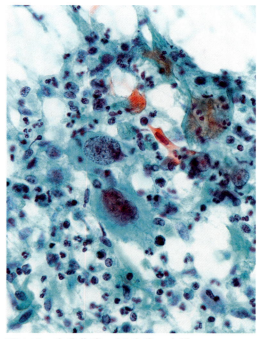

図112　未分化癌　60歳代，女性
穿刺吸引，Pap.染色，対物40倍
異型細胞の一部は扁平上皮への分化を示す。背景には，リンパ球と好中球がみられる。

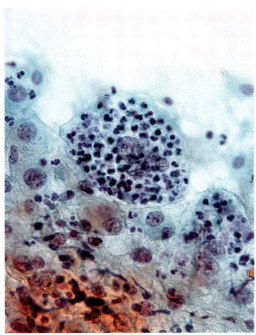

図113　未分化癌　70歳代，女性
穿刺吸引，Pap.染色，対物40倍
未分化癌細胞の細胞質内に多数の好中球が入り込んでいる（エンペリポレーシス）。

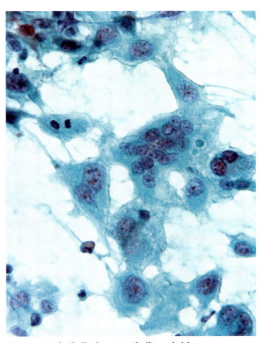

図114　未分化癌　60歳代，女性
穿刺吸引，Pap.染色，対物40倍
破骨細胞型多核巨細胞がみられる。多核巨細胞は腫瘍細胞ではない。

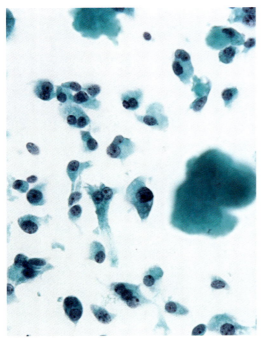

図115　髄様癌　30歳代，女性
穿刺吸引，Pap.染色（SurePath, LBC），対物40倍
腫瘍細胞は孤立散在性に出現している。二核細胞が目立つ。ライトグリーンに濃染するアミロイド物質がみられる。

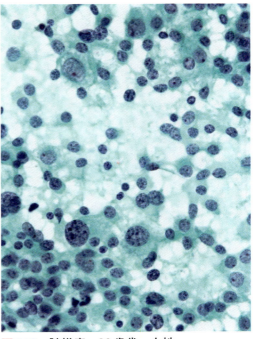

図116　髄様癌　30歳代，女性
穿刺吸引，Pap.染色，対物40倍
腫瘍細胞の結合性は乏しい。細胞質は淡染性で，細胞境界は不明瞭である。

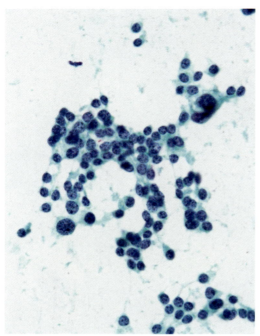

図117　髄様癌　50歳代，女性
穿刺吸引，Pap.染色，対物20倍
腫瘍細胞は小型，類円形で，細胞質は乏しい。

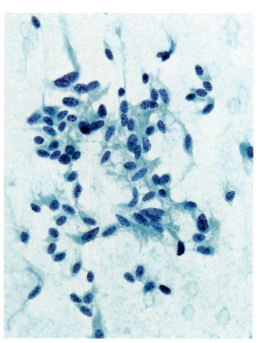

図118　髄様癌　50歳代，女性
穿刺吸引，Pap.染色，対物20倍
腫瘍細胞は紡錘形で，核も紡錘形である。

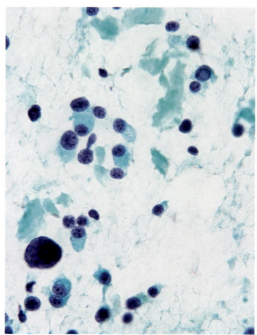

図119　髄様癌　30歳代，女性
穿刺吸引，Pap.染色，対物40倍
腫瘍細胞は多角形で，核は偏在性に位置している。核内細胞質封入体や大型で過染性の核がみられる。背景にはアミロイド物質がみられる。

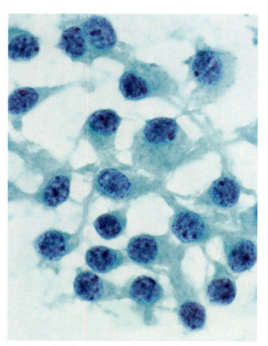

図120　髄様癌　30歳代，女性
穿刺吸引，Pap.染色，対物40倍
核クロマチンは粗大顆粒状(salt and pepper chromatin)である。細胞質は広く，顆粒状で，細胞境界は不明瞭である。

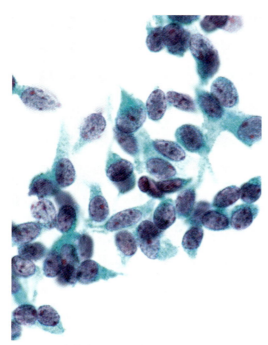

図121　髄様癌　50歳代，女性
穿刺吸引，Pap.染色（SurePath, LBC），対物100倍
核クロマチンは粗大顆粒状である。LBCでは，細胞境界は明瞭に観察される。

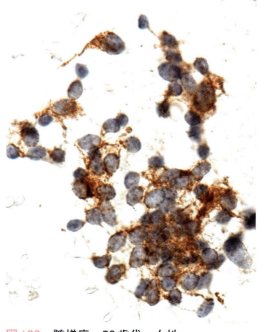

図122　髄様癌　50歳代，女性
穿刺吸引，カルシトニン免疫細胞化学染色（SurePath, LBC），対物40倍
細胞質はカルシトニンに陽性である。細胞質の一部が突起状に伸びている。

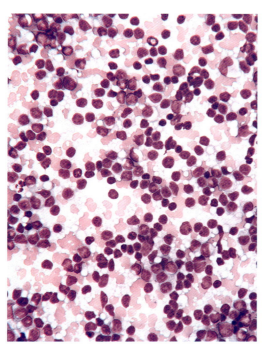

図123　MALTリンパ腫　70歳代，女性
穿刺吸引，Giemsa染色，対物40倍
中型の異型リンパ球がみられ，濾胞上皮はみられない。リンパ球は単調で，大小不同が乏しい。

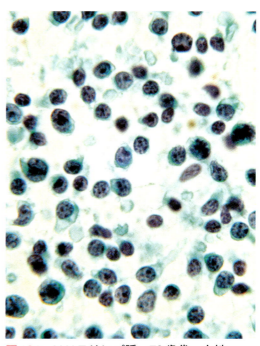

図124　MALTリンパ腫　70歳代，女性
穿刺吸引，Pap.染色，対物100倍
軽度な核のくびれと核小体を有する中型の異型リンパ球が出現している。細胞質は乏しく，N/C比は高い。背景にlymphoglandular bodiesがみられる。

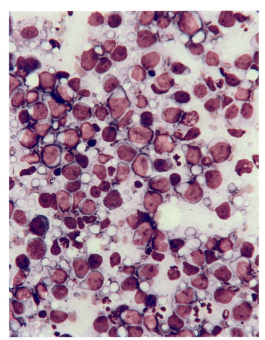

図125　びまん性大細胞型B細胞リンパ腫
　　　70歳代，男性
穿刺吸引，Giemsa染色，対物40倍
大型異型リンパ球が出現細胞の主体である。背景にlymphoglandular bodiesがみられる。

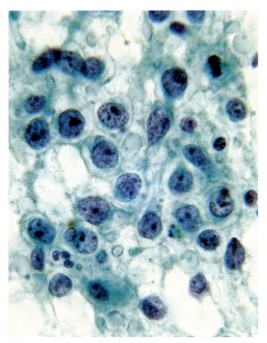

図126　びまん性大細胞型B細胞リンパ腫
　　　70歳代，男性
穿刺吸引，Pap.染色，対物100倍
大きな核小体が核のほぼ中央に観察される。細胞質は淡明で，細胞境界が明瞭化してみえる。

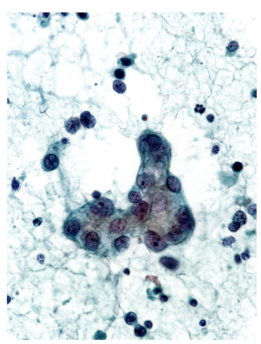

図127　乳癌の転移（乳管癌）　50歳代，女性
穿刺吸引，Pap.染色，対物40倍
偏在性の核を有する異型細胞が腺管状に出現している。甲状腺分化癌に比べて異型性が強いが，結合性が良い。

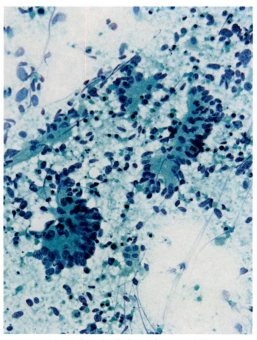

図128　大腸癌の転移（腺癌）　60歳代，男性
穿刺吸引，Pap.染色，対物10倍
高円柱状異型細胞が柵状，腺管状に配列している。円柱細胞癌との区別は難しい。

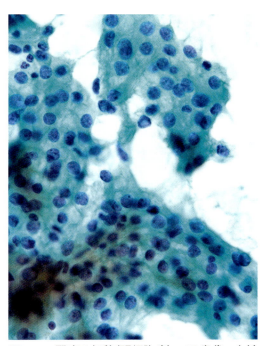

図129　腎癌の転移(明細胞癌)　60歳代, 女性
穿刺吸引, Pap.染色, 対物40倍
N/C比の低い細胞が平面的な索状配列を示している。細胞質はやや淡染性である。核内細胞質封入体がみられる。

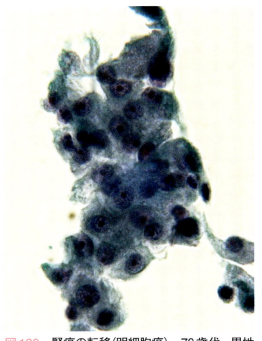

図130　腎癌の転移(明細胞癌)　70歳代, 男性
穿刺吸引, Pap.染色, 対物100倍
核小体が目立つ異型細胞の集塊がみられる。結合性は比較的良い。細胞質はライトグリーン好性で, 淡明ではない。

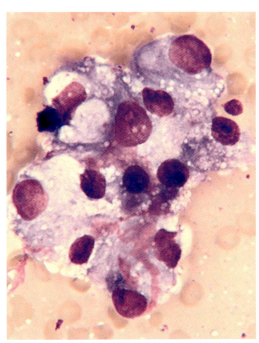

図131　腎癌の転移(明細胞癌)　70歳代, 男性
穿刺吸引, Giemsa染色, 対物100倍
N/C比の低い異型細胞が集塊状に出現している。細胞質は広く, 泡沫状である。

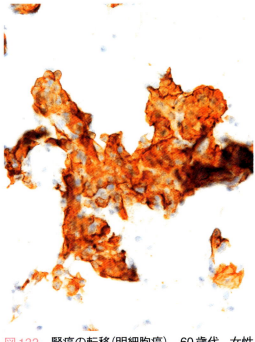

図132　腎癌の転移(明細胞癌)　60歳代, 女性
穿刺吸引, CD10免疫細胞化学染色, 対物20倍
腫瘍細胞はCD10に強陽性を示す。

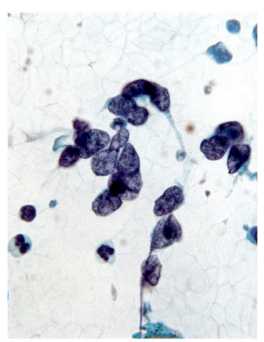

図133　肺癌の転移（小細胞癌）　70歳代，女性
穿刺吸引，Pap. 染色，対物100倍
裸核様の小型異型細胞がみられる。核は木目込み細工様に配列している。

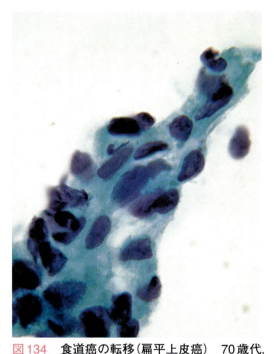

図134　食道癌の転移（扁平上皮癌）　70歳代，男性
穿刺吸引，Pap. 染色，対物100倍
類円形〜紡錘形の異型細胞がみられる。細胞質はライトグリーン好性であるが，角化はみられない。

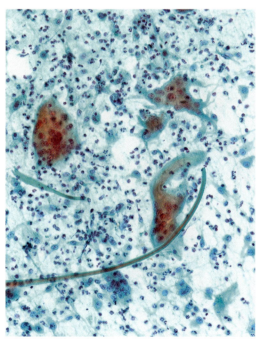

図135　異物肉芽腫　40歳代，女性
穿刺吸引，Pap. 染色，対物10倍
多核巨細胞，組織球，好中球を背景に縫合糸がみられる。

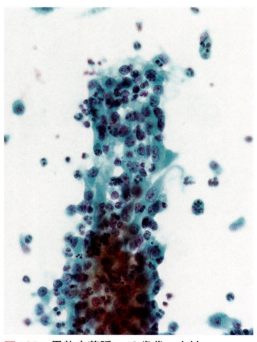

図136　異物肉芽腫　40歳代，女性
穿刺吸引，Pap. 染色，対物20倍
組織球，好中球がみられる。組織球はN/C比が高く，核小体が目立つため，悪性細胞と間違われるかもしれない。

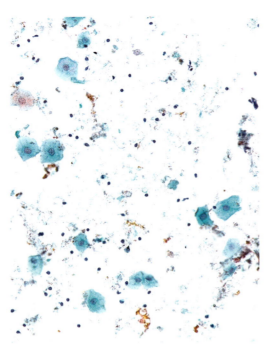

図137　食道憩室　40歳代，女性
穿刺吸引，Pap.染色，対物20倍
炎症細胞や細菌を背景に，異型性の乏しい扁平上皮細胞がみられる。

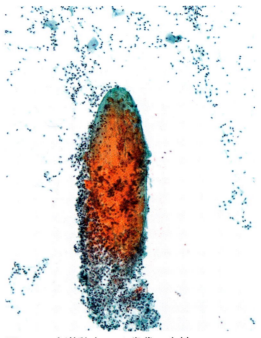

図138　食道憩室　40歳代，女性
穿刺吸引，Pap.染色，対物10倍
非常に大きい細胞で，食物残渣と思われる。

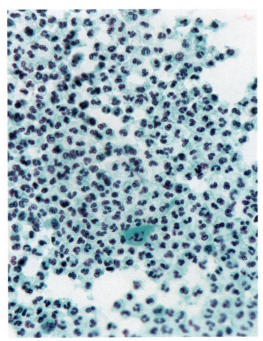

図139　急性化膿性甲状腺炎　10歳代，女性
穿刺吸引，Pap.染色，対物20倍
多量の好中球を背景に，変性した扁平上皮細胞がみられる。

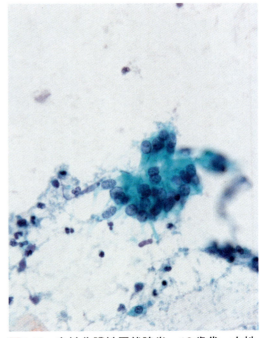

図140　急性化膿性甲状腺炎　10歳代，女性
穿刺吸引，Pap.染色，対物40倍
線毛円柱上皮細胞がみられる。

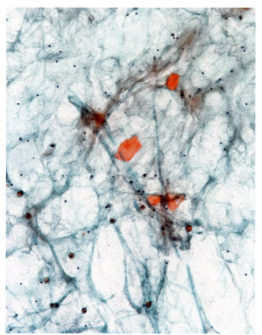

図141 甲状舌管嚢胞　20歳代，女性
穿刺吸引，Pap.染色，対物20倍
粘液を背景に，組織球や扁平上皮細胞がみられる。

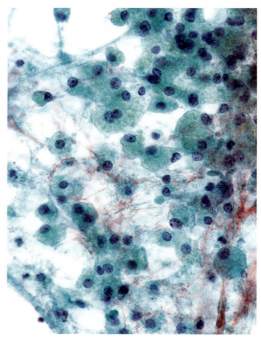

図142 甲状舌管嚢胞　20歳代，女性
穿刺吸引，Pap.染色，対物40倍
泡沫細胞がみられる。

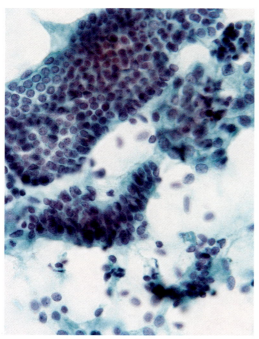

図143 円柱細胞癌　60歳代，女性
穿刺吸引，Pap.染色，対物20倍
高円柱状異型細胞が柵状に配列している。

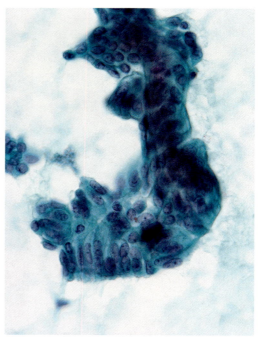

図144 円柱細胞癌　60歳代，女性
穿刺吸引，Pap.染色，対物40倍
腫瘍細胞の核は短紡錘形で，乳頭癌の核所見がみられない。

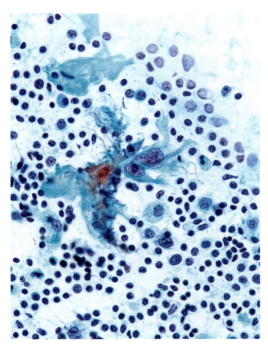

図145　好酸球増多を伴う硬化性粘表皮癌
　　　50歳代，女性
穿刺吸引，Pap.染色，対物40倍
リンパ球を背景に，扁平上皮への分化を示す異型
細胞がみられる。

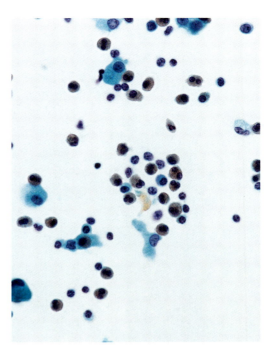

図146　好酸球増多を伴う硬化性粘表皮癌
　　　50歳代，女性
穿刺吸引，Pap.染色（SurePath, LBC），対物40倍
リンパ球，形質細胞，組織球，好酸球がみられる。
直接塗抹標本と比べて，LBC標本の方が好酸球
を認識しやすい。

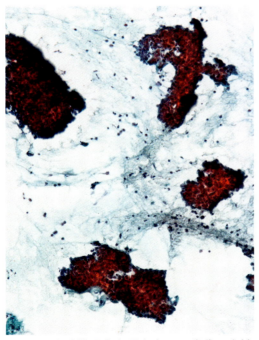

図147　胸腺様分化を示す癌　40歳代，女性
穿刺吸引，Pap.染色，対物10倍
腫瘍細胞は大型集塊として塗抹されている。

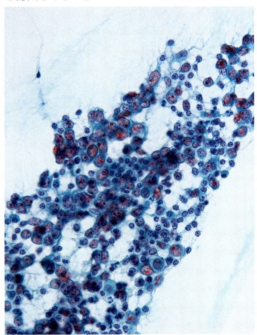

図148　胸腺様分化を示す癌　20歳代，女性
捺印塗抹，Pap.染色，対物40倍
類円形異型細胞がみられる。背景には，リンパ球
や形質細胞がみられる。

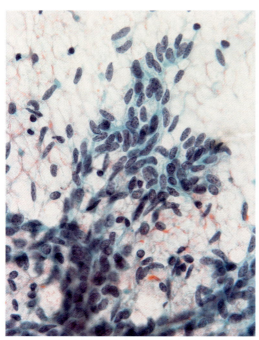

図149 胸腺様分化を伴う紡錘形細胞腫瘍
　　　10歳代, 男児
捺印塗抹, Pap. 染色, 対物40倍
裸核状の紡錘形腫瘍細胞が出現し, 髄様癌や肉腫との区別が難しい。

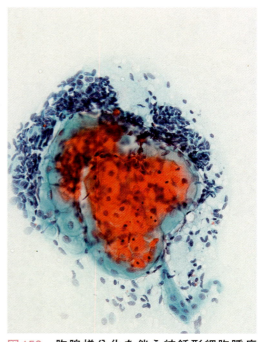

図150 胸腺様分化を伴う紡錘形細胞腫瘍
　　　10歳代, 男児
捺印塗抹, Pap. 染色, 対物10倍
紡錘形腫瘍細胞に加えて, 異型性に乏しい扁平上皮細胞集塊がみられる。

副甲状腺

総　論
- A. 臨床的意義
- B. 基礎的知識
- C. 検体採取法
- D. 細胞の見方と判定法（甲状腺との鑑別）
- E. 迅速診断

各　論
- A. 副甲状腺過形成
- B. 副甲状腺腺腫
- C. 副甲状腺癌

図　譜

総 論

A. 臨床的意義

　副甲状腺の穿刺吸引細胞診(fine needle aspiration cytology；FNAC)は欧米では頻繁に行われているようであるが，本邦ではあまり行われていない。その理由として，①副甲状腺疾患の多くは機能的病変であることから生化学検査にて診断され，細胞診は関与しない，②副甲状腺腫瘍における部位推定の診断精度は細胞診よりも超音波検査やCTの方が高い，③副甲状腺と甲状腺の細胞像は類似しており，細胞所見のみで両者を区別することは難しい，④穿刺による出血が前胸部の皮下にまで達することがある，⑤周囲結合組織内への播種を招き，術後の組織診断で腺腫か腺癌かの区別を困難にする，などが挙げられる。

　しかし，現実的には，様々な状況下で副甲状腺病変のFNACが行われている。その代表例が副甲状腺囊胞である。囊胞液の性状は無色透明で，特徴的である。甲状腺囊胞は透明でもやや黄色調をしていることから，肉眼的に鑑別できるが，断定するためには囊胞液の副甲状腺ホルモン(parathyroid hormone；PTH)値を測定すべきである。囊胞液中には細胞は存在しないため，細胞像の観察は無意味である。原発性副甲状腺機能亢進症患者において，超音波検査で甲状腺背側に腫大した副甲状腺を見出せず，甲状腺内に結節性病変が存在する場合は，それが甲状腺由来の結節か，甲状腺内副甲状腺腺腫かを判断するためにFNACが行われる。その際，同時に穿刺針洗浄液を用いてのPTH値測定が有用である。

　一方，術中迅速診断時に副甲状腺組織が提出されることがある。副甲状腺過形成で摘除した副甲状腺を自家移植する際の副甲状腺組織の確認，副甲状腺腺腫の確認，甲状腺全摘術時に自家移植する副甲状腺組織の確認など副甲状腺の術中診断は，病変の診断よりも副甲状腺であることの確認を目的とすることが多い。

B. 基礎的知識

　副甲状腺は甲状腺の背側に位置し，左右・上下の位置関係で，通常4腺あるが，実際には2〜6個と様々である(図1)。胸腺舌部，甲状腺内，縦隔，第三鰓弓からの下降経路に沿った部位などに異所性副甲状腺が存在することもある。正常の副甲状腺の大きさは米粒大で，重さは20〜50 mgである。形態は腎臓様で，凹んでいる方が血管の入り口である。上の2個は上甲状腺動脈の枝から，下の2個は下甲状腺動脈の枝から血液の供給を受ける。色調は黄土色〜黄褐色で，リンパ節とは色調が異なるため肉眼で区別できることが多い。

　組織学的には，副甲状腺は薄い結合組織性の被膜で囲まれており，主細胞と好酸性細胞からなるが，両者の中間的な細胞もあることから，全く別の細胞であるとは考えられていない。主細胞は細胞質が明るく，小型(6〜8 μm大)で，小葉状，管状，胞巣状に配列している。好酸性の分泌物が内腔にみられることもある。ほかの臓器の内分泌細胞に比べて，分泌顆粒は少ない。

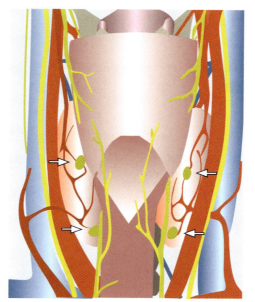

図1 頸部臓器を背側から見たシェーマ
副甲状腺(矢印)は甲状腺の背側に位置し、左右・上下の位置関係で、通常4腺ある。
(iPadアプリ、サイロイドナビゲーターより)

　好酸性細胞は8〜14μm大で、N/C比は低く、細胞質は好酸性・顆粒状である。電顕的には、ミトコンドリアが豊富で、神経内分泌顆粒は極めて少ない。好酸性細胞は思春期に出現し、年齢とともに増加する。間質には脂肪細胞と毛細血管がみられる。脂肪細胞も年齢とともに増加し、副甲状腺組織の半分以上を占めるようになる。免疫細胞化学染色では、PTHが特異的に陽性であるが、市販抗体のいずれも局所的に弱陽性を示すに過ぎず、分泌顆粒が少ないためと思われる。一方、クロモグラニンAは細胞質に強陽性を示す。GATA3は核に陽性局在があることから裸核状であっても有用である。甲状腺濾胞上皮との鑑別には、副甲状腺の細胞が陰性で、甲状腺濾胞上皮が陽性を示すサイログロブリン、thyroid transcription factor-1 (TTF-1)を加えたパネルを用いる。

　副甲状腺の機能は、血中カルシウム濃度を正常に保つことである。系統発生学的には、生物が陸上で生活するようになって獲得した比較的新しい内分泌臓器で、水中生物の鰓に相当する器官である。血中カルシウム濃度が低下するとPTHの分泌が亢進し、骨吸収の亢進と腎のカルシウム排泄の抑制によって、血中カルシウムを増加させる。

C. 検体採取法

1 穿刺吸引細胞診(fine needle aspiration cytology;FNAC)

　穿刺方法はほかの臓器と同様である。ただし、出血しやすいので、穿刺後は局所を十分に圧迫する。細胞所見のみで副甲状腺由来であると断定することは困難であるため、副甲状腺病変

を念頭において穿刺する場合は，必ず，PTH値を測定するために穿刺針洗浄液を作製する。あるいは，免疫細胞化学染色用に，液状化検体細胞診（liquid-based cytology；LBC）標本を作製する。

2 迅速細胞診

通常捺印法が行われるが，副甲状腺の細胞は細胞質が壊れ，裸核状になりやすい。副甲状腺そのものが提出された場合，被膜で覆われた表面からは細胞は塗抹されないので，割を入れてから捺印する。大きな副甲状腺組織の場合は，擦過法でもよい。検体に新しい刃で割を入れ，刃を拭き取ってから割面を一定方向になぞり，エッジに細胞を集めて，スライドガラスに塗抹する。この場合，刃の角度やガラスへの圧力が塗抹された細胞の厚みや挫滅に影響することに留意する。

D. 細胞の見方と判定法（甲状腺との鑑別）

1 細胞の見方

背景，出現様式，細胞質，核の順に観察する。

a. 背景

背景では，まず脂肪細胞の有無に注目する。腺上皮と脂肪細胞が混在している場合は正常の副甲状腺を考える（図2）。コロイドは通常みられないが，正常副甲状腺や副甲状腺病変でも稀にコロイド状の濃縮した蛋白性物質を少量認めることがある（図3）。液状検体にもかかわらず泡沫細胞（foamy cells）が全くみられない場合は副甲状腺嚢胞を考える。一方，嚢胞化を伴った副甲状腺腺腫では泡沫細胞あるいはヘモジデリン貪食細胞がみられる。リンパ球がみられる場合は，副甲状腺の炎症よりもリンパ節や胸腺を考えるべきである。副甲状腺の腺上皮が裸核状に出現する場合には，背景に壊れた細胞質成分が顆粒状の蛋白性物質として観察される。

b. 出現様式

正常では小濾胞状，小集塊状，索状，孤立散在性に出現する。腫瘍性病変でも出現様式はほぼ同様で，孤立散在性，シート状，胞巣状，索状，濾胞状に出現する。乳頭状配列はみられない（図4〜6）。疾患特有の出現様式はない。主細胞はしばしば細胞質が壊れ，裸核状，孤立散在性に出現する（図7）。

c. 細胞質

主細胞は類円形で，ライトグリーンに淡染性を示し，細胞境界が明瞭に観察される（図7）。好酸性細胞は主細胞よりも大きく，細胞質はライトグリーンに濃染し，顆粒状で，N/C比は低い（図8）。

d. 核

核は円形から類円形で，ほぼ中心性に位置する。クロマチンパターンは粗大顆粒状で，いわゆる神経内分泌細胞に共通するごま塩（salt and pepper）状を示す（図9）。粗大顆粒状クロマチンは，一般的に通常塗抹標本よりもLBC標本で（図10），穿刺吸引材料よりも術中迅速材料で目立ちやすい。好酸性細胞では核小体が目立つ。非常に大きい核が出現しても，核分裂像や核形不整がみられない場合は悪性を示唆しない。

2 甲状腺との鑑別

　副甲状腺と甲状腺とは共通する細胞所見が多いため，的確に区別することは困難である。粗大顆粒状クロマチンは副甲状腺を示唆する最も重要な手がかりであるが，髄様癌も同様のクロマチンパターンを示す。この際，結合性の良いシート状，索状配列がみられた場合は副甲状腺を，結合性が乏しく，細胞境界が不明瞭なら髄様癌を考える。好酸性細胞型濾胞性腫瘍の核クロマチンも粗大顆粒状クロマチンを有するため，細胞質が好酸性の場合は区別が非常に難しい。背景にコロイドが多量にみられる場合は，甲状腺病変を考える。濃縮した蛋白が少量みられる場合は，副甲状腺病変でもあり得る。

　鑑別困難な場合は，免疫細胞化学染色が有用である。副甲状腺はPTH陽性（図11），クロモグラニンA陽性（図12），GATA3陽性，サイログロブリン陰性，TTF-1陰性で，甲状腺濾胞上皮はその逆である。クロモグラニンAは髄様癌も陽性を示すことから，髄様癌が疑われる場合はカルシトニンとCEAを追加する。ただし，髄様癌の診断には血清カルシトニン値の測定を行ってもよい。穿刺時に副甲状腺病変が想定される場合は，穿刺針洗浄液のPTH値が最も信頼性がある。

E. 迅速診断

　副甲状腺機能亢進症には，原発性と二次性がある。前者は副甲状腺腺腫もしくは原発性過形成により，後者は慢性腎不全やビタミンD欠乏症による反応性の過形成から生じる。いずれの病態もPTHの過剰分泌により，骨内のカルシウム・リン代謝バランスの崩れ，骨密度の低下を来す。前者の治療としては副甲状腺の外科的切除が選択され，後者の場合でも内科的治療に抵抗する場合は切除が行われる。副甲状腺組織は小型臓器であるため，肉眼的に副甲状腺が切除されたか否かの判定が困難な場合には，副甲状腺組織確認目的にて術中迅速診断が行われる。その際，形態学的に腺腫と過形成とは区別ができないことから，1腺のみ提出された場合は，副甲状腺であることを確認するのみにとどめるべきである。また，甲状腺全摘術の際，副甲状腺移植術のために副甲状腺組織を確実に認識する目的で術中迅速診断が行われることがある。鑑別の対象となる臓器は主に甲状腺，リンパ節，胸腺，脂肪組織であり，ときに甲状腺との区別が難しい場合がある。

各 論

A. 副甲状腺過形成（parathyroid hyperplasia）

【疾患概念】
　副甲状腺細胞が過形成性の増殖を示す病態である。

【診断のポイント】
- 基本的に1腺のみの観察では腺腫との区別はできない。
- 大型集塊状，索状，シート状，腺房状，孤立散在性と出現様式は様々である。
- 主細胞，好酸性細胞，あるいはその両方がみられる。
- 核クロマチンは粗大顆粒状（ごま塩状：salt and pepper状）である。
- 核に軽度の大小不同がみられる。
- 背景に脂肪細胞がみられない。

【臨床像】
　副甲状腺過形成には原発性と二次性がある。前者は特発性もしくは多発性内分泌腫瘍症候群により，後者は慢性腎不全やビタミンD欠乏症により生じる。PTHの過剰分泌により，骨内のカルシウム・リン代謝バランスが崩れ，骨密度の低下を来す。治療としては薬物療法，経皮的エタノール注入療法，副甲状腺摘出術がある。

【病理組織像】
　基本的に4腺全てが腫大する。腫大の程度は様々で不均一である。個々の副甲状腺は多結節性形態を示す（図13）。大型化すると単結節性になる傾向が強い。結節を構成するのは主細胞，好酸性細胞，あるいは両方と結節により様々である。副甲状腺の腫大が軽度の場合，正常との鑑別は少なからず困難である。また，1腺のみの観察では，腺腫との鑑別が困難である。

【細胞像】
　実際の診断は，術中迅速診断時に併用される捺印細胞診に限られるため，通常HE染色あるいはDiff-Quik染色が用いられる。
　塗抹細胞量は非常に多く，背景に脂肪細胞がみられない。出現様式は，大型集塊状，索状，シート状，腺房状，孤立散在性と様々である（図14）。結合性は弱く，集塊辺縁ではほぐれやすく，裸核状になる。集塊が大きい場合でも比較的平坦な集簇として出現する。背景にコロイド様の分泌物をみることがある（図15）。出現細胞は主細胞（図16, 17）と好酸性細胞（図18, 19）の2種類からなるが，一方のみのことも多い。主細胞は集塊状，好酸性細胞はシート状もしくは孤立散在性のパターンを示す傾向がある。いずれも核は円形で，軽度の大小不同を認めるが，核形不整はみられない。核間距離は不規則で，しばしばロゼット様配列を示す（図16, 17）。主細胞の核は小型，円形で，均一な形態を示す。クロマチンは粗大顆粒状（salt and pepper状）で，核小体は通常目立たない。細胞質は乏しいか中等度で，淡明あるいは淡染性である。好酸性細胞は主細胞よりも大きく，核や細胞質の大小不同がみられやすい。核は偏在性に位置し，クロマチンは主細胞と同様に粗大顆粒状である。細胞質は豊富で，好酸性，顆粒状である。

【細胞診の判定区分】
　良性

【鑑別診断・ピットフォール】
甲状腺
　p.103，②甲状腺との鑑別を参照。

リンパ節，胸腺，脂肪組織
　術中迅速診断時に外科医が鑑別を求める組織であるが，細胞所見は全く異なるため，鑑別の対象とはならない。

B．副甲状腺腺腫（parathyroid adenoma）

【疾患概念】
　副甲状腺細胞から発生する良性腫瘍である。

【診断のポイント】
- 1腺のみが腫大する。
- 大型集塊状，索状，シート状，腺房状，孤立散在性と出現様式は様々である。
- 主細胞もしくは好酸性細胞のどちらかで構成される。
- 核クロマチンは粗大顆粒状（salt and pepper状）である。
- 巨大核，過染性核が散見されることがある。

【臨床像】
　原発性副甲状腺機能亢進症の原因のなかで最も頻度が高い。50歳代を中心に，幅広い年齢で発症する。一般に女性優位である（男女比1：2〜3）。生化学的には高カルシウム血症やPTH高値を示す。臨床所見としては頻回に繰り返す腎結石，骨粗鬆症，持続する疲労感・倦怠感などを主訴とするが，血液データしか異常を認めない症例も多い。

【病理組織像】
　1腺のみ腫脹する。稀に2腺が腫脹する場合がある。腫瘍は単結節性，ときに分葉状で，圧排性の増殖を示し，内部に脂肪細胞はみられない。腫瘍の周囲に脂肪細胞を伴った副甲状腺組織（normal parathyroid rim）を認めることが多い（図20）。多くは充実性，索状，腺管状，腺房状に増殖する主細胞から構成される。好酸性細胞から構成された症例や，好酸性細胞が混在する症例もある。核は大小不同を示し，極端に大きいものや過染性のものが散見されることがあるが，核分裂像はみられない。

【細胞像】
　採取細胞量は症例により様々である。背景に出血を伴いやすい。出現様式は，大型集塊状，索状（図21），シート状，腺房状，孤立散在性（図22）と様々である。捺印標本では特に結合性が弱く，裸核状になりやすい（図23）。集塊は比較的平坦で，シート状に配列しているようにみえるが，隣り合う核は立体的に配列し，真のシート状配列とは異なる（図24, 25）。集塊内にて，核が円形に配列（ロゼット様配列）する像は特徴的である（図24）。出現細胞は主細胞（図24〜26）か好酸性細胞のどちらか一方のことが多い。出現様式や細胞の特徴は過形成とほぼ同様であるが，核の大小不同や明瞭な核小体を認める頻度は高い。また，巨大核（図27, 28），過染性核が散見されるが，悪性の指標ではない。免疫細胞化学染色では，PTH（図29）やクロモグ

ラニンA（図30），GATA3（図31）が陽性である。

【細胞診の判定区分】
　細胞所見のみからは副甲状腺癌との区別は完全にはできないので，「鑑別困難」とすべきであるが，悪性の頻度が非常に低いことから，日常的には「良性」に区分される。

【鑑別診断・ピットフォール】
甲状腺
　p.103，②甲状腺との鑑別を参照。
副甲状腺過形成
　基本的には，細胞所見からは鑑別できない。原則として，1腺腫大は腺腫，多腺腫大は過形成を考える。
副甲状腺癌
　核形不整，核分裂像，壊死などがあれば副甲状腺癌が推測できるが，過形成や腺腫と区別できない症例もある。

C. 副甲状腺癌（parathyroid carcinoma）

【疾患概念】
　副甲状腺細胞から発生する悪性腫瘍である。

【診断のポイント】
- 主細胞に類似した腫瘍細胞が索状，シート状，孤立散在性に出現する。
- 副甲状腺腺腫との鑑別は困難なことが多い。
- 大型異型細胞，核分裂像，壊死がみられることがある。

【臨床像】
　非常に稀で，原発性副甲状腺機能亢進症の1%以下とされているが，本邦の報告では5%である。発症年齢は副甲状腺腺腫よりも若年で，男女差はみられない。重症の副甲状腺機能亢進症を来し，血清カルシウムは高値を示すことが多いが，非機能性腫瘍のこともある。

【病理組織像】
　腫瘍は腺腫と比べて平均的に大きく，表面は不整で，硬く，より白色調で，不規則な線維化を伴いやすい。腫瘍細胞は主細胞に類似しており，好酸性細胞や淡明細胞を混じることはない。脈管浸潤，神経周囲浸潤，周囲組織への浸潤を伴った被膜穿通，転移などの存在で悪性と判断され，腫瘍細胞の形態で腺腫と腺癌との区別はできないが，稀に，非常に異型性の強い未分化な腫瘍細胞がみられる場合には細胞所見から悪性と判断できる。

【細胞像】
　副甲状腺癌の細胞所見に特徴的なものはなく，基本的には副甲状腺腺腫と同様である（図32）。腫瘍細胞は正常の副甲状腺細胞よりも大きく，索状，シート状，孤立散在性に出現する。大型異型細胞，核分裂像，壊死などがみられる症例もある（図33）。

【細胞診の判定区分】
　悪性と判断できる場合は「悪性」とするが，現実的には，多くの症例は腺腫との区別が困難なため，「良性あるいは鑑別困難」に区分される。

【鑑別診断・ピットフォール】
副甲状腺腺腫
　基本的には細胞診にて副甲状腺腺腫との鑑別はできないことから，甲状腺の濾胞腺腫／濾胞癌の場合と同様に，本来副甲状腺腫瘍として一括すべきであるが，副甲状腺癌の頻度は極めて低いことから，現実的には副甲状腺腺腫に一致する細胞所見である場合は副甲状腺腺腫と報告されることになる。単なる大型細胞は副甲状腺腺腫でも出現するため，悪性の根拠にはならないが，大型異型細胞，核分裂像，壊死などの未分化癌成分を示唆する所見がみられる場合は副甲状腺癌と診断できる。

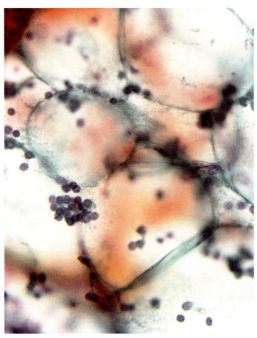

図2 正常副甲状腺 40歳代，女性
捺印塗抹，Pap.染色，対物40倍
小型細胞が集塊状あるいは孤立散在性に出現し，脂肪細胞と混在している。

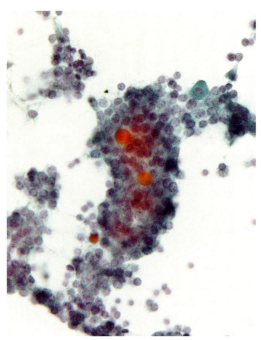

図3 正常副甲状腺 50歳代，女性
捺印塗抹，Pap.染色，対物40倍
小型細胞が索状，集塊状に出現している。集塊内には球状の蛋白成分がみられる。

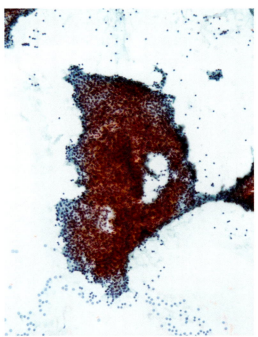

図4 副甲状腺腺腫 60歳代，女性
穿刺吸引，Pap.染色，対物10倍
複雑な索状配列を呈して塗抹されているが，全体的に集塊は平面的である。

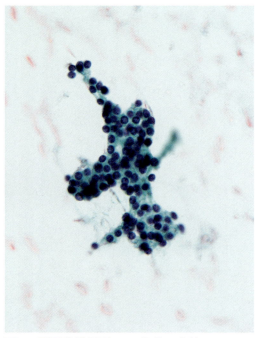

図5 副甲状腺腺腫 50歳代，女性
穿刺吸引，Pap.染色，対物40倍
小型類円形細胞は平面的な索状に配列している。結合性はよく，背景に脂肪細胞がみられない。

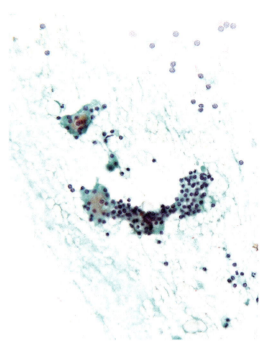

図6 副甲状腺腺腫 50歳代，女性
穿刺吸引，Pap.染色，対物20倍
主細胞と好酸性細胞が混在する腺腫で，両者が1つの集塊として出現している。

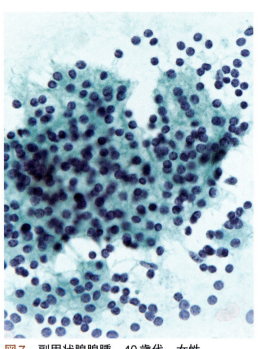

図7 副甲状腺腺腫 40歳代，女性
穿刺吸引，Pap.染色，対物40倍
主細胞からなる腺腫で，細胞質はやや淡明である。

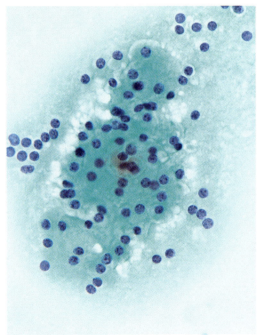

図8 副甲状腺腺腫 40歳代，女性
穿刺吸引，Pap.染色，対物40倍
好酸性細胞からなる腺腫で，細胞質は広く，ライトグリーン好性，顆粒状で，好酸性細胞型濾胞性腫瘍との鑑別が問題となる。

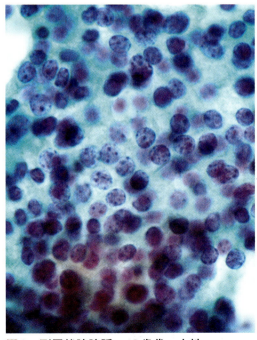

図9 副甲状腺腺腫 40歳代，女性
穿刺吸引，Pap.染色，対物100倍
核は類円形で，ほぼ均一な形態を示す。粗大顆粒状クロマチンが特徴的である。

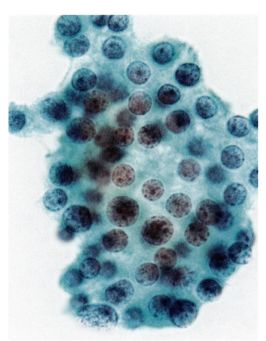

図10　副甲状腺腺腫　50歳代　女性
穿刺吸引(SurePath, LBC), Pap.染色, 対物100倍
LBC標本では, 通常塗抹標本と比べて, 粗大顆粒状クロマチンが目立ち, 細胞質が濃染する。

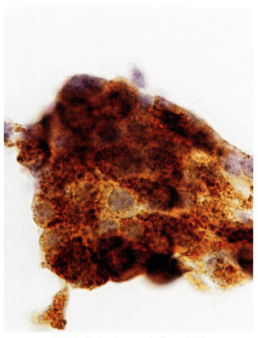

図11　副甲状腺腺腫　50歳代, 女性
穿刺吸引, PTH免疫細胞化学染色, 対物100倍
細胞質はPTHに陽性を示しているが, 多くの場合陽性を示す細胞は一部のみである。

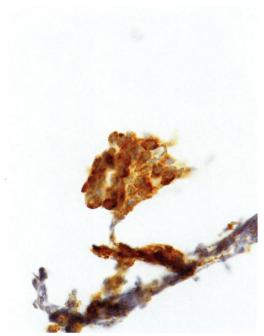

図12　副甲状腺腺腫　30歳代, 女性
穿刺吸引, クロモグラニンA免疫細胞化学染色, 対物40倍
細胞質はクロモグラニンAに強陽性を示す。

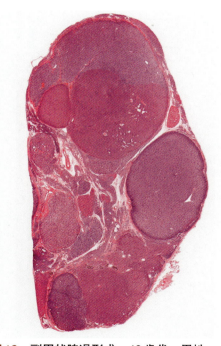

図13　副甲状腺過形成　40歳代, 男性
切除副甲状腺, HE染色, ルーペ像
多結節性病変がみられる。結節単位で構成細胞が異なる。

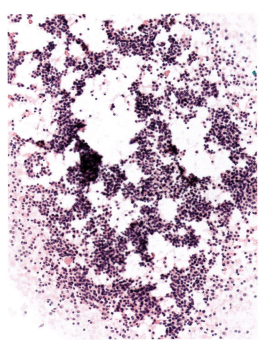

図14　副甲状腺過形成　70歳代，女性
捺印，HE染色，対物10倍
小型類円形細胞が比較的平坦な細胞集塊および孤在散在性に出現している。

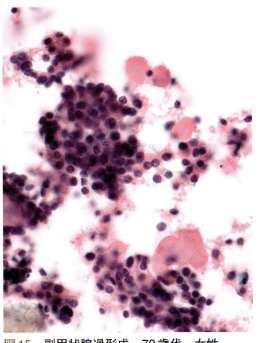

図15　副甲状腺過形成　70歳代，女性
捺印，HE染色，対物40倍
背景に好酸性の蛋白性物質がみられる。甲状腺のコロイドや髄様癌のアミロイドと混同されるかもしれない。

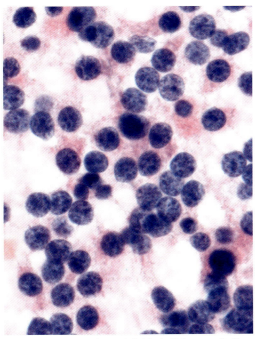

図16　副甲状腺過形成（主細胞）　60歳代，男性
捺印，HE染色，対物40倍
核は円形で，軽度の大小不同を示す。クロマチンは粗大顆粒状で，核小体は目立たない。核間距離は不規則で，ロゼット様配列がみられる。

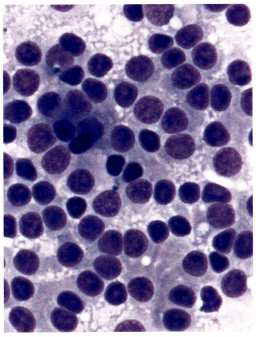

図17　副甲状腺過形成（主細胞）　60歳代，女性
捺印，Diff-Quik染色，対物40倍
核は軽度の大小不同を示す。細胞質は中等度で，淡染性である。

● 副甲状腺

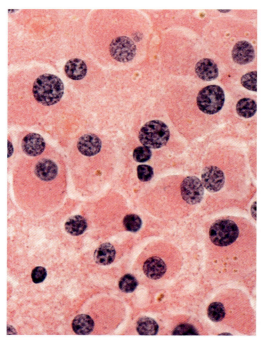

図18　副甲状腺過形成（好酸性細胞）　70歳代，男性
捺印，HE染色，対物40倍
好酸性細胞はシート状に出現している。核には大小不同があり，クロマチンは粗大顆粒状である。細胞質は豊富で，顆粒状，好酸性である。リポフスチン顆粒を有するものもある。

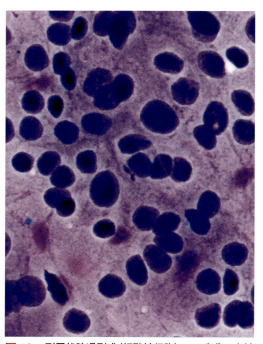

図19　副甲状腺過形成（好酸性細胞）　70歳代，女性
捺印，Diff-Quik染色，対物40倍
核には大小不同がみられる。細胞質は豊富で，濃く染色される。

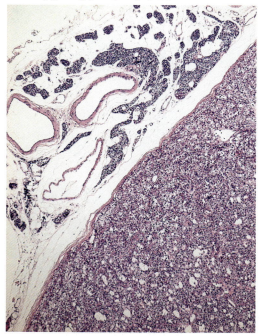

図20　副甲状腺腺腫　40歳代，女性
切除副甲状腺，HE染色，対物4倍
圧排性増殖を示す。正常部との間に明瞭な境界（normal parathyroid rim）を認める。

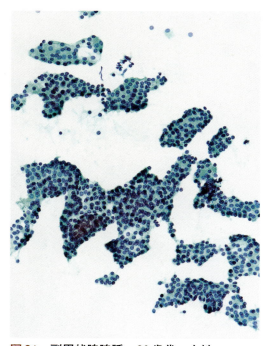

図21　副甲状腺腺腫　60歳代，女性
穿刺吸引，Pap.染色，対物10倍
結合性は良く，平坦な索状配列をしている。

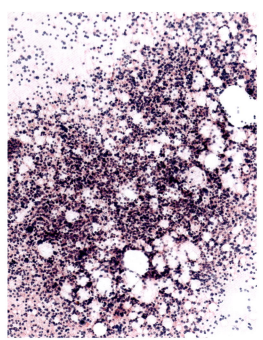

図22　副甲状腺腺腫　70歳代，女性
捺印，HE染色，対物10倍
出現細胞は結合性が弱く，孤立散在性に出現しているものが多い。

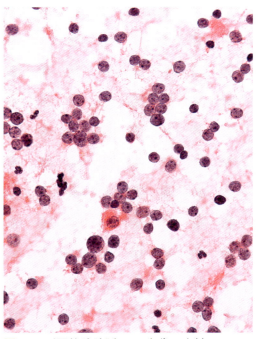

図23　副甲状腺腺腫　50歳代，女性
捺印，HE染色，対物40倍
孤立散在性に出現している。ほとんどの細胞は裸核状である。

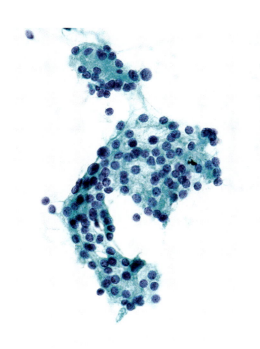

図24　副甲状腺腺腫　60歳代，女性
穿刺吸引，Pap.染色，対物20倍
平面的な索状配列をしている。核が円形に配列（ロゼット様配列）している部分がみられる。

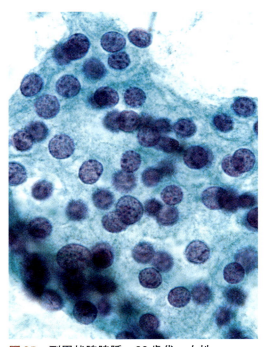

図25　副甲状腺腺腫　60歳代，女性
穿刺吸引，Pap.染色，対物100倍
核は円形で，クロマチンは粗大顆粒状である。核小体は目立たない。細胞質は淡明で，細胞境界は不明瞭である。

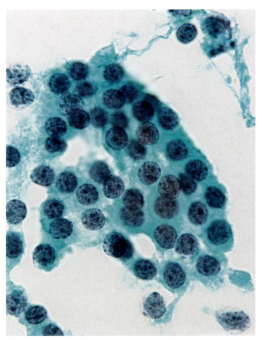

図26　副甲状腺腺腫　60歳代，女性
穿刺吸引，Pap.染色（SurePath, LBC），対物100倍
通常標本に比べて，細胞質は濃く染色され，クロマチンの粗大顆粒状パターンがわかりやすい。

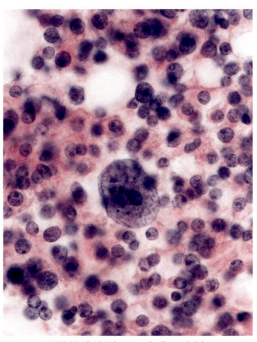

図27　副甲状腺腺腫　70歳代，女性
捺印，HE染色，対物40倍
巨大な核が混在している。そのクロマチンパターンは周囲の小型核と同様である。

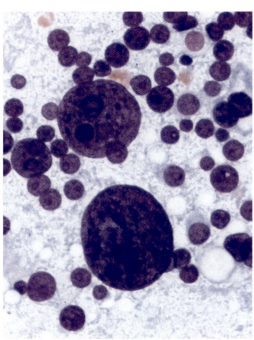

図28　副甲状腺腺腫　70歳代，女性
捺印，Diff-Quik染色，対物40倍
核の大小不同が目立つが，悪性を示唆する所見ではない。

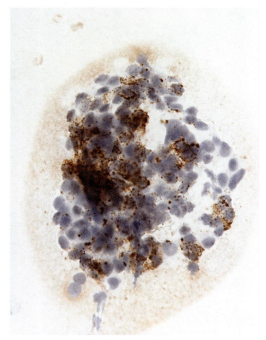

図29　副甲状腺腺腫　60歳代，女性
穿刺吸引，PTH免疫細胞化学染色，対物20倍
細胞質が顆粒状に陽性を示しているが，全ての細胞が陽性ではない。

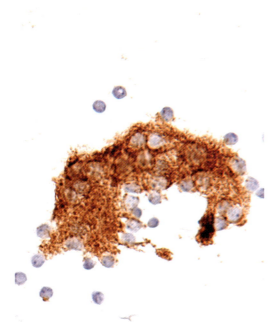

図30 副甲状腺腺腫 60歳代，女性
穿刺吸引，クロモグラニンA免疫細胞化学染色，対物40倍
細胞質全体が強陽性を示す。

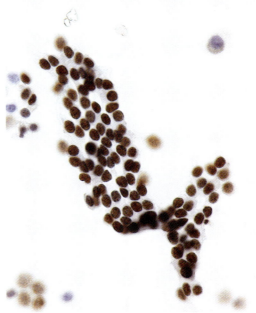

図31 副甲状腺腺腫 50歳代，女性
穿刺吸引，GATA3免疫細胞化学染色（SurePath，LBC），対物20倍
核が強陽性を示す。

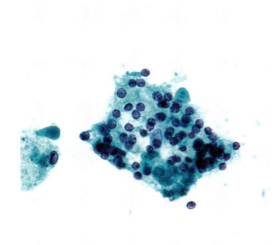

図32 副甲状腺癌 50歳代，女性
穿刺吸引，Pap.染色，対物40倍
小型の上皮性細胞がシート状に出現している。N/C比は低く，軽度の核の大小不同がみられる。

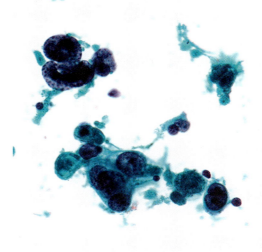

図33 副甲状腺癌 50歳代，女性
穿刺吸引，Pap.染色，対物40倍
腫瘍細胞は非常に大型で，異型性が強い。核クロマチンは粗く，神経内分泌細胞由来を示唆する。

副　腎

総　論
　A.　副腎細胞診の臨床的意義
　B.　検体採取法
　C.　細胞の見方

各　論
　A.　副腎皮質病変
　B.　副腎髄質病変

図　譜

総 論

A. 副腎細胞診の臨床的意義

　従来は副腎病変の細胞診は摘出検体の捺印細胞診等による術中迅速細胞診が中心であった。また，副腎病変の多くは皮質由来であれ，髄質由来であれ，内分泌症状を患者が呈することで認められる症例が大部分であった。

　しかし近年，画像診断の進歩とともにまったく内分泌症状を呈さない患者で，いわゆる副腎偶発腫(adrenal incidentaloma)としてみつけられる副腎病変が増加してきた。これらの患者に対してはCTガイド下等で針生検を行われる症例が実際には多いが，穿刺吸引細胞診を行い副腎実質由来なのかどうか，あるいは転移性腫瘍を含めた非副腎実質細胞由来なのかどうかの診断に際して，細胞所見の理解も重要である。また，併せて原発不明癌の検索に際して，同様に穿刺吸引細胞診で採取された細胞像の診断で，副腎皮質，髄質由来の悪性腫瘍の転移病変を除外するときにも，これらの細胞所見の理解が必要になる。なお，内分泌症状を示す機能性腫瘍の場合は，通常穿刺細胞診の適応にはならない。

B. 検体採取法

　検体採取は，腹部エコーやCTガイド下で行われる。上述のように副腎皮質/髄質由来の病変の細胞検体は，術中迅速細胞診としての捺印細胞診検体と，穿刺吸引細胞診により得られる細胞検体が大部分を占める。副腎病変の検体採取に際しては，他の臓器由来の病変の場合と特に大きく変わるものではないが，皮質/髄質双方ともに細胞の脆弱性が非常に高い。このようなことから，ほんの少しの作用や刺激などにより副腎由来の病変の細胞は，皮質/髄質由来を問わず挫滅しやすく，例えばリンパ節からの検体を処理するときのように得られた細胞を塗抹する際や，外科手術で摘出された病変の割面から細胞を捺印細胞診等で採取する際には，検体を挫滅させないように細心の注意を払う必要があることはいうまでもない。

　このようにして採取された細胞標本の染色としては，他の臓器の病変同様に湿固定によるPapanicolaou(Pap.)染色が基本となる。しかし，特に副腎皮質病変の場合等では細胞内脂質の同定もときに重要になることから，乾固定によるGiemsa染色等も診断に際し必要になる場合もある。すなわち，臨床的に副腎皮質病変が考えられる場合には湿固定と乾固定双方の標本を準備しておくことが望ましい。また，詳細は各論で記載するが，副腎皮質病変かどうかの最終的診断で非常に重要なsteroid factor-1(SF-1)の免疫染色あるいは，髄質病変におけるクロモグラニンAに代表されるように，細胞検体における免疫染色が患者の病変の最終診断に際し重要となる症例が少なくない。このことから，もちろん既存のPap.染色標本で転写法等を用いた解析も可能ではあるが，穿刺吸引細胞診の検体を処理する際等に，セルブロックや液状検体細胞診(liquid based cytology；LBC)の作製も念頭においておくと，後の鑑別診断で有用に

なる症例も多い。

C. 細胞の見方

　副腎皮質，髄質由来の病変の個々の細胞所見は以下の各論を参照してもらいたい。副腎由来の病変の細胞所見で髄質，皮質由来双方に共通して他の臓器の病変と比較して特徴的なことは以下の2点であると考えられる。

❶良性病変でも異型核を有する

　髄質由来の褐色細胞腫〔正式には副腎内パラガングリオーマがWHO（2004）で定めた診断名であるが，臨床/病理双方ともに慣用的に褐色細胞腫という名称を用いている〕，皮質由来の副腎皮質腺腫，特に臨床的に原発性アルドステロン症を呈する病変では非常に大きく，ときにクロマチン密度も増加しているいわゆるbizarreな形態所見を呈する異型核が認められる。

❷細胞診で診断可能なことと不可能なことを十分理解する必要がある

　この点が髄質，皮質由来の副腎病変の細胞診で最も重要なことであり，十分この点を理解しておくことが肝要である。すなわち種々の免疫染色を用いても，細胞診検体で診断可能なことはその病変が副腎皮質または髄質由来の病変か否かということだけである。皮質あるいは髄質由来の病変であったとわかっても決して良悪性の鑑別は細胞診検体ではできないことを認識すべきである。これは針生検検体で病理組織診断をする際も同様である。また，副腎皮質腫瘍の良悪性の病理組織学的鑑別に際してはWeiss criteriaがあり，かなり有効であるが，褐色細胞腫の病理組織学的良悪性の鑑別には現時点では確実な指標はないのが現状である。副腎皮質腫瘍の穿刺吸引細胞診検体で壊死，出血等の所見が悪性を示唆するという報告もあり，これらの所見はCT，MRI等で現在では十分把握可能である。しかし，副腎病変の細胞診では良悪性の鑑別は不可能であるということを臨床，病理双方が十分認識する必要があることはいうまでもない。

各 論

A. 副腎皮質病変

　副腎皮質病変で細胞診の適応になり得るのは，良性の副腎皮質腺腫と悪性の副腎皮質癌である。組織学的な両者の鑑別方法として，他臓器の癌で用いられるような細胞異型，浸潤，核分裂像亢進などは必ずしも有効とはいえない。両者の鑑別には，適切な病変の肉眼的観察と切り出し，さらには後述のごとく正確な Weiss criteria の評価が極めて重要である。

1 副腎皮質腺腫（adrenal cortical adenoma）

【疾患概念】
　副腎皮質に原発する良性腫瘍である。

【診断のポイント】
- 類円形核とライトグリーン好性の細胞質を有する腫瘍細胞が混在する（図1, 2）。
- 良好な結合性を有する（図1, 2）。
- 核の軽度クロマチン増量と大小不同がみられる（図1, 2）。
- 中心性ないし偏在性の核を有する（図2）。

【臨床像】
　良性の副腎皮質腫瘍である。機能性腺腫の場合，副腎皮質ホルモンの過剰産生により，原発性アルドステロン症やCushing症候群の原因となる。非機能性腺腫の場合，画像的にみつかることが多い。

【病理組織像】
　腫瘍部は，類円形の核と明るい細胞質を有する淡明細胞，類円形核と好酸性の細胞質を有する緻密細胞を種々の程度に混在している。一般に，原発性アルドステロン症に生じる副腎皮質腺腫では前者の割合が多く，またときに好酸性同心円状の構造を示す細胞質内封入体（スピロノラクトン小体）が認められることがある。後者では緻密細胞の割合が多い。ほか，核内細胞質封入体，明瞭な核小体，核の大小不同，クロマチンの軽度増量がみられる。被膜形成は不明瞭なことが多い。

【細胞像】
　細胞の出現様相は散在性で，多くは裸核状を呈する。核は円形で，大小不同や2核細胞がみられることがある。核の位置は中心性ないし偏在性である。核クロマチンは増量し，細〜粗顆粒状で均等に分布する。また，核小体は明瞭で，1, 2個認められる。細胞質内には，リポフスチン顆粒が認められることもある。

【細胞診の判定区分】
　疑陽性（良悪判定困難）

【鑑別診断・ピットフォール】
　副腎皮質癌の項（次頁）参照のこと。

2 副腎皮質癌(adrenal cortical carcinoma)

【疾患概念】
　副腎皮質に原発する悪性腫瘍である。

【診断のポイント】
- 壊死物質を認める(図3)。
- ライトグリーン好性の細胞質である。
- 不明瞭な細胞周縁を認める。
- 核の偏在傾向を認める。
- 核の高度な大小不同,核形不整がみられる(図4)。
- 多核細胞がみられる(図4)。
- 腫瘍細胞同士の結合性の低下を認める(図4)。
- 核分裂像が観察される(図5)。
- 核クロマチンの不均等分布を認める。

【臨床像】
　悪性の副腎皮質腫瘍である。副腎皮質癌の頻度は稀であるが,非常に悪性度の高い癌として知られている。機能性の場合,複数のステロイド産生を生じることがある。

【病理組織像】
　副腎皮質腺腫と比較して,索状や充実胞巣構造が不明瞭で,腫瘍細胞は洞状の血管網を有しながら無構築に増殖している場合が多い。また,被膜を有することも多く,周囲への浸潤,脈管侵襲,凝固壊死がみられる。腫瘍細胞の核異型は強く,N/C比の増大,核形不整,核の多形性,多核細胞,核分裂像,異常核分裂像がみられる。

【細胞像】
　著しく多い細胞量で,細胞間結合性は弱い。これらの細胞およびその核の大小不同は高度で,巨核,多核の細胞が出現する。細胞質はライトグリーン好性で,周縁は不明瞭である。核は偏在傾向を示す。また,核細胞質比の増大が認められ,裸核細胞が多くみられる。核では核形不整,核縁の不均等肥厚,核クロマチンの不均等分布が認められる。核小体は1〜数個で明瞭である。核分裂像がみられ,異常核分裂像も観察される。背景には壊死物質が認められる。

【細胞診の判定区分】
　陽性(悪性)

【鑑別診断・ピットフォール】
　まず,副腎皮質腺腫と副腎皮質癌との鑑別がポイントとなる。組織学的には,Weiss criteriaという指標で9項目の所見(核異型度,核分裂像の亢進,異型核分裂像,好酸性細胞質の割合,腫瘍の構築,凝固壊死,被膜浸潤,毛細血管への浸潤,静脈侵襲)を検討し,2項目以下が陽性の場合を副腎皮質腺腫,3項目以上陽性の場合を副腎皮質癌と診断する。しかしWeiss criteriaを使用するにあたり,適切な病変の肉眼的観察と切り出し,さらには正確な9項目の評価が極めて重要であり,また,組織学的に両者の鑑別がときに困難なこともある。加えて,下記のような理由から細胞学的所見のみで良悪性を決定することは非常に困難と考えられる。

　a)細胞や核の多形性,核の大小不同は両者でみられ,副腎皮質癌より副腎皮質腺腫の細胞所見の方が多形性に富むこともある。

b）壊死，核分裂像，細胞の結合性低下などは，副腎皮質癌の可能性をより示唆する所見と考えられているが，標本上同定できないこともある。

両者の鑑別に際しては，臨床経過や画像診断などに十分に注意を払うとともに，今後さらなる症例の積み重ねが必要であると考えられる。

次に重要な鑑別すべき病変は，腎明細胞癌の副腎転移である（図6, 7）。腎明細胞癌では，核は小型で濃染し円形〜類円形で，また偏在性ないし中心性である。核および細胞の大小不同は軽度で，核細胞質比は小さい。また，細胞質には脂肪が多く含まれ，糖原の沈着も関与して明るい細胞質を示す（図6, 7）。

ほかに，鑑別すべき副腎皮質病変として，骨髄脂肪腫，副腎囊胞，悪性リンパ腫，悪性黒色腫および肺癌の転移などが挙げられる。なお，病変が副腎皮質腫瘍との確定には，その発現の特異性からSF-1に対する免疫染色が有用である（図8）。

B. 副腎髄質病変

副腎髄質は，細胞の起源も産生するホルモンも副腎皮質とは全く異なり，神経堤に由来する神経内分泌臓器である。副腎髄質病変で最も多く問題となる疾患は，成人では褐色細胞腫，小児では神経芽腫である。これらの腫瘍はカテコラミン産生能を有し，特に褐色細胞腫では穿刺により致死的経過をとる場合があることや，後腹膜臓器でアプローチが困難であることも含め，穿刺吸引細胞診がなされることはほとんどない。しかし細胞所見は比較的特徴的であり，手術時に採取された検体の捺印細胞診は診断確定の一助となり得る。以下にこれら両疾患の病理組織像と細胞像について言及する。

1 褐色細胞腫（傍神経節腫）（pheochromocytoma〔paraganglioma〕）

【疾患概念】
　自律神経系の調整に密接に関係した神経内分泌臓器である傍神経節に発生した，神経内分泌腫瘍である。副腎髄質は成人体内での最大の傍神経節で，副腎髄質発生の傍神経節腫が狭義の褐色細胞腫に相当する。

【診断のポイント】
- 細胞質の豊富な多稜形の大型細胞より構成される（図9, 10）。
- 細胞質が壊れやすく細胞境界が不明瞭で，微細顆粒状背景に埋もれるように存在することがある（図11, 12）。
- ごま塩状の粗顆粒状クロマチン（salt and pepper chromatin）パターンを示す（図10）。
- 核の大小不同，多形性が目立つ（図10）。
- Giemsa染色ではときに細胞質が好塩基，好酸性，または両好性に染色される。

【臨床像】
　カテコラミン産生能を有する腫瘍であり，高血圧，頭痛，発汗，激しい動悸，振戦や顔面蒼白などのカテコラミン産生過剰の症状を呈する。これらはしばしば発作性エピソードを来し，激しい運動や外傷などの種々のイベントにより惹起され，ときに致死的な高血圧クリーゼを来

すこともある。非機能性腫瘍では他腫瘍との鑑別が難しく，^{123}I-MIBG シンチグラフィが有用である。

【病理組織像】
　腫瘍は微細顆粒状の広い胞体を有する大型で，多辺角形細胞より構成され，融合性の索状構造や Zellballen と称される胞巣状構造をとって増生し，胞巣間には洞様血管が豊富に存在する。細胞質が好酸性，好塩基性，両好性のものが混在する。大型核や奇怪核が混在し，核の多形性が高度にみられることが特徴である。良性ではより多形性が顕著で，悪性度が増すと細胞が小型化し均質になってくる。硝子球やメラニン様の色素をしばしば伴う。

【細胞像】
　細胞質の豊富な大型多稜形細胞が，結合性の緩い集塊をなして出現する。核では，大小不同，大型化，奇怪核などの多形性が目立ち，また，粗大顆粒状でときにごま塩状を呈する核クロマチンパターンを示す（神経内分泌腫瘍の特徴）。

　細胞質は微細顆粒状で豊富に存在するが，細胞質が脆く崩れやすい。ときに細胞境界が不明瞭で，微細顆粒状の背景の中に埋もれるように存在する。また，細胞質が好塩基，好酸性，または両好性に染色され，特に Giemsa 染色で異染性が明瞭に描出される。

【細胞診の判定区分】
　疑陽性（良悪判定困難）

【鑑別診断・ピットフォール】
　褐色細胞腫・傍神経節腫は良悪性の鑑別が組織学的に非常に困難とされる腫瘍であり，良性・悪性と断定することは控えるべきである。悪性度が増加すると核クロマチンや核異型，核分裂像の頻度などの増加などがみられるとともに，細胞が小型化し均質化し，多形性がむしろ減弱するとされる。細胞像でこのような像がみられた場合はその旨記載すべきである。

　細胞が大型多稜形で核の大小不同が目立つことなどから，肝細胞癌，悪性黒色腫，腎癌，副腎皮質腫瘍，低分化癌，胞巣状軟部肉腫などとの鑑別が難しい場合がある。神経内分泌腫瘍に特徴的な，微細顆粒状で脆い細胞質や粗大顆粒状の核クロマチンパターンなどに着目するとよい。Giemsa 標本での両好性細胞質も診断の一助となる。

2 神経芽細胞腫（neuroblastoma）

【疾患概念】
　神経堤に由来する神経芽細胞が神経節細胞に分化する過程において腫瘍化した腫瘍である。未熟な神経芽細胞のみからなる未分化な病変から，種々の程度に神経節細胞に分化を示す腫瘍まで，様々なものが存在している。小児発生の固形腫瘍の中で，最も発生頻度の高い腫瘍である。副腎髄質に最も発生頻度が高く，他に交感神経節の分布する後腹膜や後縦隔などにも発生する。

【診断のポイント】
- N/C 比の非常に大きな小型類円形細胞より構成される（図 13）。
- 核は類円形で，軽度大小不同や核形不整を示し，粗大顆粒状でときにごま塩状の核クロマチンパターンを示す（図 13）。
- 種々の程度に微細線維状背景を伴い，ときにロゼット形成がうかがわれる（図 14）。
- 種々の程度の分化段階の神経節細胞が混在する（図 15）。

【臨床像】

　腫瘤による圧迫症状が主体をなし，腹部発生では腹痛，腹部膨満感や不快感などを示す。腫瘍細胞はカテコラミン産生能を有しており，カテコラミン代謝産物であるホモバニリン酸（HVA）やバニルマンデル酸（VMA）の尿中濃度が増加することが診断上重要である。手術療法のほか，化学放射線療法が行われるが，予後は組織学的・遺伝学的因子により規定されており，予後良好群は100％に近い生存が得られるが，予後不良群ではいまだ5年生存率50％未満であるのが現状である。

【病理組織像】

　小細胞性腫瘍（small round cell tumor）の一つに分類されるが，種々の程度に神経への分化を示す。最も未分化な腫瘍ではN/C比の著しく高い小型類円形細胞が密集し，ごく微量に神経細線維（neuropil）を伴う程度であるが，分化が進むにつれneuropilが増加し，神経節細胞への分化を示す。神経への分化を示す所見としては，中心部にneuropilを囲み腫瘍細胞が花冠状に配列したHomer-Wright型ロゼットの形成が重要な所見である。免疫組織学的には，ニューロフィラメント，シナプトフィジン，NSEなどの神経系マーカーが種々の程度に陽性となるが，MIC-2や筋系マーカー，リンパ球系マーカーなどには陰性を示す。

【細胞像】

　N/C比の非常に大きな小型類円形細胞が多量に出現する。核は類円形で軽度核形不整や大小不同を示す。核クロマチンが粗大顆粒状を呈し，ときにごま塩状の様相を呈する。細胞は孤立性の出現が多いが，種々の程度に細胞が集簇する傾向を示す。また，背景に種々の程度に微細線維状構造を伴い，細胞診標本上でも微細線維を囲む花冠状配列（Homer-Wright型ロゼット）がときに明瞭に認められる。このほか，種々の程度の分化段階の神経節細胞を混在する。神経節細胞は大型明瞭な核小体を有する核偏在性の細胞形態を示し，未熟なものは小型で分化が進むに従い大型化する。

【細胞診の判定区分】

　陽性（悪性）

【鑑別診断・ピットフォール】

　小円形細胞腫瘍であり，Ewing肉腫（図16），横紋筋肉腫，悪性リンパ腫などの種々の小円形細胞腫瘍との鑑別が問題となる。特にEwing肉腫は，神経芽細胞腫と同様に神経への分化を示す未熟な細胞からなるが，神経芽細胞腫の方がより神経への分化傾向が強く描出される。

　微細線維状背景，Homer-Wright型ロゼット，粗大顆粒状の核クロマチンパターンなどに着目し，神経への分化を認識することが重要である。分化が進むに従い神経節細胞の割合が増加し，悪性度も低くなるため，神経節細胞の有無や量についても記載するとよい。

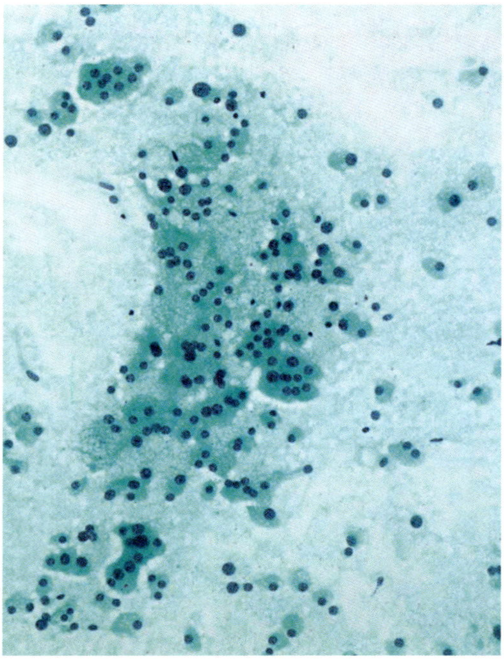

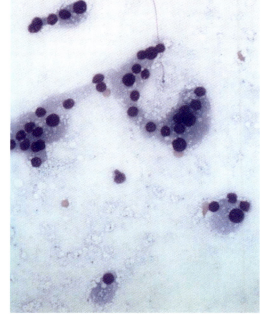

図1 副腎皮質腺腫
捺印，Pap.染色，対物10倍
類円形核とライトグリーン好性の細胞質を有する腫瘍細胞が，良好な結合性を有する集塊状に出現している。核には軽度のクロマチン増量と大小不同がみられる。

図2 副腎皮質腺腫
捺印，Giemsa染色，対物20倍
類円形核を有する腫瘍細胞が，良好な結合性を有する集塊状に出現している。核には軽度の大小不同がみられる。核は中心性ないし偏在性である。

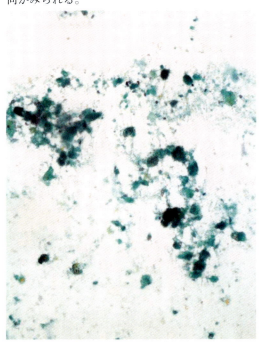

図3 副腎皮質癌
捺印，Pap.染色，対物10倍
壊死物質がみられる。

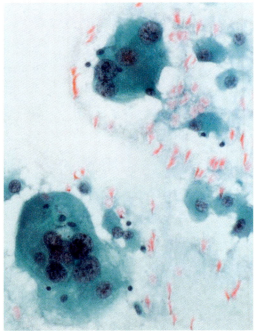

図4 副腎皮質癌
捺印，Pap.染色，対物40倍
核には大小不同や核形が目立ち，また一部で多核を示している。腫瘍細胞同士の結合性は低下している。

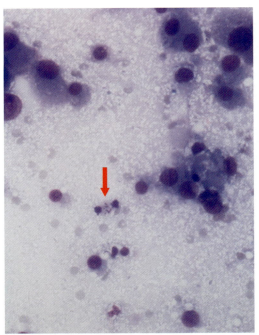

図5 副腎皮質癌
捺印，Giemsa 染色，対物 20 倍
一部で核分裂像がみられる（矢印）。

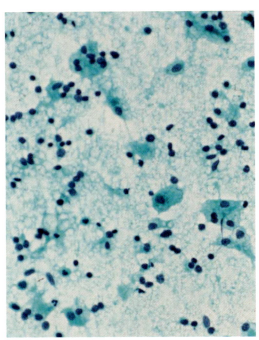

図6 腎明細胞癌
捺印，Pap. 染色，対物 10 倍
小型類円形核，ライトグリーン好性の細胞質を有する腫瘍細胞からなる集塊が認められる。N/C 比は高くない。

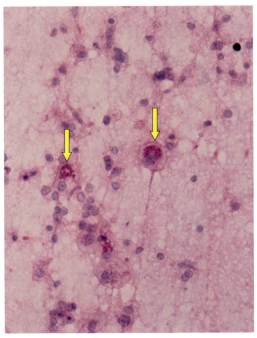

図7 腎明細胞癌
捺印，PAS 染色，対物 10 倍
一部でグリコーゲンの含有を認める（矢印）。

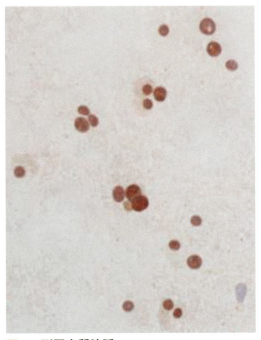

図8 副腎皮質腺腫
捺印，SF-1 免疫染色，対物 20 倍
腫瘍細胞核に明瞭な陽性像を認める。

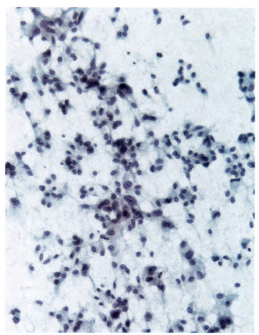

図9 褐色細胞腫
捺印，Pap.染色，対物20倍
細胞質の豊富な多稜形の大型細胞で構成され，緩い結合性を示す。細胞質は壊れやすく細胞境界が不明瞭で，微細顆粒状背景に埋もれるように存在する。

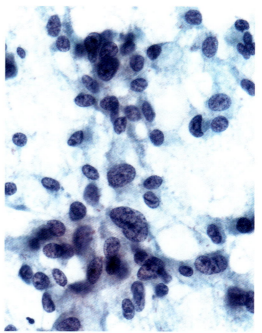

図10 褐色細胞腫
捺印，Pap.染色，対物40倍
核の大小不同，大型化や多形性が目立ち，ごま塩状の粗顆粒状クロマチンパターンを示す。

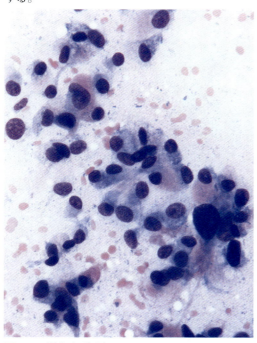

図11 褐色細胞腫
捺印，May-Glund-Giemsa染色，対物40倍
細胞質が好塩基性，好酸性，または両好性を呈していることが明瞭にわかる。

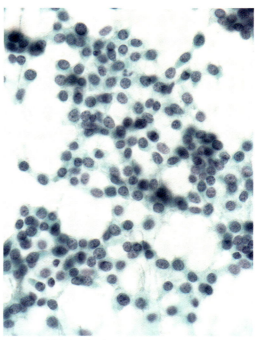

図12 褐色細胞腫
捺印，Pap.染色，対物40倍
細胞の小型化，均質化は悪性度の高い可能性を示唆する。

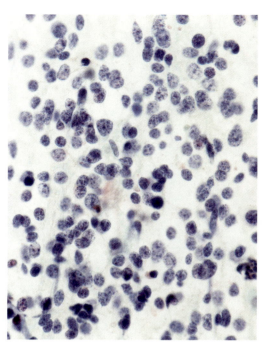

図13 神経芽細胞腫
捺印，Pap. 染色，対物40倍
N/C比の非常に大きな小型類円形細胞から構成され，核は類円形で，軽度大小不同や核形不整を示し，粗大顆粒状の核クロマチンパターンがみられる。背景は微細な線維状である。

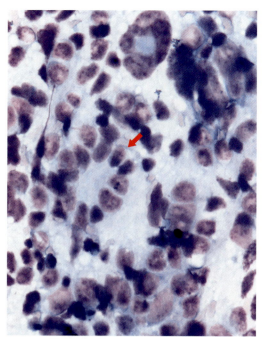

図14 神経芽細胞腫
捺印，May-Glund-Giemsa 染色，対物40倍
中央に neuropil を取り囲む Homer-Wright 型ロゼットの形成（矢印）がみられる。

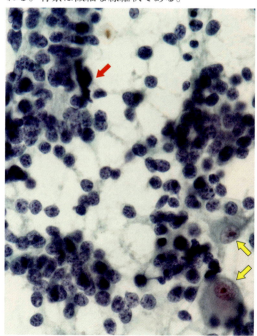

図15 神経芽細胞腫
捺印，Pap. 染色，対物40倍
Homer-Wright 型ロゼットの形成（赤矢印）と神経節芽細胞の出現（黄色矢印）がみられる。

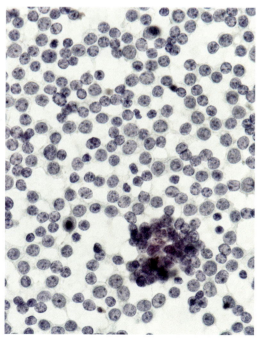

図16 Ewing 肉腫
捺印，Pap. 染色，対物40倍
神経芽細胞腫同様，小円形細胞からなる腫瘍である。神経芽細胞腫との鑑別は，核クロマチンパターンの違い，線維性背景が少なく孤在性細胞がより多い点などにより可能である。

中枢神経

総論
A. 基本的知識
B. 報告様式
C. 検体採取法と処理法

各論
A. 浸潤性星細胞腫
B. 限局性星細胞腫
C. 乏突起膠細胞系腫瘍
D. 上衣系腫瘍
E. 脈絡叢腫瘍
F. 神経細胞系腫瘍
G. 松果体部腫瘍（松果体実質細胞腫瘍）
H. 胎児性腫瘍
I. Schwann細胞腫
J. 髄膜腫
K. 脊索腫
L. 悪性リンパ腫
M. 胚細胞腫瘍
N. トルコ鞍部腫瘍
O. 非腫瘍性病変

図譜

総論

A. 基本的知識

　中枢神経系病変の細胞診断学は，他の臓器と異なる役割を担っている。多くは脳腫瘍の臨床診断のもとに切除術，あるいは生検術が行われる際の術中迅速診断で，凍結標本による組織診断とともに実践的に応用される。

　術中迅速診断は，検体が限られていることや凍結で生じるアーチファクトによる形態の破壊，ホルマリン固定・パラフィン包埋標本と異なる処理による染色性や質感の相違から，精度の高い診断を出すことが困難である。特に細胞形態の破壊は，核異型の程度の判定や細胞種類の同定を困難にしている。一方，直接塗抹標本では細胞の形態が良好に保持されることから有用性が高く，術中迅速診断において細胞診が活用されている。特に直接塗抹標本での細胞診断は，悪性リンパ腫，胚腫(germinoma)，髄膜腫，Schwann細胞腫(schwannoma)，悪性グリオーマの診断の正診率が高いと報告されている。

　この項では，脳腫瘍の術中迅速診断への応用という観点から，細胞診断する際に必要と考えられる脳腫瘍の総論的な臨床病理学的特徴について解説し，術中迅速診断での留意点，細胞診断の進め方について触れ，最後に診断書に含めるべき内容について解説する。

1 脳腫瘍の臨床病理学的特徴

　脳腫瘍の分類は，WHO分類(2007)と臨床・病理脳腫瘍取扱い規約(第3版，2010)が使われているが，取扱い規約はWHO分類に準拠しているため，大きな相違はみられない。130以上の多くの腫瘍型に分かれているが，このなかで日常的に遭遇する腫瘍は限られている。表1に代表的な腫瘍型を挙げる。

　さらに，脳腫瘍の悪性度はgradeで分類される。GradeⅠの腫瘍型は増殖能が低く外科切除のみで治癒する可能性が高く，gradeⅡの腫瘍型は一般的には浸潤性性格を示し，増殖能は低いが，しばしば再発する。GradeⅢは核異型や核分裂像の増加等の組織学的な悪性所見を示す腫瘍で，多くの場合，補助的な放射線化学療法が施行される。GradeⅣは細胞学的に悪性で分裂像が多く，壊死傾向が強い腫瘍で，術前術後ともに急速に進行し死の転帰をとるものである。各々の組織型に対応するgradeが付与されている(表1)。術中迅速診断では，検体が限られ，詳細な観察が難しい場合が多く，正確なgradeの診断は困難であるが，low-grade(gradeⅠおよびⅡ)，あるいはhigh-grade(gradeⅢおよびⅣ)の判定をつけることが求められる。

　表2に本邦の腫瘍型別の発生頻度を示す。また，脳腫瘍には腫瘍型によって好発部位と好発年齢層があることから，これらの特徴が診断を絞り込む際の参考となる。部位別好発腫瘍を図1に，腫瘍型別好発年齢層を表3に示す。これらの特徴とともに，各々の腫瘍型の画像上の特徴も診断する際に参考になる。画像の特徴については成書を参照されたい。

表1　脳腫瘍の代表的な組織型およびWHO grade分類

Ⅰ．神経上皮性腫瘍　Tumors of neuroepithelial tissue
　A）星細胞系腫瘍　Astrocytic tumors
　　　1．毛様細胞性星細胞腫　Pilocytic astrocytoma　　　　　　　　　　　　　　　grade Ⅰ
　　　2．びまん性星細胞腫　Diffuse astrocytoma　　　　　　　　　　　　　　　　　grade Ⅱ
　　　3．退形成性星細胞腫　Anaplastic astrocytoma　　　　　　　　　　　　　　　grade Ⅲ
　　　4．膠芽腫　Glioblastoma　　　　　　　　　　　　　　　　　　　　　　　　　grade Ⅳ
　B）乏突起膠細胞系腫瘍　Oligodendroglial tumors
　　　1．乏突起膠腫　Oligodendroglioma　　　　　　　　　　　　　　　　　　　　grade Ⅱ
　　　2．乏突起星細胞腫　Oligoastrocytoma　　　　　　　　　　　　　　　　　　　grade Ⅱ
　　　3．退形成性乏突起膠腫　Anaplastic oligodendroglioma　　　　　　　　　　　grade Ⅲ
　C）上衣系腫瘍　Ependymal tumors
　　　1．上衣腫　Ependymoma　　　　　　　　　　　　　　　　　　　　　　　　　grade Ⅱ
　　　2．退形成性上衣腫　Anaplastic ependymoma　　　　　　　　　　　　　　　　grade Ⅲ
　　　3．粘液乳頭状上衣腫　Myxopapillary ependymoma　　　　　　　　　　　　　grade Ⅰ
　D）脈絡叢腫瘍　Choroid plexus tumors
　　　1．脈絡叢乳頭腫　Choroid plexus papilloma　　　　　　　　　　　　　　　　grade Ⅰ
　E）神経細胞系および神経細胞膠細胞系腫瘍　Neuronal tumors and neuronal-glial tumors
　　　1．中枢性神経細胞腫　Central neurocytoma　　　　　　　　　　　　　　　　grade Ⅱ
　　　2．神経節細胞腫/神経節膠腫　Gangliocytoma/Ganglioglioma　　　　　　　　grade Ⅰ
　　　3．胚芽異形成性神経上皮腫瘍　Dysembryoplastic neuroepithelial tumor　　 grade Ⅰ
　F）胎児性腫瘍　Embryonal tumors
　　　1．髄芽腫　Medulloblastoma　　　　　　　　　　　　　　　　　　　　　　　grade Ⅳ
　　　2．中枢神経系原始神経外胚葉性腫瘍　Central nervous system primitive neuro-　grade Ⅳ
　　　　ectodermal tumor
　　　3．非定型奇形腫様ラブドイド腫瘍　Atypical teratoid/rhabdoid tumor　　　　grade Ⅳ
Ⅱ．脳神経および脊髄神経腫瘍　Tumors of the cranial and spinal nerves
　　　1．シュワン細胞腫　Schwannoma　　　　　　　　　　　　　　　　　　　　　grade Ⅰ
Ⅲ．髄膜および髄膜に関連する腫瘍　Tumors of meninges
　　　1．髄膜腫　Meningioma
　　　　a．髄膜腫，一般型　Meningioma, common type　　　　　　　　　　　　　grade Ⅰ
　　　　b．異型髄膜腫　Atypical meningioma　　　　　　　　　　　　　　　　　　grade Ⅱ
　　　　c．退形成性髄膜腫　Anaplastic meningioma　　　　　　　　　　　　　　　grade Ⅲ
　　　2．血管周皮腫　Hemangiopericytoma　　　　　　　　　　　　　　　　　　　grade Ⅱ, Ⅲ
　　　3．血管芽腫　Hemangioblastoma　　　　　　　　　　　　　　　　　　　　　grade Ⅰ
Ⅳ．造血器系腫瘍　Tumors of hematopoietic system
　　　1．原発性悪性リンパ腫　Primary malignant lymphoma　　　　　　　　　　　　－
　　　2．ランゲルハンス細胞組織球症　Langerhans cell histiocytosis　　　　　　　－
Ⅴ．胚細胞腫瘍　Germ cell tumors
　　　1．胚腫　Germinoma　　　　　　　　　　　　　　　　　　　　　　　　　　　－
　　　2．奇形腫　Teratoma　　　　　　　　　　　　　　　　　　　　　　　　　　－
　　　3．複合胚細胞腫瘍　Mixed germ cell tumor　　　　　　　　　　　　　　　　－
Ⅵ．トルコ鞍部腫瘍　Tumors of sellar region
　　　1．頭蓋咽頭腫　Craniopharyngioma　　　　　　　　　　　　　　　　　　　　grade Ⅰ
　　　2．下垂体腺腫　Pituitary adenoma　　　　　　　　　　　　　　　　　　　　－
Ⅶ．周辺部腫瘍の頭蓋内進展および転移性腫瘍　Local extensions from regional tumors and metastatic tumors
　　　1．脊索腫　Chordoma　　　　　　　　　　　　　　　　　　　　　　　　　　－
　　　2．転移性腫瘍　Metastatic carcinoma and sarcoma　　　　　　　　　　　　－

注）－はgradeが付与されていないことを表している。

表2 脳腫瘍組織型別発生頻度 小児，全年齢（1984〜2000年）

	0〜14歳（%）	全年齢
星細胞腫（含，退形成性）	24.0	11.8
膠芽腫	3.7	9.1
乏突起膠腫（含，退形成性）	0.9	1.1
乏突起星細胞腫（含，退形成性）	0.6	0.5
上衣腫（含，退形成性）	6.5	1.0
脈絡叢腫瘍	1.9	0.3
膠腫 NOS	4.0	0.7
神経節膠腫（含，退形成性）	1.7	0.5
松果体細胞腫，松果体芽腫	0.8	0.3
髄上皮腫	0.2	0
髄芽腫	12.0	1.1
神経芽腫	0.6	0.1
極性海綿芽腫	0.5	0.1
脳・脊髄神経腫瘍	1.5	10.7
髄膜腫（含，異型性，退形成性）	2.1	27.0
血管芽腫	0.5	1.7
血管周皮腫	0.1	0.2
下垂体腺腫（含，腺癌）	2.2	18.1
頭蓋咽頭腫	8.9	3.5
胚腫	9.4	1.9
奇形腫（含，悪性）	2.6	0.4
絨毛癌	0.7	0.1
胎児性癌，卵黄嚢腫瘍	1.2	0.2
その他の胚細胞腫瘍	1.5	0.2
類皮嚢胞，類表皮嚢胞	1.5	1.5
脊索腫（含，悪性）	0.3	0.5
骨，軟骨腫瘍	1.3	0.4
脂肪腫	0.6	0.2
悪性リンパ腫	0.3	3.1
その他の肉腫	0.5	0.2
原発性悪性黒色腫	<0.1	0.1
多発性腫瘍	0.1	0.1
その他	6.5	2.9
分類不能	0.8	0.3
計	100	100
総数	4,929例	66,491例

（Report of Brain Tumor Registry of Japan, 12th edition, 2009 より）

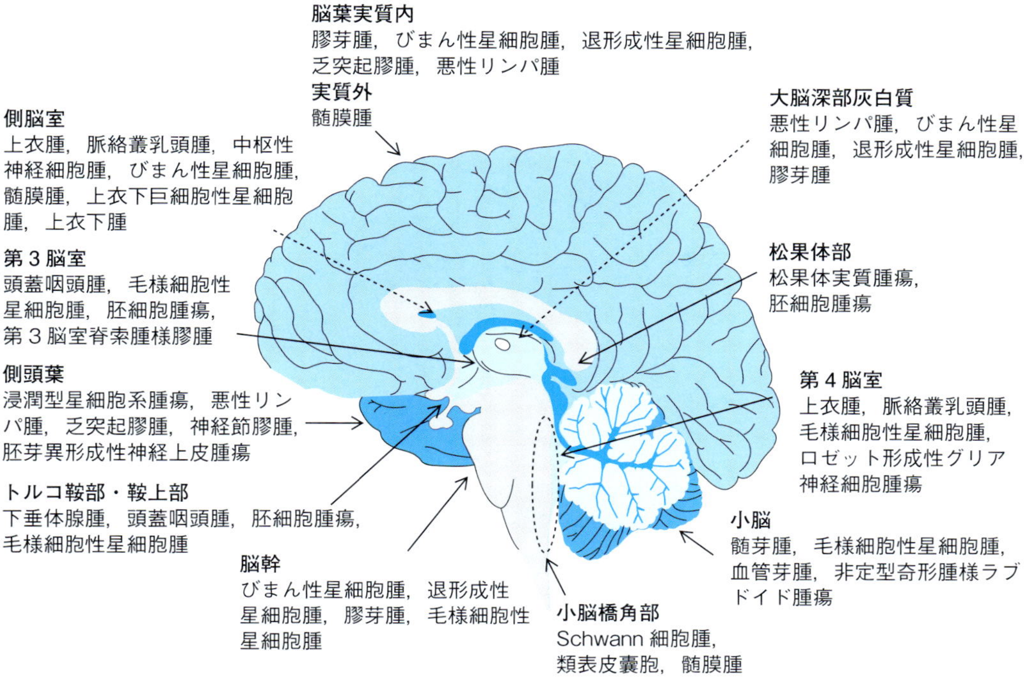

脳葉実質内
膠芽腫，びまん性星細胞腫，退形成性星細胞腫，乏突起膠腫，悪性リンパ腫

実質外
髄膜腫

側脳室
上衣腫，脈絡叢乳頭腫，中枢性神経細胞腫，びまん性星細胞腫，髄膜腫，上衣下巨細胞性星細胞腫，上衣下腫

第3脳室
頭蓋咽頭腫，毛様細胞性星細胞腫，胚細胞腫瘍，第3脳室脊索腫様膠腫

側頭葉
浸潤型星細胞系腫瘍，悪性リンパ腫，乏突起膠腫，神経節膠腫，胚芽異形成性神経上皮腫瘍

トルコ鞍部・鞍上部
下垂体腺腫，頭蓋咽頭腫，胚細胞腫瘍，毛様細胞性星細胞腫

脳幹
びまん性星細胞腫，退形成性星細胞腫，膠芽腫，毛様細胞性星細胞腫

大脳深部灰白質
悪性リンパ腫，びまん性星細胞腫，退形成性星細胞腫，膠芽腫

松果体部
松果体実質腫瘍，胚細胞腫瘍

第4脳室
上衣腫，脈絡叢乳頭腫，毛様細胞性星細胞腫，ロゼット形成性グリア神経細胞腫瘍

小脳
髄芽腫，毛様細胞性星細胞腫，血管芽腫，非定型奇形腫様ラブドイド腫瘍

小脳橋角部
Schwann細胞腫，類表皮嚢胞，髄膜腫

図1　部位別好発腫瘍型

2 術中迅速細胞診

　良性脳腫瘍は外科切除が治療の主体となるが，悪性脳腫瘍の多くは外科切除，放射線療法，化学療法の3つを組み合わせた集学的治療が行われている．腫瘍型によって治療が異なり，手術の果たす役割が異なっている．腫瘍型によっては，診断がついた時点で手術を終了し，化学療法や放射線療法による治療を進めることもある．術中迅速診断は外科的摘出の範囲を決定するうえでの重要な情報となる．迅速診断に求められる基本的な情報の主要な点をまとめると以下の項目が挙げられる．

　a）腫瘍性病変か，非腫瘍性病変か
　b）神経上皮性腫瘍か，実質外あるいは髄外腫瘍か
　c）神経上皮性腫瘍に関して組織型および悪性度
　d）放射線感受性の高い腫瘍か

　これらの点に留意して診断を進めることが必要となる．

3 細胞の見方と判定法

　臨床医からの依頼書をよく読み，患者情報を把握し，病変部位や年齢からある程度，鑑別診断に挙げるべき腫瘍型を想定しておくことが重要である．この際，画像情報も参考にする．

a．腫瘍性病変か，非腫瘍性病変か

　炎症性疾患，脱髄性疾患，虚血性疾患等で腫瘍との鑑別が必要な病変が形成される．採取された組織が正常の脳組織（図2, 3）と比較して，細胞密度，細胞形態に異常はないかを調べる．核異型を示す細胞からなる細胞密度の高い細胞集塊が認められれば，腫瘍性病変が考えられる．

表3 腫瘍型別好発年齢層

腫瘍型	乳幼児期	学童期	思春期	若年成人	成人	老年期
毛様細胞性星細胞腫		●	●			
毛様類粘液性星細胞腫	●	●				
多形黄色星細胞腫		●	●			
上衣下巨細胞性星細胞腫			●			
びまん性星細胞腫				●	●	
退形成性星細胞腫					●	
膠芽腫					●	●
乏突起膠腫					●	
上衣腫	●	●	●			
退形成性上衣腫		●	●			
脈絡叢乳頭腫	●	●				
中枢性神経細胞腫				●		
神経節膠腫		●	●	●		
線維形成性乳児神経節膠腫	●					
胚芽異形成性神経上皮腫瘍		●	●			
髄芽腫	●	●				
中枢神経系原始神経外胚葉性腫瘍	●	●				
非定型奇形腫様ラブドイド腫瘍	●					
Schwann細胞腫					●	●
髄膜腫					●	●
血管芽腫				●	●	
血管周皮腫					●	
悪性リンパ腫					●	●
胚細胞腫瘍			●	●		
頭蓋咽頭腫		●	●			●
下垂体腺腫				●	●	●

グリオーシスと星細胞腫の鑑別には注意が必要である。構成細胞の核異型や突起の太さや伸ばし方等が鑑別点となる。反応性アストロサイトがリンパ球、形質細胞、組織球、泡沫組織球等の炎症細胞と混在する病変は炎症性疾患や脱髄疾患で認められるが、悪性リンパ腫の浸潤部や胚腫でも出現するので、各々の細胞要素について細胞所見を詳細に観察する必要がある。

また、実際には腫瘍辺縁部から採取された組織が提出されることがある。既存の神経組織を構成する細胞のほかにクロマチンの増量や核形の不整、細胞形態の異常を示す細胞があればグ

リオーマの浸潤を考えるが(図4,5)，臨床的に悪性グリオーマが疑われる症例は，深部に悪性度の高い腫瘍本体がある可能性があり，術者に連絡して，さらに本体と考えられる腫瘍組織の提出を求める必要がある．

b．神経上皮性腫瘍か，実質外あるいは髄外腫瘍であるか

実質外腫瘍である髄膜腫，Schwann細胞腫は可能な限り全摘を目指して手術が行われるので，グリオーマとの鑑別が必要である．グリオーマは細く長い細胞突起からなる線維性基質を形成することが多い．髄膜腫やSchwann細胞腫の細胞像はそれぞれ集塊の細胞配列のパターンや細胞形態に特徴があり，凍結標本より有力な診断根拠をもたらすことがある．それぞれの特徴は腫瘍型の項の解説を参照されたい．

c．神経上皮性腫瘍の組織型および悪性度

神経上皮性腫瘍の多くはグリオーマで占められており，胎児性腫瘍も含まれる．構成細胞の細胞質の形態や突起の有無，および背景にある線維性基質を構成する線維の性質や質感によりグリオーマか神経細胞系腫瘍かを判断する．一般的に星細胞系腫瘍(astrocytic tumors)の線維性突起は直線的に伸び硬い質感を示す．神経細胞系腫瘍では，繊細な突起の集積からなり，細顆粒状の構造もみられる．乏突起膠腫は標本の条件がよければ突起のない細胞質が見出され，診断をつけることが可能であるが，星細胞系腫瘍との鑑別が困難で，単にグリオーマと診断される症例が多い．

グリオーマでは，核異型，多形性，核分裂像の出現，壊死，血管壁細胞が増生し太さが増した血管の存在で，悪性度を判定することが求められる．これらの所見の多くが揃えば，gradeを診断できるが，一部の所見のみみられ，high-grade(gradeⅢおよびⅣ)とする場合も多い．

髄芽腫や中枢神経系原始神経外胚葉性腫瘍(CNS PNET)などの胎児性腫瘍は，核・細胞質比(N/C比)が高い未分化な小型細胞が高密度に増殖する．同様に小型細胞が高密度にみられる退形成性上衣腫は全摘が望まれる腫瘍であることから，術中迅速診断での髄芽腫との鑑別が重要となる．

d．放射線感受性の高い腫瘍か

悪性リンパ腫や胚腫は放射線感受性の高い腫瘍である．これらは腫瘍細胞が十分採取されていれば，細胞像で診断確定可能である．その特徴は各腫瘍型の解説を参照されたい．前述したように浸潤部で反応性病変が加わった細胞像を示す病変では，出現細胞各々を詳細に観察する必要がある．

B．報告様式

実際には，凍結標本の組織診断と合わせて報告されることが多く，細胞診断のみで報告書を作成する施設は少ないと考えられるが，確認すべき点，あるいは記載すべき点として以下のような事項が考えられる．

所見の内容
1) 直接塗抹標本の種類：捺印法，圧挫法，すり合わせ法
2) 細胞集塊の特徴：大きさ，重積性かシート状か，核密度，配列の特徴，血管との関係
3) 線維性基質：有無，長さ，硬さ，密度，性状

4)腫瘍細胞の特徴
　　核：N/C比，形状，大きさ，クロマチンパターン，大小不同，核形不整，多形性，核小体の状態
　　細胞質：形状，染色性，突起の有無
　　細胞の多彩性，あるいはモノトーンであるか
5)増殖能：核分裂像，異型核分裂像
6)壊死の有無
7)血管の特徴：細い毛細血管，細胞増生を示す太い血管の有無

診断
　腫瘍型で示す。腫瘍型の確定が困難な場合には，総称的な名称と悪性度を示す。Low-grade astrocytoma, high-grade glioma等が使われる。

C. 検体採取法と処理法

　脳腫瘍の細胞診は，主に術中迅速診断に用いられる。その際，提出される組織は極めて小さく，また凍結時のアーチファクトのため，組織診断に難渋することがある。そのため，迅速診断時における細胞診の併用は，正確な診断を行うために必須なものである(図6)。細胞診のみで診断できるケースも多く，脳腫瘍術中迅速細胞診が迅速組織診の補助診断という固定概念もなくなりつつある。

1 細胞採取法

　術中迅速診断時，標本を作製する時点で臨床情報，臨床診断，迅速診断の目的を把握して，最適な標本作製法を選択することが重要である。また，脳腫瘍は多くの組織型が存在し，さらに多彩な組織像をとることが多い。そのため，小さな組織においても肉眼的観察を行い，組織の性状の違う数カ所から細胞採取を行う必要がある。膠芽腫では凝血塊は壊死，組織塊の赤色部分は血管形態と腫瘍細胞が，白色部分は脳実質への浸潤像や正常および反応性部位の細胞像が得られることが多い(図7)。

2 標本作製

a. 塗抹

　細胞塗抹とはガラスに細胞を張り付けることで，脳腫瘍では捺印法と圧挫法のどちらか一方，または両方が用いられる(図8)。

(1)捺印法

　組織を軽くガラス面に押し当て，細胞を塗抹する方法である。細胞が挫滅しやすい腫瘍や悪性リンパ腫の観察に適している。特に悪性リンパ腫や胚腫の背景のリンパ球は，捺印塗抹，乾燥固定，Giemsa染色を施行することにより細胞診断の手助けになる(図8b)。標本作製では，ピンセットでつまんだ組織をスライドガラスに押し当てるとき，垂直に押し当て，垂直に引き上げることにより細胞の挫滅を防ぐことができる。また，材料が非常に小さい場合は捺印法を行い，残りを組織診にまわす工夫も必要である。

(2) 圧挫法

　小さな組織を2枚のスライドガラスで挟み圧挫し，塗抹する方法である。本法は脳腫瘍全般で利用される。特にグリア線維や血管の観察，硬い組織の塗抹に適している。膠腫では，腫瘍細胞の繊細な細胞質突起（グリア線維）がみられ，血管の異常，内皮細胞の増生等，全体の構築をつかむことができる。そして，それらは悪性度の判定にも有用である（図9a）。髄膜腫では，渦巻き状（whorl）構造がみられ診断が可能となる（図9b）。標本作製では，術中迅速診断に提出された組織より性状の異なる部位数カ所から細胞採取し，1枚のスライドガラスに載せる。そして，別のスライドガラスで挟み，軽く圧を加え，その後，左右にスライドガラスを引き塗抹する（図10）。すり合わせ法は，2枚目のスライドグラスに加える圧の加減や滑らせる速度の調節という難しい点があるが，観察に適した薄さの塗抹部が広い面積で得られる利点がある。

※組織塊1mm³の細胞量は，厚さ10μm，1cm四方の切片に相当する。細胞診用組織の大きさは1mm³より小さくても観察可能な細胞量が得られる。

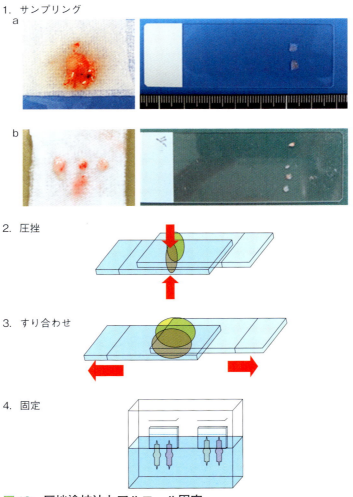

図10　圧挫塗抹法とアルコール固定
1. 提出された組織から数カ所サンプリング。aは1つの組織から2カ所採取した症例，bは4つの組織から4カ所採取した症例。2. 圧挫，3. 横にすり合わせし，4. 素早く固定液に浸漬する。

表4 迅速Papanicolaou染色法プロトコール

1. 塗抹後，95％エタノールで固定　　1分間
2. 水洗
3. ギルのヘマトキシリン　　　　　　1分間
4. 水洗
5. 1％塩酸アルコール　　　　　　　20回上下
6. 水洗，色出し
7. 95％エタノール　　3槽　各槽10回上下
8. OG6　　　　　　　　　　　　　　10回上下
9. 95％エタノール　　3槽　各槽10回上下
10. EA50　　　　　　　　　　　　　　2分間
11. 95％エタノール　　1槽　各槽10回上下
12. 100％エタノール　　6槽　各槽10回上下
13. キシレン　　　　　　7槽　各槽10回上下
14. 封入

表5 迅速免疫組織化学プロトコール

1. peroxidase blocking solution　3分
2. TBS Buffer 洗浄
3. 一次抗体　　　　　　　　　　　3分
4. TBS Buffer 洗浄
5. ポリマー試薬　　　　　　　　　3分
6. TBS Buffer 洗浄
7. 発色
8. 核染色

〈注意点〉
- 一次抗体は希釈は約20倍が目安である。
- 陰性コントロールとして一次抗体をかけないものを用意する。
- 洗浄には洗浄瓶を使用。スライドガラスを振って余分な液を飛ばす。
- 迅速免疫染色を行うにあたり，執刀医に，HE標本，細胞診標本の結果により免疫染色が必要である症例であることを連絡する。

b. 染色

塗抹後の染色は，Papanicolaou（Pap.）染色，HE染色，Giemsa染色が主に選択される（図8a）。Pap.染色では，塗抹後95％エタノールに素早く浸漬固定する。その後，Pap.染色を行う（表4）。HE染色は，塗抹後固定し染色を行う際，凍結切片を参考に固定や染色時間を調整する。Giemsa染色は塗抹後風乾し，その後，固定し染色を行う。Diff-Quick染色を用いると染色時間が短縮できる。

3 迅速免疫組織化学

術中は必要に応じて，迅速免疫組織化学を行うことができる。組織標本に比較して，細胞診標本はアルコール固定のため細胞骨格が鮮明に染色される。一般的な迅速免疫組織化学のプロトコールを表5に示す。診断や鑑別に有効な抗体は各論を参照されたい。

4 その他の留意事項

- 電子顕微鏡試料も必要に応じて作製する。
- ほかの臓器同様，術中迅速組織標本作製，細胞診標本作製時は感染症に十分注意をする。細胞診標本作製にあたっては，Giemsa染色時の塗抹面のドライヤー乾燥は，安全キャビネットを使用する。

各 論

A. 浸潤性星細胞腫(diffusely infiltrating astrocytoma)

1 びまん性星細胞腫(diffuse astrocytoma)，WHO grade Ⅱ

【臨床像】

浸潤性星細胞腫は代表的な神経上皮性腫瘍であり，脳腫瘍のなかでも頻度が高い。主な組織型は，びまん性星細胞腫(WHO grade Ⅱ)，退形成性星細胞腫(grade Ⅲ)，膠芽腫(grade Ⅳ)である。びまん性星細胞腫は，脳実質内で浸潤性増殖を示す低悪性度の星細胞系腫瘍である。成人の大脳半球に好発し，小児にも発生する。経年的に悪性転化を示すことが多い。

組織亜型として，原線維性星細胞腫(fibrillary astrocytoma)，原形質性星細胞腫(protoplasmic astrocytoma)，肥胖細胞性星細胞腫(gemistocytic astrocytoma)がある。このうち，肥胖細胞性星細胞腫は他の2型よりも予後不良とされている。

【病理組織像】

腫瘍組織は正常の脳実質より細胞密度が高く，軽度異型を示す核と好酸性の細胞質をもち，繊細な突起を伸ばす腫瘍細胞がびまん性に増殖している。核分裂像はほとんど認められない。基質には微小囊胞変性を伴うことが多い。免疫組織化学的には，星細胞系腫瘍細胞の代表的マーカーであるGFAPが陽性となる。Ki-67(MIB-1)標識率は5%未満である。

【細胞像】

細胞密度は軽度〜中等度で，流れるように配列する線維状基質を背景に，繊細なクロマチンを有する楕円形核が散在する。核は正常の星細胞の核より1.5〜2倍程度大きく，軽度の大小不同とクロマチンの軽度増加を示す。腫瘍細胞には裸核状細胞と好酸性細胞質および細胞質突起を有する細胞とがある。細胞質突起は，反応性星細胞よりも太く不規則である(図11, 12)。肥胖細胞性星細胞腫では，偏在性好酸性の豊富な細胞質を有するgemistocytic cellが明瞭となる。

【鑑別診断・ピットフォール】

反応性アストロサイト(reactive astrocyte)増生

細胞は比較的均等に分布し，放射状の長い細胞突起を伸ばす。

2 退形成性星細胞腫(anaplastic astrocytoma)，WHO grade Ⅲ

【臨床像】

退形成性星細胞腫は，びまん性星細胞腫の悪性化，あるいは*de novo*に発生し，膠芽腫へ悪性転化することが多い。成人に多く，男性にやや多い。術中迅速病理診断で高悪性度星細胞系腫瘍(退形成性星細胞腫ないし膠芽腫)と診断された症例では，術中化学療法剤の脳内留置が施行されることがある。

【病理組織像】

びまん性星細胞腫と比較して，細胞密度，核のクロマチン量，N/C比等が増加しており，

核分裂像が複数認められる．間質の血管はよく発達することが多いが，微小血管増殖像はみられない．壊死巣も認められない．Ki-67(MIB-1)標識率は5～10%のことが多い．

【細胞像】

細胞密度は，中等度でびまん性星細胞腫よりも高いことが多く，個々の核にはクロマチンの増量，不整形と大小不同がみられる．クロマチンは顆粒状で，やや粗い傾向がある(図13, 14)．組織型の定義として核分裂像を有するとされるが，細胞診検体では稀である．壊死は認められない．

【鑑別診断・ピットフォール】

乏突起膠腫

比較的細胞密度は高いが，腫瘍細胞の核は類円形でクロマチンは細顆粒状である．

膠芽腫

壊死と微小血管増殖を認めることが原則である．

3 膠芽腫(glioblastoma)，WHO grade Ⅳ

【臨床像】

膠芽腫の約90%は *de novo* に発生し(原発性)，残りはgradeⅡあるいはgradeⅢの星細胞腫から進行する(続発性)．膠芽腫は，中高年に多く，脳実質内の浸潤性増殖を示し，クモ膜下腔や脳室壁に播種をしばしば来す．極めて悪性度の高い腫瘍で，腫瘍切除術，照射，化学療法が施行されるが，生存期間の中央値は約14カ月で，5年生存率は10%未満である．

【病理組織像】

腫瘍組織は高い細胞密度を示し，核異型の強い腫瘍細胞がびまん性に増殖・浸潤している．核分裂像は豊富で，異常核分裂像も伴われることがある．大小の壊死巣が存在し，核の偽柵状配列を伴う壊死(pseudopalisading necrosis)もしばしばみられる．間質の血管では，微小血管増殖が高率に認められる．腫瘍細胞の多形性の強い症例から，比較的均一な小型腫瘍細胞から構成される症例まである．乏突起膠腫の成分を含む腫瘍もときにみられる．Ki-67(MIB-1)標識率は平均で15～20%である．

亜型である巨細胞性膠芽腫(giant cell glioblastoma)では，数十から百μに達する巨細胞が出現し，その核は極めて多形性が強く，奇怪な核が含まれる．一方，星細胞分化に乏しい，小型類円形細胞が主体となる小細胞性膠芽腫(small cell glioblastoma)もみられる．

【細胞像】

圧挫標本や捺印標本では細胞密度の高い標本が得られ，細胞質突起性の背景を伴う．腫瘍細胞は，繊細な細胞質突起を有する小型細胞が通常は優位であり，好酸性細胞質を有する星細胞様細胞が混在する(図15)．血管壁細胞の増殖や壊死像が通常認められる(図16)．個々の腫瘍細胞は，核形不整を示す類円形～楕円形核を有し，クロマチンは顆粒状～粗顆粒状に増加し，細胞質は薄く辺縁は不明瞭である．核小体は一般に目立たない．核分裂像もみられるが，その同定は必ずしも容易ではない(図17)．多形性の著明な症例では，多核細胞や巨核細胞も認められる(図18)．

【鑑別診断・ピットフォール】

悪性リンパ腫

原発性悪性リンパ腫の多くは，非Hodgkinびまん性大細胞型B細胞リンパ腫である．細胞

密度の高い標本が得られ，個々の腫瘍細胞はN/C比大，核の切れ込み，明瞭な核小体を認め，細胞質は狭く，辺縁はシャープである。Lymphoglandular bodyが高率に認められる。壊死を伴う場合もある。多核巨細胞は通常認められない。悪性リンパ腫は，膠芽腫と異なり，可及的腫瘍切除の必要性はなく，術中迅速診断での両者の鑑別は重要である。

転移性腫瘍

脳転移を来しやすい腫瘍は，肺癌，乳癌，悪性黒色腫等である。原発の組織型に依存する細胞形態を示すが，一般的に癌腫は細線維性背景を欠いており，腫瘍細胞は重積性や上皮性の結合を有する。

Radiation necrosis

壊死があり，多形性を示す星細胞系細胞が出現する。

非腫瘍性疾患

感染症や脱髄性疾患では，異型を伴う反応性星細胞が出現する。膠芽腫と異なり，小型成熟リンパ球や泡沫状マクロファージが多数認められる。

B. 限局性星細胞腫（localized astrocytoma）

1 毛様細胞性星細胞腫（pilocytic astrocytoma），WHO grade I

【臨床像】

毛様細胞性星細胞腫は星細胞系腫瘍の中に分類される腫瘍で，20歳以下の若年者に多く，性差はない。小脳，脳幹，視床下部，視神経等に発生することが多く，一般的には限局性の境界明瞭な軟らかい腫瘍で，囊胞性腫瘤を形成することが多い。全頭蓋内腫瘍の約6％を占め，80％程度は小脳に発生する。予後は良好で，全摘出術により完治が可能である。

組織亜型として毛様粘液性星細胞腫（pilomyxoid astrocytoma，WHO grade II）がある。この腫瘍は乳幼児の視床下部，視床交叉部に好発し，局所再発や脳脊髄液播種の頻度が高く，予後不良である。

【病理組織像】

毛様細胞性星細胞腫は，充実性部分と微小囊胞性部分からなる二相性組織構築が腫瘍組織の基本である。腫瘍細胞は，小型類円形の核と繊細で長い双極性細胞質突起を有する。核の多形性や多核細胞がときにみられるが，核分裂像は原則的に認められない。Rosenthal線維（Rosenthal fiber）と好酸性顆粒小体（eosinophilic granular body）という2種類の変性構造物の出現が特徴であり，前者は充実性部分に，後者は囊胞性部分に出現しやすい。本腫瘍は低悪性度でありながら血管に富む腫瘍で，膠芽腫等の高悪性度脳腫瘍にみられる腎糸球体係蹄様構造やロープがからまる"tufts"様といわれる異常血管が出現することがある。免疫組織化学的に腫瘍細胞はGFAP陽性である。また，Ki-67（MIB-1）標識率は5％未満である。

毛様粘液性星細胞腫は，豊富な類粘液基質を伴い，血管周囲に配列しながら増生する傾向にあり，Rosenthal線維や好酸性顆粒小体はみられない。

【細胞像】

毛様細胞性星細胞腫の術中診断は凍結標本では困難なことがあり，圧挫標本での特徴的な細胞像が診断には大変重要である。圧挫標本弱拡大の観察で，両極に伸びる毛髪状の細長い細胞

質突起を有する細胞がみられる(図19)。細胞密度は比較的低いものから高いものまで様々である。核はほとんど小型類円形で均一，大小不同は軽度で，クロマチンは軽度増量している。症例によっては，核異型がやや目立ち，多核になることもある。背景は粘液性を伴う線維性細胞質で，ときにRosenthal線維(図20)や好酸性顆粒小体を認め，GFAP陽性像もみられる(図21)。圧挫標本では異常血管がみられることがある(図22)。

毛様粘液性星細胞腫は，典型的な毛様星細胞腫との共存や移行がみられることも多いため，細胞診では判断が難しいこともあるが，背景にRosenthal線維がなく，粘液基質を多く認める場合は鑑別に挙げる必要はある。

【鑑別診断・ピットフォール】

術中診断で臨床的に最も重要なのは腫瘍性かどうかであり，典型的な細胞像，臨床所見，肉眼像等を総合的に判断し，毛様細胞性星細胞腫の診断を行い，非典型的な細胞像の場合は，その可能性を含めて報告することが望ましい。

反応性アストロサイト増生

毛様細胞性星細胞腫は視交叉周囲から発生することが多いことから，頭蓋咽頭腫やその他の脳腫瘍に伴う反応性変化(piloid gliosis)との鑑別が必要となることがある。鑑別点としては，モーターオイル等の肉眼所見，ヘモジデリン沈着や肉芽組織様変化の有無，画像所見等を参考に総合的に判断する必要がある。また，Rosenthal線維が多数出現している場合は反応性変化の場合が多い。

びまん性星細胞腫

びまん性星細胞腫，特に原線維性星細胞腫との鑑別では，ともに線維性の背景を呈するが，原線維性星細胞腫では細胞突起が長いことに加え，比較的厚く，核のクロマチンは比較的増量・充満している。また，びまん性星細胞腫では通常，Rosenthal線維や好酸性顆粒小体，囊胞性変化はなく，肉眼的に境界不明瞭な点も鑑別点となる。

膠芽腫

本腫瘍は，異常血管がみられ，ときに核分裂像や細胞密度が高いため，膠芽腫等の高悪性度星細胞腫との鑑別を要するが，細胞異型に乏しく，毛髪状で両極に伸びる典型的な細胞突起を有することが重要である。

神経節膠腫

神経節膠腫との鑑別は，神経節細胞の有無，病変部位がより表層に存在する点が違いとなる。

多形黄色星細胞腫

多形黄色星細胞腫の場合は，より多形性が強く，ときに黄色腫様細胞(泡沫細胞)の出現がある。

胚芽異形成性神経上皮腫瘍

胚芽異形成性神経上皮腫瘍の場合は，細胞突起がほとんどない細胞の出現，Rosenthal細胞がみられない等が鑑別となる。

C. 乏突起膠細胞系腫瘍(oligodendroglial tumors)

【臨床像】

乏突起膠細胞系腫瘍は，大きく乏突起細胞のみで構成される乏突起膠腫および退形成性乏突

起膠腫，乏突起膠細胞と星細胞からなる乏突起星細胞腫と退形成性乏突起星細胞腫に分かれるが，乏突起膠腫（oligodendroglioma, grade Ⅱ）は中年成人の大脳，特に前頭葉に好発する。画像上，皮質側に位置することが多く，ときに石灰化がみられる。1p/19q co-deletionが80％程度の症例にみられる。退形成性乏突起膠腫（anaplastic oligodendroglioma, grade Ⅲ）は乏突起膠腫と同様，成人大脳に好発するが，画像上，大きい傾向にあり，造影効果を伴う。

【病理組織像】

乏突起膠腫

術中診断で乏突起膠腫を腫瘍成分と認識することは，しばしば困難である。凍結標本においても細胞診と同様に裸核状の腫瘍細胞の増殖を認めるが，この場合，通常のパラフィン標本でみられる細胞質は淡明で，細胞の輪郭がはっきりしている蜂巣状構造（honeycomb structure）あるいは目玉焼き像（fried egg）と呼ばれている核周囲halo所見（図23b挿入図）は，凍結標本では認めない（図23b）。これらの所見は，パラフィン標本を作製するための固定や脱水・脱脂過程による人工産物と考えられる。"Chicken-wire"と呼ばれる細長く分枝する血管や小石灰化病変も診断の助けとなる。

退形成性乏突起膠腫

細胞密度の増加，核異型（核形不整，クロマチン増加，N/C比増加，核小体腫大等），核分裂像の増加，微小血管増殖，壊死巣等が挙げられる。

乏突起膠星細胞腫

乏突起膠腫成分と星細胞腫成分からなる腫瘍。両者が互いに混在している症例と，それぞれがある領域を占めている症例がある。

【細胞像】

乏突起膠腫

圧挫標本において，弱拡大の観察で円形核を有し，細胞質突起の目立たない裸核状細胞が出現する（図24a）。背景にわずかに線維性基質を認める。細胞密度は低く正常または反応性の病変と鑑別が困難なものから，比較的高いものまでやや幅がある。組織像で特徴とされるchicken-wire様の多分岐の血管や，ヘマトキシリンあるいはエオジン好性の厚い無構造物質として認められる小石灰化を伴うこともある（図23b, 24b）。強拡大では，腫瘍細胞の細胞質はほとんどみられず，核は円形または類円形で比較的小さな核小体を伴う（図23a）。軽度の核腫大，クロマチン増量がみられるが，星細胞腫や退形成乏突起星細胞腫と比べ軽度であり，核分裂像はほとんどみられない。わずかに好酸性の細胞質を有する細胞（minigemistocyte）を認めることがある。反応性の星細胞はしばしばみられる。

退形成性乏突起膠腫

弱拡大像で乏突起膠腫と同様の類円形で裸核状の細胞出現を認めるが，細胞密度がさらに高く，多分岐または径の大きな血管や膠芽腫に出現するような奇怪な形態を呈する血管も出現してくる（図25）。強拡大では，細胞質突起は短く目立たない腫瘍細胞であるが，核クロマチンは増量し，核形不整や大小不同も増加する。核分裂も散見されるようになる（図26a）。乏突起膠腫と同様に，細胞質が好酸性で球状を呈する細胞（minigemistocyte）も腫瘍辺縁に観察される（図26b）。Minigemistocyteが多数観察される場合は，より悪性度の高い退形成乏突起膠腫を考慮する必要がある。

【鑑別診断・ピットフォール】
乏突起膠腫
- 正常脳組織，非腫瘍性疾患

　術中における鑑別診断は，しばしば困難である。病変の周辺部では細胞密度が低く，裸核状の細胞が出現するためである。脱髄性病変の場合は泡沫マクロファージの出現が多くなる。
- びまん性星細胞腫

　乏突起膠腫は，細胞密度が低く，核は異型性に乏しく類円形を呈し，裸核傾向の細胞が目立つ，また核小体も小さいながら認められる点がポイントとなる。

退形成性乏突起膠腫
- 膠芽腫

　なかでも小型細胞のものは鑑別が困難なことも多い。膠芽腫の方が線維性基質は目立ち，圧挫標本の場合，円形でなく，短紡錘形の細胞が出現する。
- 悪性リンパ腫

　悪性リンパ腫の方が細胞異型は強く，細胞の切れ込みが出現し，石灰化がみられない点等が鑑別点となる。
- 癌の転移

　細胞接着性，核の多形性や壊死性背景等がポイントとなる。

D. 上衣系腫瘍 (ependymal tumors)

【臨床像】
　上衣系腫瘍はグリア系腫瘍の一つで，上衣細胞への分化を示し，グリアと上皮の性格を併せもっている。現行のWHO分類では上衣系腫瘍は上衣下腫，粘液乳頭状上衣腫，上衣腫，退形成性上衣腫に分けられる。代表例である上衣腫は緩徐に発育するWHO gradeⅡの腫瘍で，脳室内，脳室近傍，脊髄に好発する。小児と若年成人に多く，性差はない。治療の基本は手術による摘出だが，脳室に沿って発育する場合は全摘出が難しい。播種を伴う症例の予後は不良である。

【病理組織像】
　組織学的に上衣腫は周囲の脳組織と明瞭な境界を示し，血管に向かって長く伸びた突起からなる血管周囲性偽ロゼット（図27）や，管腔を囲む上皮様細胞配列を示す。免疫組織化学的に血管に向かう細胞突起はGFAP陽性で，また細胞質内にリング状，ドット状のEMA陽性像がみられる。

【細胞像】
　弱～中拡大では，豊富な血管を取り巻くような腫瘍細胞の配列，すなわち血管周囲性偽ロゼットに相当する所見が特徴的である（図28）。強拡大では，腫瘍細胞は単調な小型の卵円形核をもち，クロマチンは繊細で，細胞質は少ない。突起をもつグリア様細胞に加え，細胞境界が比較的鮮明な上皮様細胞もみられる。

【鑑別診断・ピットフォール】
　上衣腫と鑑別を要する腫瘍として星細胞系腫瘍，中枢性神経細胞腫等，脳室に発生する腫瘍が挙げられるが，最も問題となるのは小児の小脳テント下腫瘍の鑑別である。退形成性上衣腫

と髄芽腫との鑑別が必要で，この両者は治療方針が大きく異なるため，病理診断が極めて重要である。退形成性上衣腫ではN/C比の高い腫瘍細胞が密に増殖し，血管周囲性偽ロゼットに相当する像がみられ，背景に壊死を伴う。髄芽腫でもクロマチンが増量したN/C比の高い細胞が密に増殖するが，繊細な線維性基質からなるニューロピルを伴う点が退形成性上衣腫と異なる。髄芽腫も血管周囲性偽ロゼットを伴うことがあるものの，その出現範囲は退形成性上衣腫よりも狭い。

E. 脈絡叢腫瘍（choroid plexus tumors）

【臨床像】

　脈絡叢上皮から発生する腫瘍の総称で，脈絡叢乳頭腫（choroid plexus papilloma, WHO grade I），異型脈絡叢乳頭腫（atypical choroid plexus papilloma, WHO grade II），脈絡叢癌（choroid plexus carcinoma, WHO grade III）に分けられる。原発性頭蓋内腫瘍の0.3〜0.6％を占めるにすぎない稀な腫瘍である。症例の多くは小児，若年者で，乳児では脳腫瘍の10〜20％を占める。発生部位は小児では側脳室が最も多く，第4脳室，第3脳室がこれに次ぐ。成人では第4脳室の頻度が高い。脈絡叢乳頭腫は全摘できれば後療法なしに治癒する。脈絡叢癌は脳浸潤や髄液播種を起こし，予後不良である。異型脈絡叢乳頭腫は両者の中間的な経過をとる。

【病理組織像】

　組織学的に脈絡叢乳頭腫は乳頭状構築を基本像とするが（図29），オンコサイト様変化，間質のメラニン沈着，黄色肉芽腫形成等の副所見を伴うことがある。異型脈絡叢乳頭腫は脈絡叢乳頭腫の特徴に加え，細胞密度の上昇，核の多形性，乳頭状構造の不明瞭化，壊死等を伴う。WHO分類では「強拡大10視野に2個以上の核分裂像を伴うこと」が診断基準とされている。

【細胞像】

　脈絡叢腫瘍の代表である脈絡叢乳頭腫について述べる。弱拡大では乳頭状あるいはブドウの房状を呈し，線維血管性の間質を含む集塊がみられる。強拡大では比較的単調な上皮様細胞からなる乳頭状，球状集塊がみられる。シート状を呈する部分では細胞境界が比較的明瞭で，集塊は蜂巣状構造を呈する。

【鑑別診断・ピットフォール】

　上衣腫との鑑別が重要だが，これには腫瘍細胞と血管間質との関係をみるのがよい。上衣腫は，血管に向かって長い突起を伸ばして血管周囲性偽ロゼットを形成するが，基底膜を伴わない。一方，脈絡叢乳頭腫では腫瘍細胞は基底膜を介して，線維血管性の間質と接する。また，脈絡叢腫瘍のなかでの鑑別として，脈絡叢乳頭腫と異型脈絡叢乳頭腫との区別が重要である。核分裂像の有無に注意し，もしみられた場合，異型脈絡叢乳頭腫の可能性があることを執刀医に伝える。細胞標本は凍結標本よりも核所見を取りやすいので，核分裂像の検出に有利である。

F. 神経細胞系腫瘍（neuronal tumors）

1 中枢性神経細胞腫（central neurocytoma），脳室外神経細胞腫（extraventricular neurocytoma）

【臨床像】
　中枢性神経細胞腫は側脳室のMonro孔付近に好発する腫瘍で，一部は側脳室から第3脳室に進展する．20～30歳代の若年成人に好発する良性の腫瘍である．脳実質内に発生し，同様の組織像を呈する腫瘍は脳室外神経細胞腫とされる．WHO gradeⅡに相当する．

【病理組織像】
　円形核を有する小型細胞が中等度の密度で増殖し，細胞間に腫瘍性のニューロピル様線維性基質を形成する（図30, 31）．腫瘍細胞は核周囲にhaloを有することがあり，乏突起膠腫に類似する．ときに，中央部に腫瘍性ニューロピルを有する不整形の大型ロゼット形成を示す．石灰化を伴うことが多い．脳室外神経細胞腫はやや多彩な像を示す傾向があり，小型神経節細胞の出現や核分裂像の増加，多形性を示す症例がみられる．腫瘍性ニューロピルはシナプトフィジン陽性，腫瘍細胞は通常NeuNが陽性で，Olig2は陰性である．

【細胞像】
　圧挫標本では，弱拡大で平面的な細胞集塊を形成し，繊細な線維性基質を背景に中等度の密度で裸核状の一様な円形核細胞が認められる（図32）．核クロマチンはごま塩（salt and pepper）状を示す．少数の細胞に明調な細胞質がみられる（図33）．背景の線維性基質にはニューロピルに類似した微細顆粒状の構造が認められる．細い毛細血管が分布するが，腫瘍細胞との結合性はみられない．

【鑑別診断・ピットフォール】
　ニューロピル様線維性基質，単調な類円形核細胞，および裸核状細胞の出現が特徴で，特にニューロピル様線維性基質の存在が乏突起膠腫や上衣腫との鑑別点となる．

G. 松果体部腫瘍（松果体実質細胞腫瘍）

【臨床像】
　松果体部に発生する腫瘍は全脳腫瘍の約0.3％と稀な腫瘍であるが，様々な組織型の腫瘍が発生し，これらの腫瘍の悪性度は良性から悪性まであり，治療法も異なっており，病理診断による組織型確定は重要である．主な組織型は，胚細胞腫瘍，松果体実質細胞腫瘍，膠腫，松果体嚢胞，松果体部乳頭状腫瘍である．2009年の脳腫瘍全国集計によると，最も多い組織型は胚腫であり，次いで松果体細胞腫（pineocytoma；PC），松果体芽腫（pineoblastoma；PB）である．臨床的には頭蓋内圧亢進症状，Parinaud兆候等を示す．
　PCは中高年に多い予後良好な腫瘍で，WHO gradeⅠ．中間型松果体実質腫瘍（pineal parenchymal tumor of intermediate differentiation；PPTID）は小児～中高年に発生し，WHO gradeⅡとgradeⅢに細分類され，5年生存率はgradeⅡが74％，gradeⅢが39％と報告されている．PBは小児に多く，しばしば脳脊髄液播種を来す腫瘍で，WHO gradeⅣである．予後不良な腫瘍で，5年生存率は約10％である．

【病理組織像】

　PCは，ほぼ均一な楕円形核と境界不明瞭な弱好酸性細胞質を有する腫瘍細胞が線維性基質を伴い，分葉状に増殖する．腫瘍細胞の核が好酸性の比較的広い領域を取り囲むロゼット，松果体細胞腫ロゼットがみられることがある（図34）．ロゼットの中心等では，細胞突起が集簇する所見，ゴルフクラブ状のふくらみ（club-like expansion）が認められる．腫瘍細胞の多形性や大型神経節細胞様細胞が出現する症例もある．免疫組織化学では，neurofilament protein（NFP），シナプトフィジン，クロモグラニンA等の神経細胞マーカーが分化した腫瘍細胞に陽性となる．

　PPTIDは，細胞密度はPCよりも高く，類円形核と狭い細胞質を有する腫瘍細胞が増殖する．松果体細胞腫ロゼットは通常みられない．核異型は軽度であるが，核分裂像は少数認められる．核分裂像が強拡大10視野で6個未満であり，かつNFP陽性の腫瘍をWHO grade Ⅱと，それ以外のPPTIDをgrade Ⅲとする．

　PBは，クロマチンに富む核と狭い細胞質を有する小型腫瘍細胞が高密度に配列している．核分裂像が豊富で，出血や壊死もしばしばみられる．一部でHomer-Wrightロゼットが認められる．

【細胞像】

　PCは，比較的均一な腫瘍細胞が集塊あるいは孤立性に出現し，個々の細胞は明瞭な細胞質と短い細胞質突起を有する．核は類円形〜楕円形で，クロマチンは細顆粒状，核小体は小型である．特徴的な配列である松果体細胞腫ロゼットが観察されることもある（図35）．多形型腫瘍では核の多形性や多核細胞が認められる．

　PPTIDは，腫瘍細胞は集塊状，シート状あるいは孤立性に出現し，細胞密度は松果体細胞腫よりも高くなる．個々の細胞は松果体細胞腫細胞に類似するが，核はより大きく，クロマチンは顆粒状から粗顆粒状となる．細胞質はやや肥厚し，細胞質内小空胞もみられる（図36）．

　PBは，腫瘍細胞は高密度に集塊ないし孤在性に出現する．個々の腫瘍細胞は上記2型と同じく小型細胞主体であるが，核の大小不同，大型核，核膜不整が出現し，hyperchromaticな細胞が多い（図37）．核分裂像やアポトーシスが高率に観察される．背景には壊死や血管増生もみられる．ときにHomer-Wrightロゼットが認められる．

【鑑別診断・ピットフォール】

胚腫
　腫瘍細胞は大型円形で小型リンパ球浸潤を伴う．

H. 胎児性腫瘍（embryonal tumors）

1 髄芽腫（medulloblastoma），WHO grade Ⅳ

【臨床像】

　小脳に発生する未分化な小型細胞からなる腫瘍で，7歳にピークがあり，およそ80％は15歳未満の小児に発生する．男性にやや多い．好発部位は小脳虫部で，成人例や線維形成結節性髄芽腫は半球に発生することが多い．脳脊髄液を介して播種を起こしやすく，悪性度の高い腫瘍である．現在では，亜型を除いて従来髄芽腫と称されていた腫瘍は古典的髄芽腫（classic medulloblastoma)と呼ばれており，このほかに線維形成結節性髄芽腫，高度結節性髄芽腫，大細胞髄芽腫，退形成性髄芽腫の4つの亜型が存在している。

【病理組織像】

古典的髄芽腫では，クロマチンに富む卵円形〜やや角張った核をもつ人参形，あるいは切り株状の形態を示す未分化な細胞がびまん性高密度に増殖し，細胞間に多少とも線維性基質を有している(図38)。Homer-Wrightロゼットが30〜40％の症例に出現する。一部の症例では，血管周囲性偽ロゼットの形成や高度の線維化を示す。線維形成が高度な腫瘍では，直接塗抹細胞診の標本作製は困難である。

線維形成結節性髄芽腫と高度結節性髄芽腫は一連の腫瘍で，細網線維が密に分布する暗調野に細網線維のない明調な島状の結節性病変が種々の割合で出現する。結節性病変の内部は小型神経細胞への分化傾向を示すことが多いが，特に高度結節性髄芽腫では大型の結節が多数形成され，内部では小型神経細胞が，束状に流れを形成する腫瘍性ニューロピルに沿って数珠状に配列する。大細胞髄芽腫は核小体が明瞭な大型の核を有する腫瘍細胞の一様な増殖からなる。退形成性髄芽腫は大型核を含む多形性の明瞭な腫瘍で，細胞質が明瞭化し，包み込み像(wrapping)や核の鋳型像を示す。核分裂像やアポトーシス像，壊死も頻繁に認められる。

【細胞像】

すり合わせ標本では，弱拡大で細胞密度の高い平面状な細胞集塊として認められることが多い(図39)。血管壁への結合性はみられない。腫瘍の核は類円形で，核縁の肥厚はみられず，微細顆粒状のクロマチンが高密度に分布している(図40)。凍結標本では核形の不整がみられても，直接塗抹標本では核は類円形で単調な核からなる腫瘍が多い。裸核状の細胞もみられるが，多くは狭い細胞質を有している。一部の症例ではロゼット様構造が認められ(図41a)，繊細な線維性基質が細胞間に認められる(図41b)。大細胞髄芽腫では核小体の腫大や包み込み像がみられ，非定型奇形腫様ラブドイド腫瘍(AT/RT)との鑑別が問題となる。

【鑑別診断・ピットフォール】

核クロマチンが濃染し狭い細胞質をもつ腫瘍細胞，繊細な線維性基質の存在，血管との結合性が低いことがAT/RTとの鑑別点となる。術中迅速診断では退形成性上衣腫との鑑別が重要とされる。髄芽腫では，血管周囲に集簇する像がみられないことや長い線維性突起を有さないことが特徴的である。

2 非定型奇形腫様ラブドイド腫瘍(atypical teratoid/rhabdoid tumor；AT/RT)，WHO grade Ⅳ

【臨床像】

多くは3歳までの乳幼児に発生し，男性に多い。大脳皮質，脳室内，小脳半球，小脳橋角部に好発する。脳脊髄液を介して播種を起こしやすく，髄芽腫より悪性度の高い腫瘍である。髄芽腫や中枢性原始神経外胚葉性腫瘍とは治療法が異なるので，鑑別診断が重要である。

【病理組織像】

ラブドイド細胞の出現と*SMARCB1/INI1*遺伝子の不活性化を基本的な特徴とする胎児性腫瘍で，およそ2/3の症例に髄芽腫/CNS PNET様の要素が出現し，加えて一部の症例で上皮様要素，間葉系要素が認められ，多彩な像を示す。典型的なラブドイド細胞は，核小体が明瞭な淡染する核が偏在し，円形の好酸性封入体様構造を有する細胞とされているが，AT/RTでは

むしろ少なく，核の形態は同様で好酸性の豊かな細胞質をもつepithelioid cellが多く認められ，淡好酸性細胞質や空胞状の細胞質をもつ細胞が混在する(図42, 43)。多数の核分裂像や広範な壊死が認められる。症例間で異なる多様な組織像を呈し，髄芽腫/CNS PNET様要素が出現する症例が多く，紡錘形細胞が細網線維の形成を伴いながら増殖する肉腫に類似した要素や腺腔様構造や偽乳頭状構造が出現する(図42)。INI1遺伝子の不活性化をINI1蛋白の陰性化として検出することが可能で，血管壁細胞等の非腫瘍性細胞の核が陽性に染色されるが，腫瘍細胞は陰性化する。また，ビメンチン，EMA，αSMAをはじめとしてGFAP，NFP，サイトケラチン等，多彩なマーカーを発現することがもう一つの特徴である。

【細胞像】
　圧挫標本では，弱拡大でN/C比の高い小型細胞が細胞密度の高い重積性の集塊を形成する。すり合わせ標本では，血管周囲に腫瘍細胞が集積する傾向がみられる(図44)。腫瘍細胞は核小体が明瞭で，核クロマチンは微細顆粒状ないし細網状で分布密度は髄芽腫に比べて低い。細胞境界が明瞭で好酸性細胞質を有するepithelioid cell細胞が出現する(図43)。Epithelioid cellの出現頻度は症例によって異なる。Epithelioid cellが多数出現している腫瘍ではラブドイド細胞も比較的容易に見つけられるが，未分化な小型細胞が主体の腫瘍ではラブドイド細胞を見出すことは容易ではない。また，包み込み像(embracing)が高頻度にみられる(図45)。

【鑑別診断・ピットフォール】
　髄芽腫，CNS PNETとの鑑別点は，腫瘍細胞が血管周囲に集簇すること，核小体が明瞭でクロマチンがやや淡明な核，epithelioid cell，ラブドイド細胞，および包み込み像の出現が挙げられるが，大細胞退形成性髄芽腫では腫大した核小体を有する細胞や包み込み像が出現するため，注意が必要である。最終的には組織標本でINI1染色を行って診断を確定させる必要がある。

I. Schwann細胞腫(schwannoma)

【臨床像】
　末梢神経系の軸索を囲む，神経鞘細胞(Schwann cell)由来の良性腫瘍である。WHO grade I。全脳腫瘍の約10％を占める。頭蓋内発生では2：1で女性に多い。頭蓋内のSchwann細胞腫の70～80％は小脳橋角部に位置し，第8脳神経の前庭枝から発生するため聴神経鞘腫とも呼ばれる。

【病理組織像】
　線維芽細胞に類似した紡錘形細胞で構成される。腫瘍細胞密度の高い領域(Antoni type A area)と疎に存在する領域(Antoni type B area)が混在していることが多い。Antoni type A領域では，細胞の核はとげとげしくニシンの骨(herring bone)に例えられる。細胞は流れ(stream)を形成し，ときに渦巻き状構造になり，部分的に髄膜腫と類似することもある。核が横1列に柵状に並ぶ，いわゆるnuclear palisadingを認める(図46)。Antoni type B領域では，細胞密度は低く，核は多形性を示し，巨細胞を認めることもある。脂肪変性や粘液変性，硝子化を伴う血管壁，小囊胞，ヘモジデリン沈着，血栓もしばしばみられる。

【細胞像】
　弱拡大では線維性細胞集塊を一塊として認める。細長い紡錘形の細胞が線維束を作り，緩い

波状に走り交錯する。細胞集塊の辺縁の線維は，あたかも竹ぼうきの先のようにプツンと切れたようにみえる（図47）。強拡大では，腫瘍細胞は線維芽細胞に類似した紡錘形を呈している。核は楕円形ないし紡錘形の核で，両端が尖っているのが特徴的である。クロマチンパターンは，細顆粒状を有し，核の大小不同，核間距離の不均等がみられる。細胞境界は不明瞭で，細胞の長軸方向にそって流れるように配列する。ときに紡錘形核が横1列に柵状に並ぶ構造 nuclear palisading を認めることもある（図48）。Schwann 細胞腫は変性を伴うこともあり，巨細胞を認めることもある。また，円形細胞の混在を伴う場合は髄膜腫との鑑別に気をつける（図49）。

【鑑別診断・ピットフォール】

髄膜腫，星細胞腫，膠芽腫が挙げられる。

髄膜腫

Schwann 細胞腫に比して結合性はやや弱く，腫瘍細胞は周囲に小集塊や孤立性に認められ，核形は円形〜楕円形が多く，核縁は明瞭であることが鑑別点である。

星細胞腫

Schwann 細胞腫に比して結合性は弱く，腫瘍細胞は散在性に認められる。核形は円形〜楕円形が多いことが鑑別点である。

膠芽腫

壊死や血管の異常の出現が鑑別点である。

J. 髄膜腫（meningioma）

【臨床像】

髄膜腫は髄膜皮細胞由来の腫瘍に分類され，髄膜皮細胞（クモ膜細胞）から発生する脳実質外腫瘍である。原発性脳腫瘍の約1/4を占め最も多い腫瘍である。50〜70歳代に発生のピークがあり，女性に多い。形態学的な特徴から15種類の組織亜型に分けられているが，混在することも多い（表6）。髄膜皮性髄膜腫，線維性髄膜腫，移行性髄膜腫で組織亜型の8割を占める。髄膜腫の多くはWHO grade Iであるが，異型を示すWHO grade II・IIIでは再発率が高い。免疫染色ではEMA，ビメンチン，サイトケラチンが陽性となり，エストロゲンやプロゲステロンのレセプターが発現していることが知られている。髄膜腫の手術では，手術時の出血を抑えるため術前に塞栓療法を行うことがある。そのため術中迅速診断の標本には壊死がみられることがあるので，判定には注意をする（図50, 51）。

【病理組織像】

主な組織亜型を示すが，組織所見の基本となるのは特徴的な渦巻き状（whorl）構造，砂粒体の形成，核内偽封入体の存在である。髄膜皮性髄膜腫では，腫瘍細胞はクモ膜細胞に類似しており，線維性結合組織により区画され小葉を形成する。腫瘍細胞の核は円形〜楕円で，核内偽封入体がしばしばみられる（図52, 53）。線維性髄膜腫では，腫瘍細胞は線維芽細胞に類似した紡錘形で束状や花むしろ状に配列し，腫瘍細胞間には膠原線維や好銀線維がみられる（図54）。移行性髄膜腫では，組織学的に渦巻き状構造が著明なものが多く，砂粒体が認められる。髄膜皮性髄膜腫と線維性髄膜腫の両方の組織像を兼ね備えているものが多く，渦巻き状構造や小葉構造が混在してみられる。異型性髄膜腫は，組織学的に核分裂像や明瞭な核小体，N/C比の増大を示し，地図状壊死をもつ傾向にある。なお，これら悪性化の指標となる組織像は，髄膜

表6　髄膜腫の組織亜型分類
　WHO grade Ⅰ
　　1）髄膜皮性髄膜腫　Meningothelial meningioma
　　2）線維性髄膜腫　Fibrous meningioma
　　3）移行性髄膜腫　Transitional meningioma
　　4）砂粒腫性髄膜腫　Psammomatous meningioma
　　5）血管腫性髄膜腫　Angiomatous meningioma
　　6）微小嚢胞性髄膜腫　Microcystic meningioma
　　7）分泌性髄膜腫　Secretory meningioma
　　8）リンパ球・形質細胞に富む髄膜腫　Lymphoplasmacyte-rich meningioma
　　9）化生性髄膜腫　Metaplastic meningioma
　WHO grade Ⅱ
　　1）異型性髄膜腫　Atypical meningioma
　　2）明細胞髄膜腫　Clear cell meningioma
　　3）脊索腫様髄膜腫　Chordoid meningioma
　WHO grade Ⅲ
　　1）ラブドイド髄膜腫　Rhabdoid meningioma
　　2）乳頭状髄膜腫　Papillary meningioma
　　3）退形成性（悪性）髄膜腫　Anaplastic（malignant）meningioma

腫のあらゆる組織亜型に存在する．退形成性髄膜腫は異型髄膜腫よりもさらに異型が強く，核分裂像の増加が著しい高悪性度の腫瘍である．

【細胞像】

　弱拡大では，結合性を有する渦巻き状（whorl）構造をもつ大小の細胞集塊を認める．砂粒体を認めることもある（図55, 56）．強拡大では，個々の細胞は髄膜皮細胞に類似し，核は中心性でクロマチンは微細顆粒状で均等分布，核縁は明瞭で核内封入体や核溝がみられる（図53a）．細胞質はやや多稜形で核周囲が厚めの細胞質を認める．腫瘍細胞がクモ膜細胞に類似するものを髄膜皮性髄膜腫，線維芽細胞に類似するものを線維性髄膜腫（図57），両者の混在を移行性髄膜腫に分ける．

【鑑別診断・ピットフォール】

Schwann細胞腫

　結合性が強く，腫瘍細胞は周囲に小集塊や孤立性を認めない．核は楕円形ないし紡錘形の核で両端が尖っている点が鑑別点である．

星細胞腫

　線維性髄膜腫との鑑別がしばしば問題となる．星細胞腫では結合性は弱く，腫瘍細胞は散在性に認められる．背景に膠原線維は認めない．クロマチンは髄膜腫に比してやや疎な傾向にある．核形は円形〜楕円形で線維が細いことが鑑別点である．

その他

　線維を有する髄膜腫は膠芽腫，Schwann細胞腫，孤立性線維性腫瘍，血管周皮腫等と血管豊富な髄膜腫は血管芽腫と，さらに細胞質が明るい髄膜腫は明細胞上衣種，腎癌の転移，乏突起膠細胞腫との鑑別が問題となる．

K. 脊索腫(chordoma)

2013年の骨軟部腫瘍のWHO分類において，"A malignant tumour showing notochordal differentiation"と定義された。椎間板の原基である，胎生期の脊索に由来する局所破壊性の骨腫瘍である。原発性脳腫瘍の0.5％を占める。

【臨床像】
成人に好発し，50～60歳代に最も多い。男性にやや多い（約2倍）。正中線上の骨（仙尾椎，斜台部，頸椎，胸腰椎）が好発部位で，周囲の軟部組織からの報告例もある。斜台（頭蓋底）に発生したものは頭痛や視野障害，下垂体ホルモンの異常，仙尾椎発生では疼痛，膀胱直腸障害，病的骨折等を来す。局所再発が多く，肺への転移も報告されている。

【病理組織像】
豊富な粘液基質と線維血管隔壁を有する分葉構造がみられる。好酸性の細胞質に円形核を有する腫瘍細胞が索状，コード状，シート状等の上皮性性格を有しながら増殖する。腫瘍細胞の細胞質に空胞を有することが多く，特に多数の空胞で占められた細胞を担空胞細胞(physaliphorous/physaliferous cell)と呼ぶ。空胞内には中性ムチンやグリコーゲンが含まれている。軟骨様基質が目立つ場合は軟骨様脊索腫(chondoroid chordoma)と呼ばれる。免疫組織化学的に腫瘍細胞はサイトケラチン(CK8, CK18, CK19), EMA, S-100蛋白, brachyuryが陽性となる。

【細胞像】
粘液状基質を背景に，結合性を有する上皮様細胞が認められる。淡好酸性の細胞質に大型空胞を有する担空胞細胞が特徴的である。核の多形性は様々で，核小体も認められる。

【鑑別診断・ピットフォール】

軟骨肉腫
より均一で小型の類円形細胞からなっており，上皮様構造に乏しい。細胞質の空胞も目立たない。核異型は比較的高度である。サイトケラチン，EMA陰性。

粘液産生性の転移性腺癌
細胞異型がより高度である。核分裂像や壊死像もみられる。S-100蛋白陰性。

脊索腫様髄膜腫
渦巻き構造や核内封入体がみられる。サイトケラチン陰性。

良性脊索細胞腫
骨破壊性の増殖像や細胞異型は認められない。

L. 悪性リンパ腫(malignant lymphoma)

1 びまん性大細胞型B細胞リンパ腫(diffuse large B-cell lymphoma；DLBCL)

【臨床像】
全身性リンパ腫の中枢神経浸潤は稀ではなく，B細胞，T細胞もしくはNK細胞リンパ腫の

いずれも浸潤する可能性があるが，中枢神経系に発生（原発）するリンパ腫はその95％がDLBCLになる。脳原発腫瘍の2〜3％程度を占め，前頭葉，側頭葉，小脳，基底核，脳梁，脳室に比較的多いとされるが，眼球や脊髄を含め中枢神経系のどこからでも発生する。60〜80歳代の高齢者で，男性にやや多いとされる。主な症状として精神症状や知能低下，頭蓋内圧亢進症状が多く，痙攣や眼症状を認めることもある。CTで高吸収を示し，造影CTではring enhanceされる。PET検査も有効である。中枢神経系に限局するか（原発とみなされる），全身性かの鑑別は治療法が変わるので重要である。WHO分類(2008)では前者をprimary DLBCL of the CNSとしている。なお，HIV陽性患者では発生率が高いリンパ腫である。血管内大細胞型B細胞リンパ腫(intravascular large B-cell lymphoma)の細胞像はDLBCLと同様であり，血管内に大型B細胞の集塊をみる。

【病理組織像】

細胞像で示すような中心芽球(centroblast)のびまん性増生からなる（図58）。血管周囲(Virchow-Robin)腔に目立つこともある。マクロファージを認めることが多い（図59）。免疫組織化学でCD3陰性，CD20陽性を示す（図60a）。Ki-67(MIB-1)が大型細胞に高率に陽性になる（図60b）。そのほか，CD5，CD10，BCL-2，BCL-6，MUM-1が種々の割合で陽性になる。

【細胞像】

中枢神経系DLBCLは全身性のDLBCLと大きく異なることはなく，N/C比の大きい大型のリンパ球様細胞であり，類円形もしくは不整形核に厚い核膜と複数の核小体と粗顆粒状クロマチンを有する（図61）。Lymphoglandular bodies(LGB)はリンパ球の細胞質の破砕物であり，赤血球と同じ大きさか，やや大きく，細胞質と同じような染色性を示す。中枢神経系ではリンパ球系以外の腫瘍との鑑別に有用である。背景に小型リンパ球とマクロファージをみる。核塵を貪食するマクロファージの目立つ症例もある。

【鑑別診断・ピットフォール】

リンパ球様細胞の特徴から，ほかの脳腫瘍と同様に，凍結組織標本よりも細胞診標本の方が診断に容易なことが多い。ときに浸潤性星細胞腫や乏突起膠腫，膠芽腫，髄芽腫との鑑別が必要になることがあるが，LGBの存在や好塩基性胞体はリンパ腫の診断に役立つ。以下に中枢神経系に発生する稀なリンパ腫の特徴を述べる。

マージナル層リンパ腫（MALTリンパ腫）

髄膜腫と同様に髄膜に関連した腫瘍として発生する。女性に多い。細胞像は小型から中型程度で，核に軽度の不整を示すリンパ球がみられる。成熟した形質細胞，およびその中間にみえるような細胞からなる。

形質細胞腫

偏在核と豊かな胞体をもつ形質細胞の単一な増生からなる。

T細胞リンパ腫

通常，多形性を伴う大型細胞のびまん性増生からなる。稀に小型から中型程度の細胞からなる場合があり，この場合，診断は難しい。

Lymphomatoid granulomatosis

EBV陽性大型B細胞と小型T細胞からなる腫瘍で，B細胞の量により，Grade1（少ない）からGrade3（多い）に分けられる。

M. 胚細胞腫瘍(germ cell tumor；GCT)

1 胚腫(germinoma)

【臨床像】
　GCTは胚腫と非胚腫に大別される。非胚腫には，胎児性癌，卵黄嚢腫瘍，絨毛癌，成熟ないし未熟奇形腫および混合型胚細胞腫瘍の組織型がある。本邦の脳原発GCTの発生頻度は小児脳腫瘍の約10％で，欧米(3％)より明らかに高い。胚腫は10歳代の男子に多く，松果体以外には鞍上部に好発する腫瘍である。胚腫は放射線や化学療法に対する感受性が高く，予後は比較的良好である(10年生存率は約80％)。

【病理組織像】
　類円形核，明瞭な核小体と明瞭な細胞膜を有する大型腫瘍細胞が，小型リンパ球浸潤を伴い，いわゆる二相性構成"two cell pattern"を示す。腫瘍細胞には多数の核分裂像がみられる。小型の肉芽腫形成を伴うことがある。免疫組織化学的に，腫瘍細胞はplacental alkaline phosphatase(PLAP)，c-kit(CD117)，OCT4陽性となる。

【細胞像】
　腫瘍細胞は大型円形で，リンパ球を背景に孤立性にみられる。小リンパ球が腫瘍細胞の背景に認められ，"two cell pattern"を示す(図62)。個々の細胞は，大型の核と明瞭な核小体を有し，細胞質はグリコーゲンを有する明るいライトグリーン淡染性を呈する(図63)。核分裂像もしばしば認められる。肉芽腫性炎症を伴うため，直接塗抹で類上皮細胞や多核巨細胞が出現することがある。

【鑑別診断・ピットフォール】
奇形腫
　奇形腫は外胚葉，中胚葉，内胚葉の3胚葉成分よりなる腫瘍である。奇形腫は，ほとんどの場合で積極的摘出術が必要となる。いずれも成熟した組織よりなる場合は成熟奇形腫(mature teratoma)と，未熟な成分が混在しているものを未熟奇形腫(immature teratoma)と呼び，後者は前者より予後不良である。細胞学的には，外胚葉細胞として角化重層上皮，皮膚付属器上皮，神経細胞等，中胚葉細胞として脂肪細胞，筋細胞，軟骨・骨細胞等，内胚葉細胞として気管支線毛上皮，胃・腸管上皮等が認められる(図64，65)。

絨毛癌
　妊娠絨毛を形成する栄養膜芽細胞に由来する，悪性度の非常に高い腫瘍である。単核の細胞性栄養膜芽細胞と多核の合胞体性栄養膜芽細胞が出現する。

N. トルコ鞍部腫瘍(tumors of sellar region)

1 頭蓋咽頭腫(craniopharyngioma)，WHO grade Ⅰ

　胎生期頭蓋咽頭管の遺残組織(Rathke嚢)由来の先天性腫瘍で，トルコ鞍上部に発生し，嚢胞を形成する上皮性腫瘍である。エナメル上皮腫型と乳頭型とに分けられる。WHO grade Ⅰ。原発性脳腫瘍の3.5％を占めている。

【臨床像】
エナメル上皮腫型
　エナメル上皮腫に類似した組織像を呈し，Rathke嚢もしくは下垂体茎周囲の歯原性遺残物由来と考えられている．頭蓋咽頭腫の大部分を占める．好発年齢は小児と成人の二峰性を示す．
乳頭型
　頭蓋咽頭腫の約10％を占める．成人に発症する．エナメル上皮腫型より予後が良いとされる．

【病理組織像】
エナメル上皮腫型
　嚢胞形成を伴う分葉状の充実性腫瘍で，嚢胞内には機械油様の褐色調内容液を容れている．歯原性上皮に似た上皮細胞が索状・分葉状構造を示しながら不規則に増殖している．胞巣辺縁部では腫瘍細胞の核が柵状に配列し，胞巣内では細胞間が離解し網目状構造を呈している．好酸性角化物の集塊である"wet keratin"の形成が認められる．コレステリン結晶の沈着，肉芽腫性炎，線維化，石灰化をしばしば伴っている．
乳頭型
　境界明瞭な充実性腫瘍として認められ，嚢胞を伴うこともあるが，機械油様の液体や石灰化像，肉芽腫の形成はみられない．よく分化した重層扁平上皮の乳頭状増殖からなっており（図66），核の柵状配列やwet keratinも認められない．

【細胞像】
　採取部位により細胞像は異なってくるので，疾患の十分な理解が必要である．
エナメル上皮腫型
　結合性のある上皮細胞がシート状もしくは塊状に出現する．基底細胞様の柵状配列を伴った細胞塊やwet keratinの塊が認められる．マクロファージや壊死物質，石灰化，反応性の毛様細胞もみられる．嚢胞内容液にはコレステリン結晶がみられる．
乳頭型
　結合性を有する細胞境界明瞭な扁平上皮細胞がシート状に認められる（図67）．渦巻き状構造は，エナメル上皮腫型ではみられない特徴的な所見とされる．

【鑑別診断・ピットフォール】
Rathke嚢胞の扁平上皮化生
　線毛細胞が認められる．
類表皮嚢胞もしくは皮様嚢胞
　Dry keratinが認められる．ケラトヒアリン顆粒は頭蓋咽頭腫ではみられない．
毛様性星細胞腫
　Rosenthal線維が腫瘍内にみられるが，経過の長い頭蓋咽頭腫の腫瘍周囲組織にRosenthal線維が認められることがあるため，細胞判定においてRosenthal線維を利用するときは十分気をつける必要がある．

2 下垂体腺腫（pituitary adenoma）

　2004年のWHO分類（内分泌腫瘍）において，下垂体腫瘍はトルコ鞍部に位置する腫瘍と定義された．2010年の脳腫瘍取扱い規約によれば，トルコ鞍部腫瘍には頭蓋咽頭腫，下垂体腺腫，異型下垂体腺腫，下垂体癌，神経下垂体顆粒細胞腫，下垂体細胞腫，腺性下垂体紡錘形細胞オ

ンコサイトーマが含まれているが，下垂体前葉細胞から発生する下垂体腺腫が半数以上を占めるため，以下の項目は下垂体腺腫について述べる。

【臨床像】

下垂体腺腫は，トルコ鞍部に位置する下垂体前葉から発生する良性腫瘍で，2009年の脳腫瘍全国統計によれば原発性脳腫瘍の約18％を占めている。20〜50歳代に好発，やや女性に多い。ホルモン過剰による症状に加え，1 cmを超えるもの（macroadenomaと呼ばれる）は頭痛や下垂体機能不全，視野狭窄等の随伴症状を引き起こす。

【病理組織像】

下垂体腺腫は，下垂体前葉のホルモン産生細胞に由来する腫瘍である。臨床的に機能性と非機能性とに分類されるのみならず，組織学的にもホルモン産生腫瘍とホルモン非産生腫瘍に分類される。以前は細胞質の染色性から好酸性，好塩基性，嫌色素性に分けられたが，その意義は乏しく，現在では免疫組織化学や電子顕微鏡を利用し，腫瘍細胞のホルモン産生の有無を判定する。またホルモンとは別に，クロモグラニンAやシナプトフィジン，サイトケラチンに陽性となる。

【細胞像】

下垂体腺腫の多くは軟らかく，結合性に乏しいため，検体量が乏しい場合には捺印細胞診でも十分に検体採取が可能である。

蛋白濃度の高い，好酸性の背景に多数の細胞が比較的均一に認められる。細胞と血管の結合性が認められる症例や血管周囲性の偽ロゼット構造がみられる症例もある。正常前葉細胞に比べて核小体が目立ち，核の大小不同や軽度から中等度の核異型も認められる。核分裂像は稀である。

1）成長ホルモン産生腺腫では好酸性細顆粒状の細胞質を有する場合が多い（図68）。
2）成長ホルモン産生腺腫やプロラクチン産生腺腫で出現するfibrous body（図68, 図69b矢印）もみられることがある。
3）Crooke変性は腺腫細胞にみられることは稀である（正常細胞の混在を疑う）。
4）好酸性の壊死細胞は下垂体卒中を示唆する。
5）核異型や多核細胞は悪性度の指標とならない。

【鑑別診断・ピットフォール】

トルコ鞍部に発生する腫瘍が鑑別として挙げられる。

癌の転移

より大型の上皮性細胞で，核異型が目立ち，壊死もみられる。

髄膜腫

わずかな細胞質に楕円形核を有し，渦巻き状構造や砂粒体がみられる。

形質細胞腫

偏在した核と車軸状クロマチンが認められる。

下垂体細胞腫

細線維性の背景に双極性細胞が認められる。上皮性の形態はみられない。

神経下垂体顆粒細胞腫

細胞質に豊富な顆粒を有している。

O. 非腫瘍性病変

　中枢神経系の非腫瘍性病変は外科手術や生検の対象にならないものが多いが，病変によっては腫瘍との鑑別が必要となるものもあり，それらは生検，術中迅速診断の対象となる。凍結標本とは異なり，アーチファクトを受けにくい細胞診はこの際に大変有用である。本項では，しばしば遭遇する脱髄病変と免疫不全患者によく起こる中枢神経感染症を取り上げる。

1 腫瘤形成性脱髄病変(tumefactive demyelinating lesion；TDL)

【臨床像】
　多発性硬化症は中枢神経内に多数の脱髄性病変が散在し，それらが増悪，寛解を繰り返して出現するのが特徴であるが，稀に腫瘤を形成することがある。このうち径2cm以上の脱髄巣(腫瘤)が存在するものをTDLと定義しており，これは女性に多く，平均年齢は38歳である。症状としては限局性神経脱落症候，失語，痙攣等である。脳MRIでは腫瘤辺縁部に途切れた造影効果(open ring enhancement)，周囲の浮腫を認める。通常はステロイドに反応するが，反応しないものは腫瘍との鑑別のため生検の対象となる可能性がある。

【病理組織像】
　病変は，脱髄，多数の脂肪を貪食した組織球(foamy macrophages)の集簇巣，グリオーシスからなり，著明な血管の増生が認められることもある(図72)。核分裂像が組織球，星状膠細胞(アストロサイト)に，またアストロサイトには様々な程度の異型がみられることも多い。特に凍結標本では後者の変化が強調され，神経膠腫(特に膠芽腫)との鑑別が必要となる。梗塞巣と異なり，軸索は比較的よく保たれている。特殊染色，免疫染色が診断に有用である(図72b, 73)。

【細胞像】
　捺印標本では，汚い背景で低細胞密度であるが，比較的多くのfoamy macrophagesの出現を特徴とする(図70b)。圧挫法では，これに加え，これらの組織球がシート状となることも多く，また，グリオーシスを反映して突起を有するアストロサイト，ミクログリアの集簇巣がみられることも多い(図70a)。いずれの細胞にも，高度の細胞異型を有するものはない。Foamy macrophagesは，捺印でも圧挫法でも容易に認識可能である。ときどき，脱髄を反映して，Creutzfeldt細胞(多数の小型の核を有する多核のアストロサイト)(図71)，アストロサイトの顆粒状の核分裂像(granular mitosis；スターバースト様のクロマチンの集簇を特徴とする)も認められる。

【鑑別診断・ピットフォール】
膠芽腫
　臨床，放射線学的所見，組織学的所見(汚い背景，様々な程度の細胞異型，核分裂像)から最も鑑別が必要であり，米国の外科神経病理診断で最も多い誤診裁判症例の一つとなっている。特に，術中迅速診断時の凍結標本診断には細心の注意が必要となり，細胞診標本所見を加味した診断が重要である。重要な所見としては多数のfoamy macrophagesの出現であり，これがみられた際には，その病変を"脳腫瘍"と診断するには十分に慎重にならなければならない。凍結標本では，グリオーシスを反映するアストロサイトのみならず，シート状のfoamy mac-

rophagesにも異型，核分裂像がみられることが多いため，これらを腫瘍細胞と間違える可能性がある。この点，細胞標本上での多数のfoamy macrophagesの同定は診断に大変有用である。Creutzfeldt細胞，顆粒状の核分裂像は脱髄病変によくみられるが，疾患特異性はなく，膠芽腫にも半数以上に認められる。

脳梗塞
　組織学的な鑑別診断に挙げられる。梗塞は，脱髄と異なり，軸索が保たれていないことを特徴とする。著明な出血を伴うことも多い（出血性梗塞）。急性期を過ぎた脱髄病変は軸索が保たれなくなっているものも多く，梗塞巣との鑑別は難しくなる。診断には，臨床，放射線学的所見も十分に加味する必要がある。細胞診所見のみでの鑑別は困難である。

2 進行性多巣性白質脳症(progressive multifocal leukoencephalopathy；PML)

【臨床像】
　PMLは，潜伏感染しているJCウイルス（JCV）が細胞性免疫抑制状態（HIV感染，血液系悪性腫瘍，膠原病等）で，髄鞘を形成するオリゴデンドロサイトに感染し，脳内に多発性の脱髄病変を来す疾患である。臨床症状は多彩で，よくみられる初発症状として片麻痺，四肢麻痺，認知機能障害，失語，視覚異常等があり，進行すると無動無言状態に至る，非常に予後が悪い疾患である。脳MRIでは，FLAIR像，T2強調像，核酸強調像にて大小不同の融合性脱髄病巣が大脳皮質下白質にみられ，通常，脳浮腫とGd造影効果はみられない。髄液のJCV-DNA検出のためのPCR検査は，感度80％，特異度99％で診断価値が高い。臨床症候や頭部画像所見からPMLが疑われ，脳脊髄液のJCV検出が再検しても陰性の場合，脳生検を考慮する。

【病理組織像】
　皮質-白質境界から皮質下白質を中心に大小様々な脱髄斑が多数，融合性にみられる。同部はミエリンの消失はあるものの，軸索は初期には保たれる。感染部位のオリゴデンドロサイトには，特徴的に，核が著明に腫大し，顆粒状ないしはびまん性の抗塩基性物質の封入体が認められる。また，脱髄を反映して多数のfoamy macrophagesの浸潤，著明な異型を有する反応性のアストロサイトが散見される（図75a）。ウイルスの存在は，JCV in situ hybridizationによって証明される（確定診断）（図75b）。また，興味深いことに，p53免疫染色でも感染細胞の核に陽性所見をみる。

【細胞像】
　圧挫法で，シート状のfoamy macrophagesの集簇，細胞突起の目立つ反応性のアストロサイトが汚い背景に認められる（図74a）。異型の目立つアストロサイトも散見される。びまん性の超微細顆粒状封入体を容れた腫大した核（smudged and glassy nuclei）を有するオリゴデンドロサイトの存在が特徴的である（図74b, c）。

【鑑別診断・ピットフォール】
　臨床的には，白質脳症を来す疾患（悪性リンパ腫，多発性硬化症，HIV脳症等）の鑑別が必要である。細胞所見からは，異型が目立つアストロサイトが存在するため，high-grade astrocytomaとの鑑別が重要であるが，PMLでは核分裂像がこれらの異型細胞にみられることはほとんどない。また，多数のfoamy macrophagesの存在はグリオーマの診断に不一致の所見である。特徴的な核所見を有するオリゴデンドロサイトをみつけることが重要である。

3 トキソプラズマ脳炎（Toxoplasma encephalitis）

【臨床像】

トキソプラズマ症は人畜共通感染症で，*Toxoplasma gondii*（*T. gondii*）の感染によって起こる。脳炎は細胞性免疫不全患者に多くみられ，内因性再燃（reactivation）によるものと考えられる。エイズ患者に起こる多発性脳腫瘤病変のなかでは最も多い原因で，エイズの indicator disease でもある。発症の様式は急性から亜急性，慢性の経過をとるものまで様々で，初発症状は発熱，頭痛，混乱，痙攣，認知の障害，局所神経徴候と多彩である。脳MRIでは多発性のリング状に造影される腫瘤として認められる。特に，灰白質-白質境界，大脳基底核，脳幹，小脳が侵されやすい。通常，脳生検は，トキソプラズマの治療に反応の鈍い症例が腫瘍性病変（特に悪性リンパ腫）の除外のためになされることが多い。

【病理組織像】

壊死性の膿瘍，これを取り囲むように新生血管の増生，反応性のグリオーシス，血管炎等がみられる。*T. gondii* の菌体は，壊死巣周囲の viable な組織にみられることが多く，小型のコンマ状の急増虫体（tachyzoites）と無数の緩増虫体（bradyzoites）を含む囊胞を認める。抗トキソプラズマ抗体による免疫染色も可能で，感度，特異度とも向上する。

【細胞像】

直接塗抹標本では，汚い壊死性の背景で，多数の好中球，出血もみられる（図76a）。注意深い観察により，急増虫体（tachyzoites）（図76b）と緩増虫体（bradyzoites）（図76c）を含む囊胞が認められることも多い。これらの虫体の存在は診断特異的である。

【鑑別診断・ピットフォール】

臨床，放射線学的な鑑別診断として，悪性リンパ腫，転移性脳腫瘍，（細菌，真菌性）膿瘍等が挙げられる。細胞所見からは後者との鑑別が必要であるが，菌体，虫体の同定が不可欠である。前2者との鑑別は異型細胞が存在しないことで鑑別可能である。

4 真菌性脳炎（fungal encephalitis）

【臨床像】

通常は免疫不全患者に起こり，体内のほかの部分の感染巣からの血行性感染で，髄膜脳炎，あるいは脳内の肉芽腫，膿瘍として起こる。いずれも細胞診断の対象となるが，ここでは腫瘤形成病変のみを扱う。代表的な病原真菌としてはカンジダ，クリプトコッカス，アスペルギルス，ムーコル，黒色真菌（神経好性のもの）等が挙げられる。これらのなかには髄膜炎として起こるものも多いが，いずれも脳内に腫瘤を形成し得る。これらの腫瘤形成病変は外科手術，生検の対象となり得る。

【病理組織像】

真菌感染が進行すると，肉芽腫が髄膜内，脳実質内に形成されるのが典型的であるが，患者側の免疫力により，その形成の程度は様々である。通常，壊死を伴う。細菌感染症と異なり，侵入している真菌の独自の形態学的特徴に基づいて，形態学的に高い精度で感染している真菌を同定可能であるが，類似形態をとるものも多いため，最終診断は培養によってなされる。

【細胞像】

圧挫標本にて，多核組織球（図77b），肉芽腫組織（図77a），炎症細胞，壊死組織等が認めら

れるが，いずれも非特異的所見である。実際の菌糸，酵母の同定は，(真菌感染の)診断に特異的であるが，実際の病原真菌の同定には細菌学的検査が必要であることが多い。術中迅速診断における真菌感染の診断は，術後の迅速な治療に繋がる可能性が高い。

【鑑別診断・ピットフォール】
　肉芽腫を形成する感染症(結核等)が鑑別に挙がるが，真菌の菌糸，酵母の同定が不可欠である。

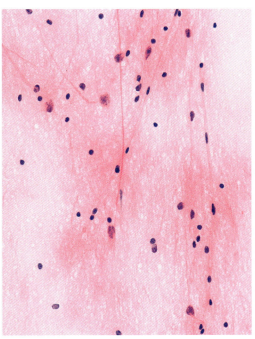

図2 大脳皮質
圧挫標本，HE染色，対物20倍
ニューロピルを背景に裸核状の神経細胞のほか，オリゴデンドログリア，アストロサイトが認められる。壁の薄い血管が分布している。

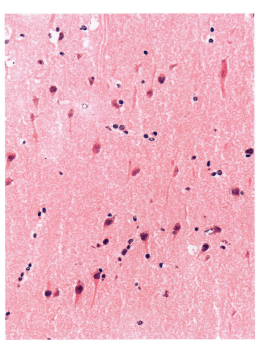

図3 凍結標本
HE染色，対物20倍
図2と同一症例。大脳皮質はびまん性微細顆粒状ニューロピルを背景に神経細胞，アストロサイト，オリゴデンドログリアがみられる。

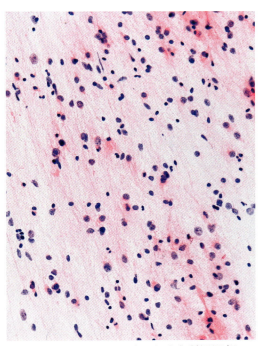

図4 びまん性星細胞腫の大脳皮質浸潤部
捺印，HE染色，対物20倍
粗糙なクロマチンパターンを示すやや大型の核と多数の繊細な突起を伸ばす腫瘍性アストロサイトの浸潤。

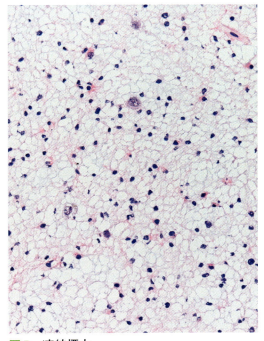

図5 凍結標本
HE染色，対物20倍
図4と同一症例。皮質に腫瘍性アストロサイトが低い密度で浸潤している。神経細胞がみられるが，ニューロピルは粗鬆化している。

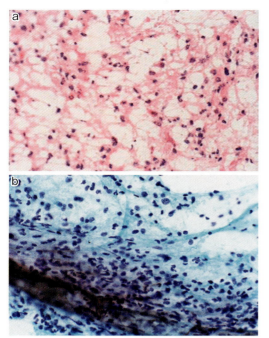

図6　凍結切片HE染色と圧挫Pap.染色（症例：膠芽腫）
a. 凍結切片HE染色。背景の空胞が目立ち，個々の細胞突起は不明瞭である。
b. 圧挫Pap.染色。腫瘍細胞からの線維を認め，膠芽腫の診断は可能である。

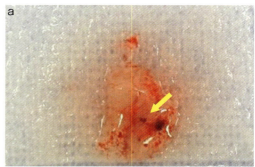
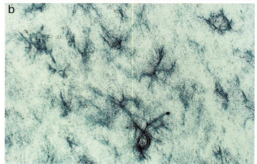

図7　肉眼像と細胞像（症例：乏突起膠腫）
a. 組織。大きさは小指先。ゼリー状の基質と赤色点状の血管（矢印）が観察される。
b. 矢印部分のPap.染色。細い血管が多数認められる。肉眼像を反映した細胞像である。

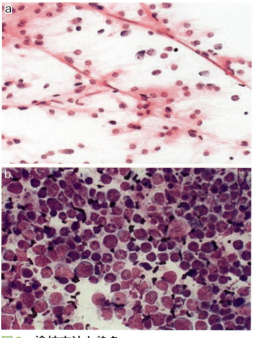

図8　塗抹方法と染色
a. 圧挫標本，HE染色（びまん性星細胞腫）。細い血管と腫瘍細胞のグリア線維が観察される。
b. 捺印，Giemsa染色（悪性リンパ腫）。個々の細胞が保持され，細胞質の好塩基性が観察される。

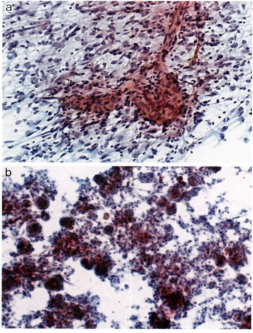

図9　圧挫による塗抹とPap.染色
a. 膠芽腫。太い血管と腫瘍細胞のグリア線維が観察される。
b. 髄膜腫。線維性の腫瘍細胞の渦巻き状（whorl）構造が観察される。

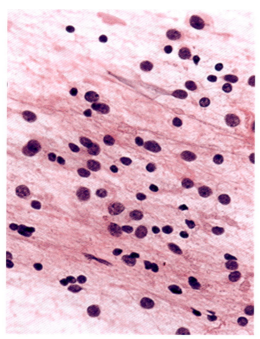

図11　びまん性星細胞腫　50歳代，男性
圧挫標本，HE染色，対物40倍
類円形の小型核と狭い細胞質を有する細胞が中等度の細胞密度でみられ，背景は線維状である。

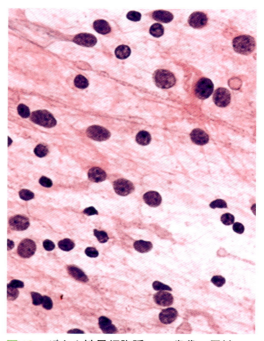

図12　びまん性星細胞腫　50歳代，男性
圧挫標本，HE染色，対物60倍
図11と同一症例。核の軽度大小不同があり，細胞質量は様々で一部は好酸性の豊富な細胞質と細胞質突起を有する。

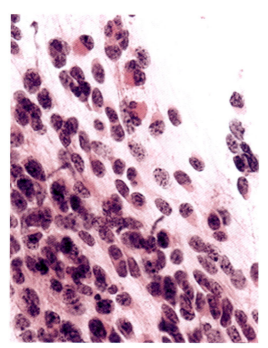

図13　退形成性星細胞腫　60歳代，女性
圧挫標本，HE染色，対物40倍
細胞密度はより高く，細胞質の乏しい細胞が多いが，好酸性細胞質を有する細胞もかなりみられる。

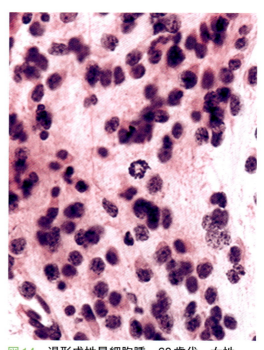

図14　退形成性星細胞腫　60歳代，女性
圧挫標本，HE染色，対物60倍
図13と同一症例。粗顆粒状のクロマチンを有する核が多く，核分裂像もみられる。

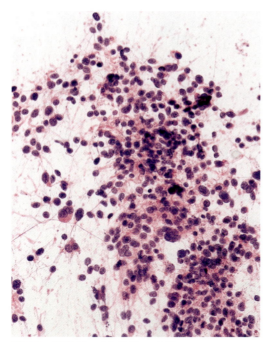

図15　膠芽腫　30歳代，女性
圧挫標本，HE染色，対物20倍
小型細胞が集塊状に出現し，細い細胞質突起や多核細胞もみられる。

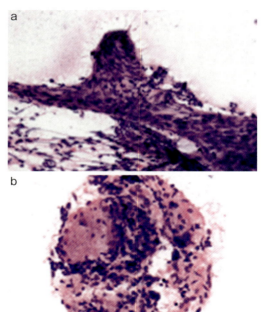

図16　膠芽腫　女性，a. 70歳代，b. 60歳代
圧挫標本，HE染色，対物20倍
a. 瘤状の血管壁細胞増生
b. 壊死巣

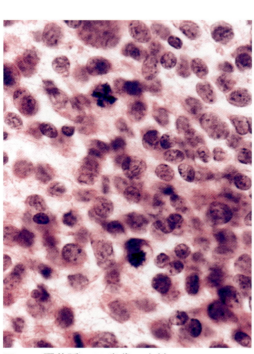

図17　膠芽腫　30歳代，女性
圧挫標本，HE染色，対物60倍
複数の核分裂像を認める。

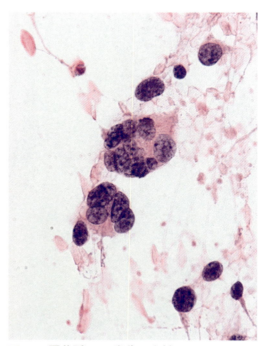

図18　膠芽腫　30歳代，女性
圧挫標本，HE染色，対物60倍
多核細胞を認める。

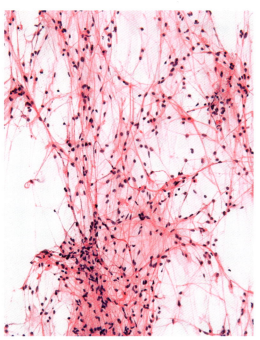

図19 毛様細胞性星細胞腫 3歳, 女児
圧挫標本, HE染色, 対物20倍
毛髪状で両極に細く長く伸びる細胞質が目立つ。

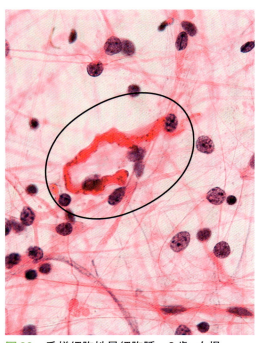

図20 毛様細胞性星細胞腫 3歳, 女児
圧挫標本, HE染色, 対物100倍
核は類円形で大小不同は軽度, 多形性に乏しい。中に, エオジン好性の無構造なRosenthal線維がよく観察される。

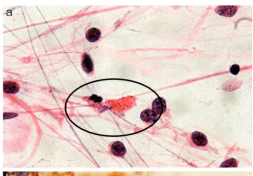
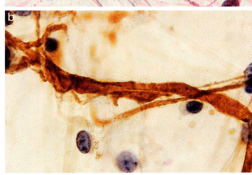

図21 毛様細胞性星細胞腫 3歳, 女児
a. 圧挫標本, HE染色, 対物100倍, b. GFAP免疫染色, 対物100倍
a. エオジン好性の顆粒状球形物, 好酸性顆粒細胞もみられることがある。
b. Rosenthal線維はGFAP陽性を示す。

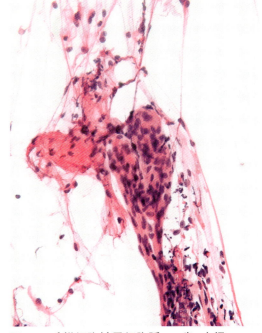

図22 毛様細胞性星細胞腫 3歳, 女児
圧挫標本, HE染色, 対物40倍
膠芽腫に出現するようなtufts状の異常血管がみられることもある。

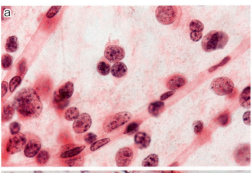

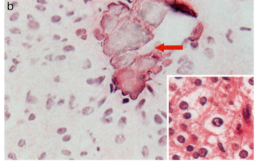

図23　乏突起膠腫　60歳代，女性
HE染色，a．圧挫標本，対物100倍，b．凍結，対物40倍
a．核は類円形，比較的均一で細胞質は目立たない。
b．パラフィン標本（挿入図）でみられる核周囲haloは認めない。矢印は石灰化物。

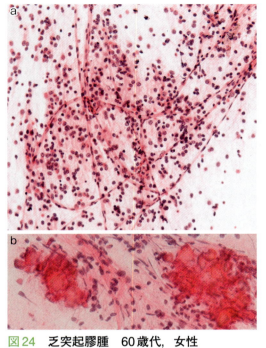

図24　乏突起膠腫　60歳代，女性
圧挫標本，HE染色，対物20倍
a．線維性基質を背景に突起の目立たない細胞と多分岐血管がみられる。
b．無構造の石灰化小体がみられる。

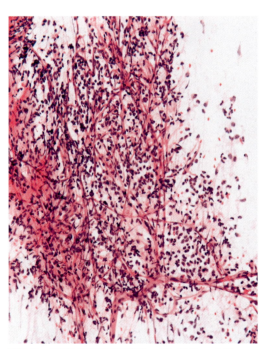

図25　退形成乏突起膠腫　60歳代，女性
圧挫標本，HE染色，対物20倍
突起の目立たない細胞が多数出現している。多分岐血管も非常に目立ち，径の大きな異常血管も増えてくる。

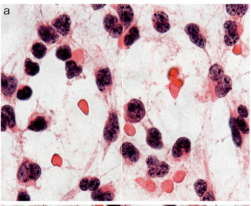

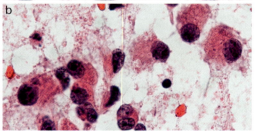

図26　退形成乏突起膠腫　60歳代，女性
圧挫標本，HE染色，対物100倍
a．核クロマチンは増量し，核形不整，大小不同等の異型性を伴う。細胞質突起は目立たない。
b．核が偏在し，好酸性の細胞質を有するminigemistocyteも散見される。

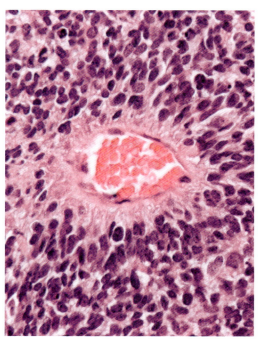

図27　上衣腫　40歳代，女性
切除標本，HE染色，対物20倍
血管に向かって長く伸びた突起からなる血管周囲性偽ロゼットが複数認められる。

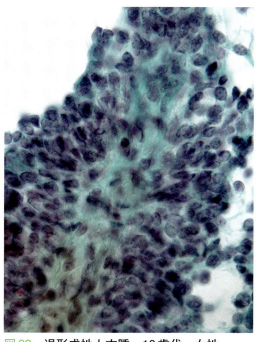

図28　退形成性上衣腫　10歳代，女性
切除標本，Pap.染色，対物60倍
血管を取り巻くように腫瘍細胞が密に配列した血管周囲性偽ロゼット。

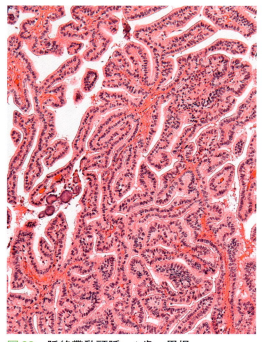

図29　脈絡叢乳頭腫　1歳，男児
切除標本，HE染色，対物10倍
血管を含んだ間質を軸とする乳頭状構造がみられる。

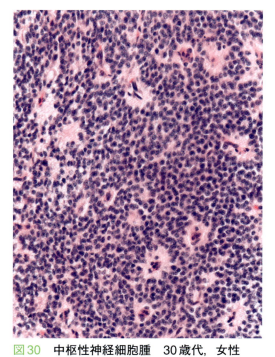

図30　中枢性神経細胞腫　30歳代，女性
切除標本，HE染色，対物20倍
円形核をもつ細胞が中等度の密度でびまん性に増殖しており，血管周囲を中心にニューロピル様の線維性基質が認められる。

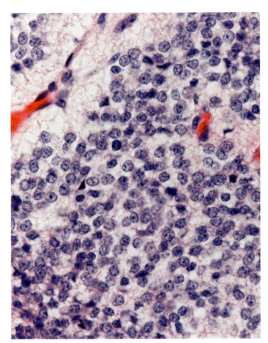

図31 中枢性神経細胞腫　30歳代，女性
切除標本，HE染色，対物40倍
円形核で細胞質が不明瞭な細胞が多いが，淡明な細胞質を有する細胞も認められる。細胞間には繊細な網状の線維性基質が存在する。

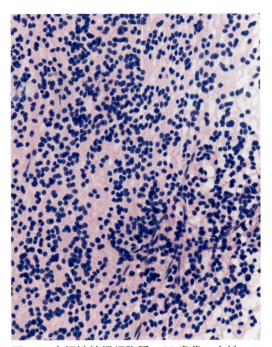

図32 中枢性神経細胞腫　30歳代，女性
圧挫標本，HE染色，対物10倍
ニューロピル様の線維性基質を背景に円形核細胞が中等度の密度で分布している。

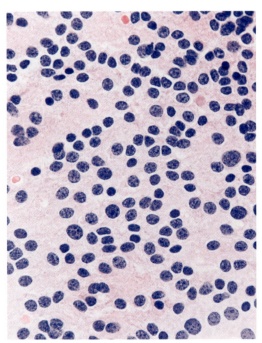

図33 中枢性神経細胞腫　30歳代，女性
捺印，HE染色，対物40倍
核はsalt and pepper状を示し，一部の細胞は淡明な細胞質を有している。背景の線維性基質は微細な顆粒状構造を含み，ニューロピルに類似している。

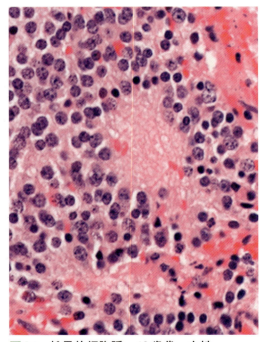

図34 松果体細胞腫　40歳代，女性
切除標本，HE染色，対物60倍
中央部の無核領域の広い，松果体細胞腫ロゼットがみられる。

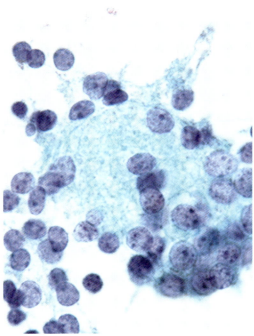

図35　松果体細胞腫　40歳代，女性
圧挫標本，Pap.染色，対物60倍
核は小型類円形で均一であり，ロゼット状構造を認める。

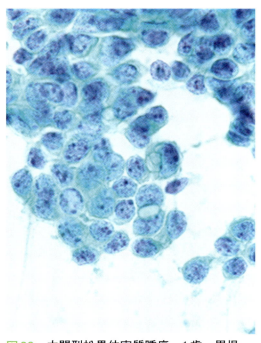

図36　中間型松果体実質腫瘍　1歳，男児
圧挫標本，Pap.染色，対物60倍
核密度の高い集塊がみられ，細胞質は狭い。

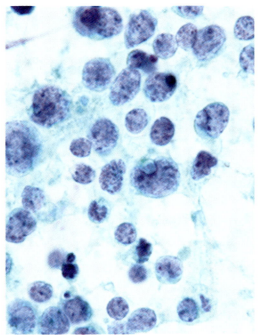

図37　松果体芽腫　0歳，女児
圧挫標本，Pap.染色，対物60倍
核の大小不同，核形不整が強く，滴状の壊死もみられる。

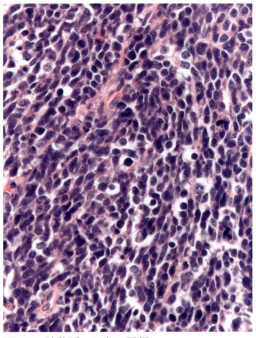

図38　髄芽腫　7歳，男児
切除標本，HE染色，対物40倍
小型で未分化な細胞がびまん性高密度に増殖する。

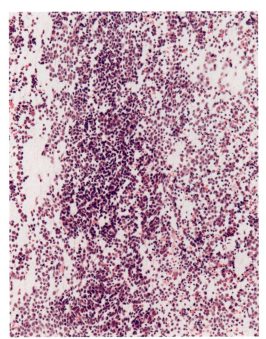

図39　髄芽腫　7歳，男児
すり合わせ標本，HE染色，対物10倍
N/C比の高い小型細胞が高い密度で平面的に出現する。

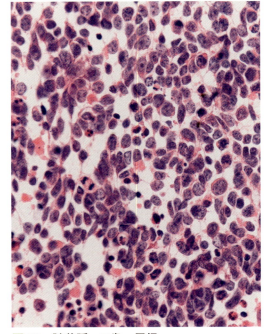

図40　髄芽腫　7歳，男児
すり合わせ標本，HE染色，対物40倍
核は微細顆粒状のクロマチンが密に分布して濃染し，核小体は目立たない。狭い細胞質をもち，短突起を伸ばす細胞もみられる。

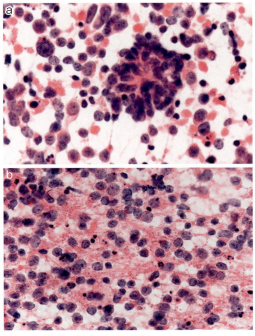

図41　髄芽腫　0歳，女児
すり合わせ標本，HE染色，対物40倍
a. ロゼット様構造が出現する。
b. 細胞間に繊細な線維性基質が認められる。

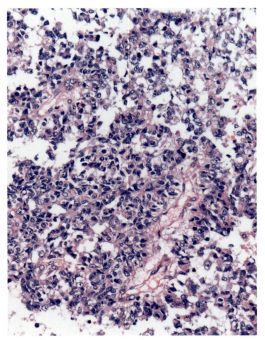

図42　非定型奇形腫様ラブドイド腫瘍　0歳，女児
切除標本，HE染色，対物20倍
好酸性〜淡明な細胞質を有する細胞や裸核状の細胞が血管周囲に集簇する傾向を示しながら増殖している（偽乳頭状構造）。

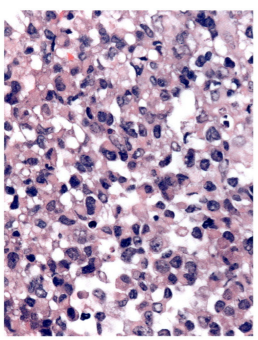

図43 非定型奇形腫様ラブドイド腫瘍　0歳，女児
切除標本，HE染色，対物40倍
封入体様構造を有するラブドイド細胞とepithelioid cellがびまん性に増殖している。

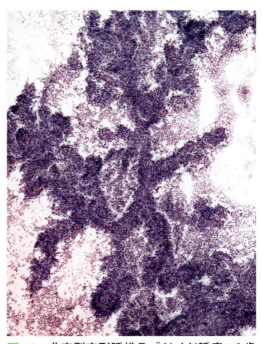

図44 非定型奇形腫様ラブドイド腫瘍　0歳，女児
すり合わせ標本，HE染色，対物4倍
血管周囲に腫瘍細胞が集簇する傾向がみられる。

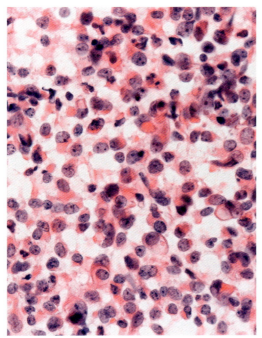

図45 非定型奇形腫様ラブドイド腫瘍　0歳，女児
すり合わせ標本，HE染色，対物40倍
核は淡染し，核小体が認められる。一部に封入体様構造をもつラブドイド細胞が出現している。包み込み像が認められる。

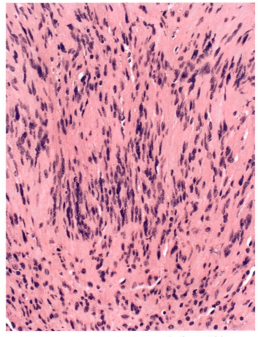

図46 Schwann細胞腫　60歳代，男性
切除標本，HE染色，対物20倍
図47，48の組織像である。紡錘形の腫瘍細胞の増殖を認める。核は紡錘形で両端が尖っている。核が柵状に並ぶ構造を認める。

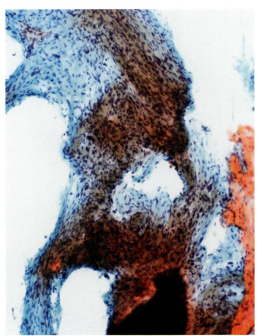

図47 Schwann細胞腫　60歳代，男性
圧挫標本，Pap.染色，対物10倍
結合の強い線維性組織塊が交差するように出現する。

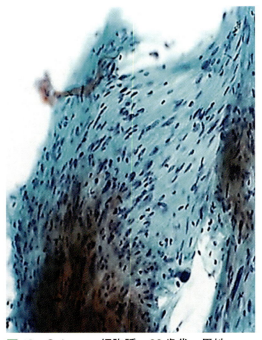

図48 Schwann細胞腫　60歳代，男性
圧挫標本，Pap.染色，対物20倍
線維性背景に核が横1列に柵状に並ぶ構造を認め，個々の細胞の核は紡錘形で両端が尖っている。

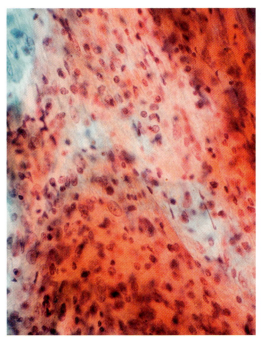

図49 Schwann細胞腫　70歳代，女性
圧挫標本，Pap.染色，対物40倍
円形核の混在を伴うSchwann細胞腫では髄膜腫との鑑別が必要となる。結合性の観察が本腫瘍の細胞判定のアプローチとなることが多い。

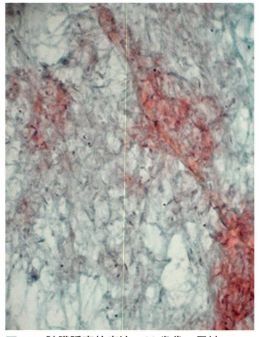

図50 髄膜腫塞栓療法　60歳代，男性
圧挫標本，Pap.染色，対物10倍
壊死組織を認める。

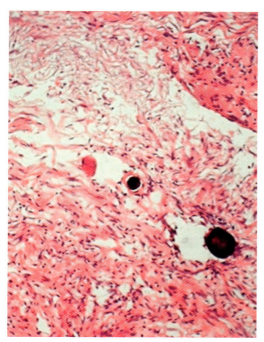

図51 髄膜腫塞栓療法 60歳代，男性
切除標本，HE染色，対物10倍
図50の組織像である。壊死組織を認める。

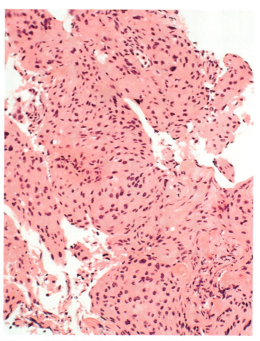

図52 髄膜皮性髄膜腫 60歳代，女性
切除標本，HE染色，対物10倍
弱い渦巻き状構造と砂粒体がみられる。

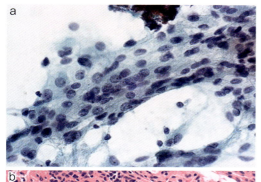
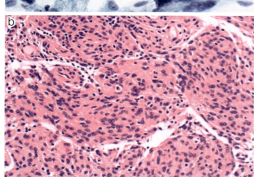

図53 髄膜皮性髄膜腫 60歳代，女性
a．圧挫標本，Pap.染色，対物40倍，b．切除標本，HE染色，対物10倍
a．腫瘍細胞核に核内封入体を認める。
b．aの組織像である。

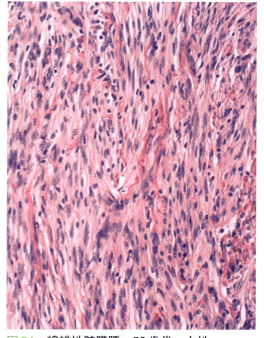

図54 線維性髄膜腫 50歳代，女性
切除標本，HE染色，対物20倍
図57の組織像である。腫瘍細胞とともに膠原線維の増殖を認める。

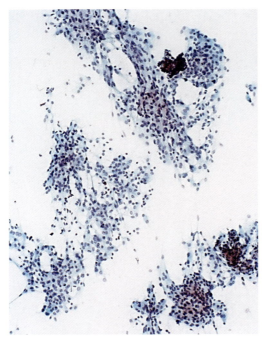

図55　髄膜皮性髄膜腫　60歳代，女性
圧挫標本，Pap.染色，対物10倍
大小の線維性細胞集塊と弱い渦巻き状構造を認める。

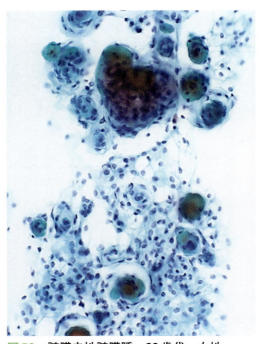

図56　髄膜皮性髄膜腫　60歳代，女性
圧挫標本，Pap.染色，対物20倍
髄膜皮細胞に類似した多稜形の細胞をシート状に認める。渦巻き状構造や砂粒体もみられる。

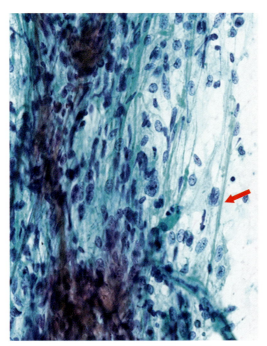

図57　線維性髄膜腫　50歳代，女性
圧挫標本，Pap.染色，対物40倍
ライトグリーンに染まる膠原線維（矢印）に挟まれるように線維を有する腫瘍細胞を認める。

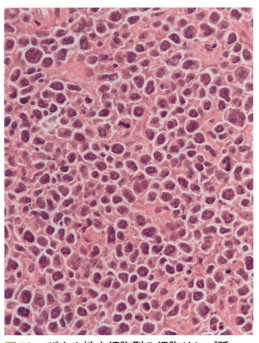

図58　びまん性大細胞型B細胞リンパ腫
　　　60歳代，男性
生検標本（凍結後），HE染色，対物40倍
びまん性に大型細胞の増生を示す。HEでは水泡状クロマチンと表記することが多い。

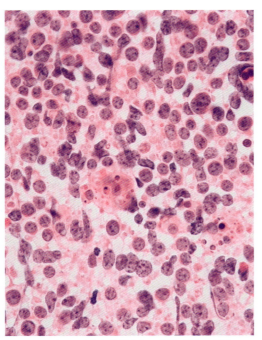

図59　びまん性大細胞型B細胞リンパ腫
　　　60歳代，男性
生検標本捺印，Giemsa染色，対物40倍
大型細胞の核に複数の核小体と粗顆粒状クロマチンを認める。中心部にtingible body macrophageをみる。

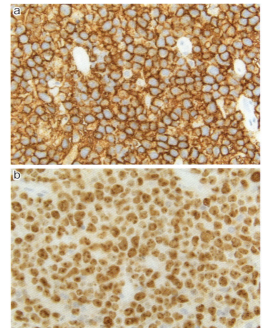

図60　びまん性大細胞型B細胞リンパ腫
　　　60歳代，男性
免疫組織化学，対物40倍
大型細胞はCD20に膜と胞体が陽性(a)，Ki-67(MIB-1)に核が高率に陽性を示す(b)。

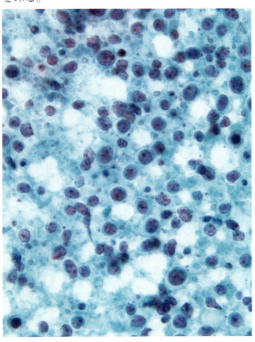

図61　びまん性大細胞型B細胞リンパ腫
　　　60歳代，男性
生検標本捺印，Pap.染色，対物40倍
胞体に乏しい大型細胞で類円形もしくは不整形の核を有し，核膜は厚く，淡いクロマチン，複数の核小体を認める。Lymphoglandular bodiesをみる。

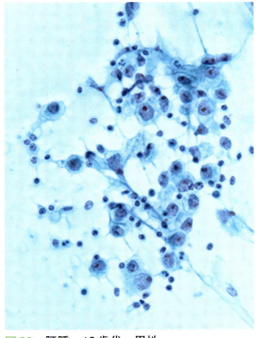

図62　胚腫　10歳代，男性
圧挫標本，Pap.染色，対物40倍
大型の腫瘍細胞と小型のリンパ球様細胞が混在している。

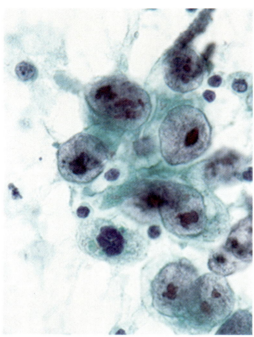

図63　胚腫　30歳代，女性
圧挫標本，Pap.染色，対物60倍
図62と同一症例。大型腫瘍細胞は明瞭な核小体を有する。

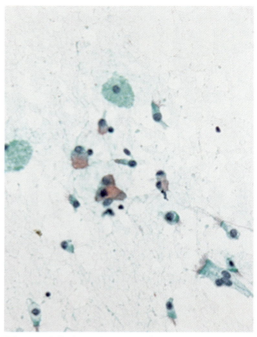

図64　成熟奇形腫　20歳代，女性
圧挫標本，Pap.染色，対物40倍
粘液細胞や線毛細胞を含む，大小様々な細胞がみられる。

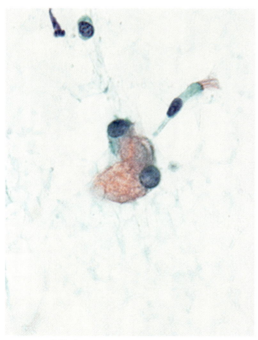

図65　成熟奇形腫　20歳代，女性
圧挫標本，Pap.染色，対物60倍
図64と同一症例の強拡大像。粘液や線毛を有する細胞がみられる。

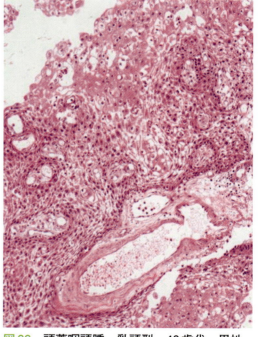

図66　頭蓋咽頭腫，乳頭型　40歳代，男性
切除標本，HE染色，対物20倍
乳頭状に増生する扁平上皮細胞が認められる。角化像は認められず，いわゆる"wet keratin"もみられない。

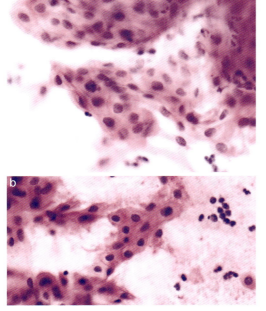

図67　頭蓋咽頭腫，乳頭型　40歳代，男性
圧挫標本，HE染色，対物40倍
結合性を有する細胞塊が認められる。境界明瞭な多角形細胞からなっており，扁平上皮と容易に判断できる。核異型は認められない。

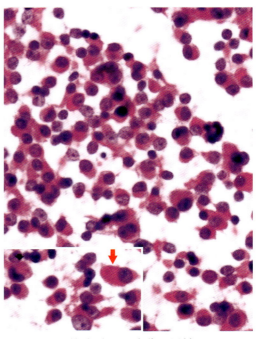

図68　下垂体腺腫　40歳代，男性
圧挫標本，HE染色，対物40倍
結合性に乏しい類円形細胞が密に認められる。細胞質は好酸性細顆粒状，核クロマチンは繊細である。核の大小不同や多核細胞は悪性度の指標とならない。挿入図：fibrous body（矢印）。

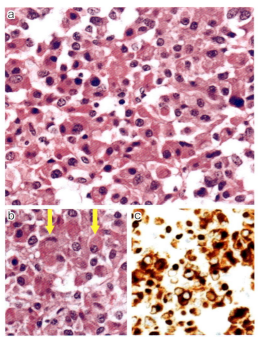

図69　下垂体腺腫　40歳代，男性
切除標本，HE染色，対物40倍
a. 多角形細胞がシート状に増生している。細胞質は淡好酸性から好酸性顆粒状で，クロマチンも顆粒状である。
b. fibrous body（矢印）。c. ケラチン。

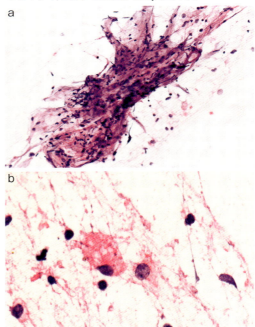

図70　腫瘤形成性脱髄病変　40歳代，女性
HE染色，a. 圧挫標本，対物10倍，b. 捺印，対物60倍
a. 不規則な形状のアストロサイト，ミクログリアの集簇巣。細胞異型ははっきりしない。b. 汚い背景に，多数のfoamy macrophagesがみられる。細胞密度は低い。

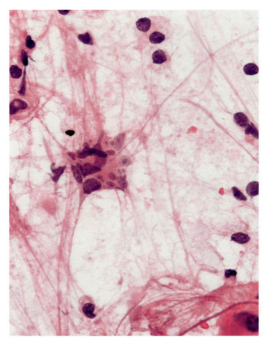

図71　腫瘤形成性脱髄病変　40歳代，女性
HE染色，対物60倍
細胞突起の目立つgliotic な背景に，多数の小型の核を有する大型のアストロサイト（Creutzfeldt細胞）が認められる。

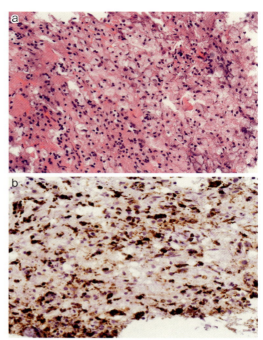

図72　腫瘤形成性脱髄病変　40歳代，女性
a．HE染色，対物10倍，b．CD68免疫染色，対物10倍
a．シート状のfoamy macrophagesの集簇がみられる。b．多数の組織球が染色されている。

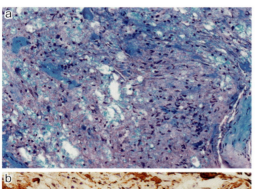
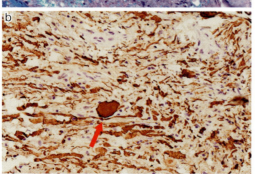

図73　腫瘤形成性脱髄病変　40歳代，女性
a．Luxol Fast Blue染色，対物10倍，b．Neurofilament protein 免疫染色，対物20倍
a．特染弱拡大。ミエリン染色性が大部分で失われている。
b．免疫染色中拡大。比較的よく保たれた軸索が染色されている。中心部には変性した軸索（軸索球，矢印）がみられる。

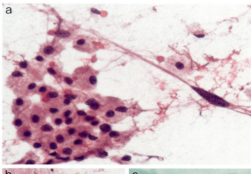
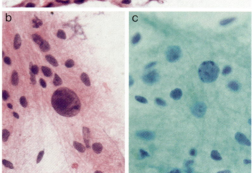

図74　進行性多巣性白質脳症疑い　30歳代，男性
a．HE染色，対物20倍，b．HE染色，対物60倍，c．Pap.染色，対物60倍
a．シート状のfoamy macrophagesの集簇巣が圧挫標本で認められる。背景は汚い。b, c．特徴的なsmudged and glassy nuclei を有するオリゴデンドロサイトを認める。Neuropil backgroundで，多数のアストロサイト，ミクログリアがみられる。

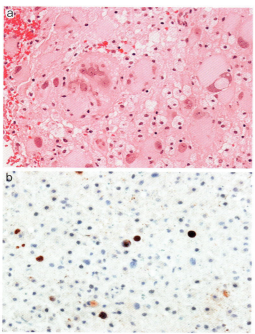

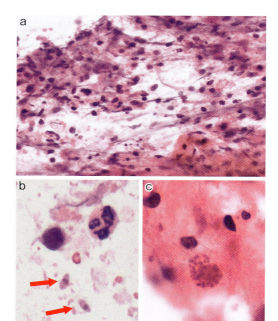

図75 進行性多巣性白質脳症 30歳代，男性
a. HE染色，対物20倍，b. JCV in situ hybridization，対物20倍
a. 奇怪な核を有する巨大なアストロサイトが多数みられ，背景にはfoamy macrophagesが散見される。b. JCV陽性細胞（核に陽性）が散見される。PMLに診断特異的である。

図76 トキソプラズマ脳炎 40歳代，男性
HE染色，a. 対物20倍，b, c. 対物60倍
a. 汚い壊死性の背景で，多数の好中球，赤血球が認められる。b. 小型のコンマ状の急増虫体（tachyzoites，矢印）がみられる。背景は壊死性である。c. 緩増虫体（bradyzoites）を含む囊胞がみられる。

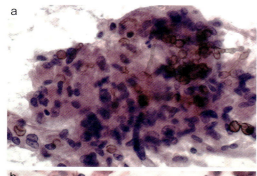

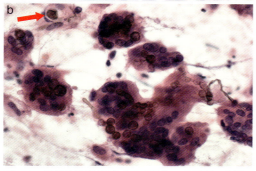

図77 真菌性脳炎（黒色分芽菌症） 40歳代，女性
HE染色，圧挫標本，a. 対物40倍，b. 対物60倍
a. 壁内にメラニン色素を有する黒色真菌を含む肉芽腫がみられる。b. 黒色真菌を含む多数の多核巨細胞がみられる。石垣様細胞（muriform cells，矢印）がみられ，黒色分芽菌症の所見である。

脳脊髄液

総　論
 A. 基礎知識
 B. 細胞採取法と処理法
 C. 脳室からの細胞採取法
 D. 報告様式

各　論
 A. 腫瘍性病変
 B. 非腫瘍性病変

図　譜

総 論

A. 基礎知識

1 解剖と生理

a. 脳脊髄液の産生と循環

　脳脊髄液の約90％は脈絡叢，特に側脳室脈絡叢がそのほとんどを産生している。残り10％は脳実質内，クモ膜下腔，脳室上衣等で産生される。脈絡叢細胞は脳室上衣より移行した一層の上皮で覆われ，乳頭状に入り組んだ組織構造を示し，血管に富んでいる。血漿成分が脈絡叢の血液髄液関門を通ることで髄液となり，脳室内へ分泌される。脳脊髄液の産生量は，一般的に1日に約1,000～1,500 mLとされているが，成人の髄腔内を全て満たすと150 mL前後であるため，3～4時間ごとに更新されていることになる。側脳室脈絡叢で産生された髄液は脳室管孔（Monro孔），第3脳室，中脳水道の順に通過し，第4脳室に達して，開口部であるMagendie孔，Luschka孔を出て頭蓋内および脊椎管内のクモ膜下腔を満たしながら循環する。最終的に脳の頂上部に存在するクモ膜顆粒（および脳毛細血管）より吸収され，上矢状静脈洞に流れ込み，再び血液循環に入る仕組みとなっている。

b. 髄液の機能

　脳脊髄液の機能については，いまだ多くの疑問が残されているが，以下に述べるものが考えられている。①脳・脊髄をクッション機能により保護し，中枢神経系を物理的に保護する。②中枢神経系の正常な機能維持のため，周囲の化学的環境を一定に保つ。③組織液として機能し，炎症反応や脂質系を主とする脳の老廃物を運搬し，毛細血管・リンパ系（篩板・嗅神経経路を介して鼻腔粘膜下）へ排除する。

2 脳脊髄液の細胞診の意義

　脳脊髄液検査の適応のある疾患としては，脳髄膜炎を中心とする感染症，クモ膜下出血，白血病を中心とした造血系悪性腫瘍の脳浸潤，脳腫瘍，その他の転移性脳腫瘍となる。細胞診においては，白血病の脳浸潤を中心とした腫瘍性疾患の有無を目的としたものが最も多くなる。具体的な細胞像や所見については各論で述べられるのでここでは省略するが，脳脊髄液に出現する炎症細胞の所見と腫瘍性病変の一般的な細胞診の見方について述べる。

a. 炎症細胞

　脳脊髄液中の炎症細胞としてはリンパ球，単球・組織球，多核球がある（所見・画像は強制乾燥によるGiemsa染色のものを記す）。リンパ球は，脳脊髄液中に出現する白血球のなかで最も小型（8～10 μm）で円形の核を有し，細胞質は狭く核周囲にリング状に淡く染まる（図1a）。ウイルス感染症，慢性炎症のときに出現し，核がわずかに腫大し，切れ込みを有するものも出現する（図1b）。単球・組織球はリンパ球よりも大きく（15～25 μm），細胞質は豊富で，赤血球片やヘモジデリン顆粒を貪食しているものもみられる（図2a）。核は，やや偏在し，類円形で深い切れ込みを示すものが多い。炎症や出血等の様々な刺激に対して出現する。好中球は12

〜14μmの大きさで，細胞質はあまり染色されず，不整形から分葉した核を有する(図2b)。細菌感染や急性炎症のときに多数出現する。その他，寄生虫疾患やアレルギー性疾患に伴い，好酸球や好塩基球が出現することもある。

b. 腫瘍性疾患

脳脊髄液の細胞診検査で最も多い腫瘍性疾患は白血病の中枢神経系浸潤である。近年，白血病や悪性リンパ腫に対する化学療法の発展に伴い長期寛解が可能となり，定期的な髄液検査が行われ，細胞診の意義は大きくなっている。白血病の中枢神経系浸潤は，急性リンパ性白血病の頻度が最も高く，次いで急性骨髄性白血病が多い(図3a)。白血病細胞，悪性リンパ腫細胞の特徴としては，①細胞数が少ない場合でも，周囲のリンパ球や単球とは移行がなく，幼若な細胞形態を示す細胞の出現，②核・細胞質比(N/C比)の高い細胞の単調な増生，③核内構造は，微細で密なクロマチンが充満し，柔らかい染色性を示し，大型核小体を有することが多い。骨髄系では，しばしば細胞質内にアズール顆粒を認める，等が挙げられる。次に多い腫瘍性疾患は転移性癌腫であり，頻度としては肺癌，乳癌，消化器癌を中心とする腺癌が最も多く，扁平上皮癌，尿路上皮癌(移行上皮癌)，悪性黒色腫等が挙がる(図3b)。脈絡叢細胞が脳脊髄液中に出現することがあるが，細胞接着性を示すものの細胞異型に乏しく，癌腫との鑑別は容易である(図4a)。原発性脳腫瘍が脳脊髄液に出現することは稀で，髄芽腫や膠芽腫の脳脊髄播種にみられることがある(図4b)。

B. 細胞採取法と処理法

1 脳脊髄液検査

a. 髄液検査の目的と意義

(1) 概要

脳脊髄液の採取法には，一般的に腰椎穿刺，後頭下穿刺(大槽穿刺)，脳室穿刺(脳室ドレナージ)があるが，本項では通常採取されることの多い腰椎穿刺液について述べる。

腰椎穿刺では，最初に流出する髄液中に，より多くの細胞が含まれているが，各種必要な検査に分けられ，細胞診として提出される量は一般的に2〜4mLのことが多い。

(2) 髄液の保存

採取された髄液の細胞変性は極めて早く(図5a, b)，冷蔵保存しても防ぎきれない。これは髄液では蛋白量が少ないことや，浸透圧の低いことに起因している。したがって，提出後，迅速に処理をすることが望ましく，採取から検査まで長くとも1時間以内に行う必要がある。

(3) 性状観察

提出検体は受け取り時に必ず肉眼で観察し，色調，透明か混濁，析出物の有無および検体量を記載しておく。また，遠心処理後に沈渣成分や上清の変化も注意して観察し，記録しておくことも必要である。

多くの場合は無色透明であるが，血性の場合は病的な出血を示唆するので，場合によっては採取時の血液の混入がないかどうかを臨床側に確認する必要がある。

外観の鑑別ポイント(図6)
　無色透明：一般的には正常のことが多いが，白血病細胞の浸潤の場合もある。
　白色混濁：高度の細胞増加（細菌性髄膜炎等）
　黄色色調：頭蓋内出血後の古い出血（キサントクロミー）や黄疸等
　血性色調：頭蓋内出血，穿刺時の血管破損等
　日光微塵：軽・中等度の細胞増加（ウイルス性髄膜炎，細菌性髄膜炎等）

(4) 検体処理法

　脳脊髄液は通常は細胞成分が少ないことが多いため，細胞収集法を行う必要がある。提出検体1～1.5 mLあたりウシ血清アルブミンを約2滴加えることで，細胞の形態保持，スライドガラスへの細胞の接着性を高め，形態観察に効果が得られる（図5c）。遠心前に加えることにより細胞変性を阻止できるため，迅速に処理できない場合等，時間経過にも十分対応できる。1,500 rpmで約5分遠心後，作製する標本枚数に応じて上清を一部取り除き，細胞収集機器で処理を行う。

細胞収集法の種類
- 遠心沈殿法
- 自然沈殿法
- 遠心濾紙沈殿法：最も多くの施設で用いられている。
- 濾過法（ミリポアフィルター法）：用途に応じて利用される施設が多い。

❶遠心濾紙沈殿法

　遠心力を利用して細胞成分をスライドガラス上に残して，液体成分を濾紙に吸収除去させる方法である。比重の大きい細胞成分だけがスライドガラス上に塗抹され，残液は毛細管現象で濾紙に吸収される仕組みとなっている（図7）。

　液状検体を直接スライドガラス上に均一に塗抹し，同時に数枚の標本を作製するため，細胞収集率が良く，乾燥固定，湿潤固定どちらの標本も作製可能で，狭い範囲に塗抹されるため，検鏡しやすいのも利点の一つである。

　通常は1枚の標本を作製するのに約200～250 μL（毛細管ピペットで2～3滴）の髄液を用いて，800～1,000 rpmで3～5分間遠心し，塗抹終了後は素早くホルダーから標本を外し，湿潤固定用はアルコールに入れ，乾燥固定用は冷風のドライヤーで乾燥させる。

❷濾過法

　ミリポアフィルター等を用いて，濾過して得られた細胞をフィルターごと固定し，染色する方法である。注射筒や流水等を利用して陰圧をかけ，フィルターの穴（直径約5 μm）から液体成分だけを吸引濾過させ，細胞成分のみをフィルター表面に塗抹する原理で，直径約2 cmの円内に収集される。細胞収集率が良く，湿潤固定や染色過程における細胞の剥離が少なく，Papanicolaou（Pap.）染色標本の作製には適している。しかし，圧のかけ過ぎによる細胞形態の変化，細胞成分の多い場合や粘液・フィブリンの含有が多い場合等，目詰まりの原因となるため，細胞量の調節，凝固防止剤の添加や粘液融解剤の使用等の対処法が必要である。

(5) 染色法

　細胞の剥離の少ない乾燥固定標本によるMay-Giemsa染色や，Diff-Quick染色等を第1選択とし（図8），検体量に余裕がある場合や上皮性悪性腫瘍が疑われる場合は，湿潤固定標本によるPap.染色を行うことが望ましい。

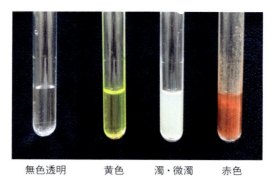

無色透明　黄色　濁・微濁　赤色

図6　肉眼的色調確認

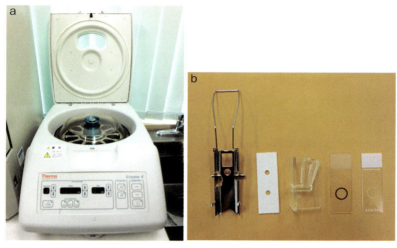

図7　遠心濾紙沈殿法：Shandonサイトスピン
a. 機器本体　b. 使用器具と消耗品

C. 脳室からの細胞採取法

　脳室からの脳脊髄液（以下，脳液）は，腰椎穿刺による脳脊髄液（以下，脊髄液）とは目的や出現細胞において異なる点が多いため区別して扱う必要があり，本項では便宜上，脳液として区別し，以下に詳細を記す。

1 目的

　脳腫瘍による閉塞性水頭症の管理，頭蓋内圧管理，髄腔内薬剤投与等の目的で，脳室ドレナージ術，脳室腹腔短絡（V-Pシャント）術，オンマイヤリザーバー留置術等が行われる。脳室ドレナージ術は，側脳室の中に細いチューブを挿入し，このチューブを通して過剰に貯留した脳液を体外に持続的に排出する方法である。感染の危険があるため長期間の排出には適さない。これに対し，V-Pシャント術は体内埋め込み型のため長期間の脳液の排出には適すが，腫瘍細胞

が腹腔へ播種しないよう徹底した管理が必要となる。オンマイヤリザーバー留置術は，連続的な薬剤投与や，体力的にシャント手術を行うことのできない新生児等の脳液を間欠的に排出するために行われる。いずれの場合も細胞診は，腫瘍細胞の有無，感染症の確認等において重要な役割を担う。

2 検体採取法と処理法

　脳液採取法には，直接的な脳室穿刺以外に，脳室ドレーンからの排液，V-Pシャントバルブやオンマイヤリザーバーからの穿刺等があり，検体として提出される。脊髄液とは得られる細胞成分が異なる場合があるので，解剖学的・組織学的な理解が必要である。

　検体処理法は，脊髄液と同様に細胞集積法が必須で，塗抹乾燥標本によるGiemsa染色が第1選択となる。標本作製にあたっては，一般検査部門と連携して細胞数を把握しておくことが望ましい。細胞数が多い場合はPap.染色標本も作製する。

3 細胞像について

a. 正常

　出現する細胞は，ごくわずかのリンパ球と単球程度である。ほかに出現する可能性のある細胞として，脳室壁の内面を覆う上衣細胞，脳脊髄液を産生し脳室に分泌する脈絡叢上皮細胞が挙げられるが，これらは脳脊髄液中では形態学的に明確に区別できないことが多いため，総称して髄腔形成細胞と呼ばれる(図9)。ときに集団でみられ，腺癌との鑑別を要する場合もあるが，いずれも核は類円形でN/C比は低く，著しい核異型を有さないことで鑑別できる。

b. 手術による影響

　脳室ドレナージ術，V-Pシャント術，オンマイヤリザーバー留置術等の術中・術後には，脳実質の組織・細胞成分(図10)が集団で多数みられることもある。特に神経細胞は大型で明瞭な核小体を有するため，腺癌等の悪性細胞と見誤らないよう注意が必要である。術後は，陳旧赤血球およびヘモジデリンを貪食した泡沫細胞(マクロファージ)等が出現する。また，チューブ等の異物に対するアレルギー反応がみられる場合は，好酸球，好塩基球が出現する。アレルギー反応が示唆された場合は臨床への報告が大切である。

c. 水頭症

　水頭症は，脳脊髄液が脳室内またはクモ膜下腔に過剰に貯留した状態のことである。上衣細胞，脈絡叢上皮細胞等の髄腔形成細胞，およびマクロファージが多数出現することがある。

d. 薬剤投与による影響

　化学療法後には治療の影響と思われる，芽球化した幼若な血球，好中球の過分葉等がみられることがある。白血病や悪性リンパ腫と見誤らないよう注意が必要である。

e. 腫瘍細胞

　脳液中に出現する可能性のある腫瘍細胞として，原発性では膠芽腫(図11, 12)，髄芽腫，星細胞腫，上衣腫，脈絡叢乳頭腫，胚細胞腫瘍等が挙げられる。それぞれの組織学的・細胞学的な特徴所見を把握しておくことが脳液中の細胞像を観察するうえで非常に役立つ。転移性腫瘍としては，白血病，悪性リンパ腫，および癌腫等が挙げられる。原発巣の組織像・細胞像との比較検討が重要であるが，しばしば異なる像を呈する場合もあり，注意が必要である。

D. 報告様式

　脳脊髄液細胞診の結果報告の個人差，施設間差を少なくするため報告様式の統一が必要である（表1）。

表1　脳脊髄液の報告様式

検体の性状	
量	
作製枚数	Pap.(　)枚，Giemsa(　)枚，その他(　・　)枚
検体の適正・不適正	検体適正　／　検体不適正
判定	正常・良性　／　鑑別困難　／　悪性疑い・悪性
細胞所見	
推定病変	
コメント	

検体の適正・不適正について

検体適正：細胞成分を認めない場合，あるいは細胞数が数個の場合も含まれる。

検体不適正：乾燥標本や細胞が挫滅している場合が該当する。

判定について

正常・良性：良性腫瘍や髄腔形成細胞，炎症細胞を認める場合が該当する。ドレーン液では星細胞腫や正常脳実質も該当する。炎症細胞を認める場合は，炎症細胞の種類，割合について記載する。炎症細胞や赤血球が病的か混入か不明な場合は「検体適正，正常・良性」とし，コメントにその旨を記載する。

鑑別困難：異型細胞が少ない，細胞変性が強いため悪性と断定できない，良・悪性の判定に苦慮する場合である。白血病や悪性リンパ腫の化学療法効果判定には，①腫瘍細胞と断定できない異型細胞を認める，②腫瘍細胞と断定できるが数が少ない等の記載をする。特に治療により正常細胞，腫瘍細胞ともに様々な変化を来すことが多いため，異型細胞の判定には組織型の把握や前回分と見比べ判定することが重要である。

悪性疑い・悪性：悪性細胞が疑われる，または悪性細胞と判定できる場合が該当する。悪性細胞で悪性の原発性脳腫瘍と転移性脳腫瘍の鑑別に迷った場合は「悪性疑い・悪性」とし，コメントにその旨を記載する。

推定病変について

　腫瘍の場合，可能な限り組織型推定をする。また，細菌性髄膜炎，ウイルス性髄膜炎の推定病変は，他の検査と合わせ総合的に判断するよう報告する。ただし，クリプトコッカス，封入体等，感染病原体が推定できるものはその旨を報告する。

各 論

A. 腫瘍性病変

1 脊髄液領域の悪性腫瘍

　腫瘍を対象とした脊髄液細胞診の目的は，腫瘍の組織型の確定，臨床病期や治療方針の決定，治療モニタリング（化学療法の効果，再発の有無）等が挙げられる。

　脊髄液中に腫瘍細胞が出現するのは，腫瘍細胞が脳室壁を越えて脳室内に浸潤またはクモ膜下腔に達した場合である。膠芽腫，髄芽腫，悪性リンパ腫，転移性癌等の悪性腫瘍が多い。また，上衣腫，脈絡叢乳頭腫等の脳室関連腫瘍では，腫瘍細胞が直接脊髄液中に浮遊，散布される。

　通常，脳腫瘍の細胞診では圧挫標本が用いられる。圧挫標本では細胞個々の観察，特にグリア線維の有無に加え，血管や細胞配列等，組織像を反映した構造を観察し細胞診断が行われる。しかし，脊髄液中の腫瘍細胞は水中に浮遊しているため，細胞は丸くなる傾向にある。したがって，神経膠細胞に由来する腫瘍の特徴であるグリア線維の観察が困難なケースが多い。このことは膠芽腫と転移性癌の鑑別を難しくしている原因になっている。脊髄液細胞診では原発性脳腫瘍より転移性脳腫瘍の割合が高い。したがって，脊髄液細胞診の細胞判定には腫瘍細胞個々の観察（特に細胞質）に加え，結合性，細胞境界といった点が重要視される。

2 主な原発性脳腫瘍

a. 膠芽腫（glioblastoma），退形成性星細胞腫（anaplastic astrocytoma）

　中高年に多く，脳実質への浸潤性増殖を示す腫瘍。ときにクモ膜下腔や脳室壁に播種を来し，脊髄液中に出現する。腫瘍細胞は集塊あるいは孤立性に出現し，大小不同を有する。個々の細胞には強い核形不整を認め，クロマチンは顆粒状～粗顆粒状に増加し，細胞質は薄く辺縁は不明瞭である。多形性が強く，悪性の診断は容易である。鑑別疾患は低分化腺癌，低分化扁平上皮癌，肉腫である。膠芽腫は癌腫に比して核縁の肥厚が弱く，細胞質が淡く辺縁のシャープさに欠ける。また，細胞境界不明瞭で重積性や上皮性の結合は認めない（図13～15）。

b. 髄芽腫（medulloblastoma）

　小児の小脳に好発する小円形腫瘍。小脳の軟膜をはじめ，広範なクモ膜下腔や脳室壁への播種・転移を来し，脊髄液中に出現する。腫瘍細胞は，孤立散在性～ときにロゼット形成を示唆する小集塊として認める。個々の細胞は，裸核状もしくは狭小な細胞質を有するN/C比の極めて高い円形～類円形を呈し，核形不整を伴う。クロマチンは細顆粒状で，1～数個の核小体を認める。鑑別疾患は上衣腫，肺小細胞癌，悪性リンパ腫である。上衣腫や肺小細胞癌では，上皮性の結合性を有すること，悪性リンパ腫では細胞質の辺縁が明瞭なこと，Giemsa染色で好塩基性を示すことが鑑別点として挙げられる（図16）。

c. 星細胞腫（astrocytoma）

　稀に，小脳に発生した毛様細胞性星細胞腫や星細胞腫が脊髄液中に出現することがある。特に術後の脊髄液では注意する。腫瘍細胞は核は類円形で，核クロマチンは細顆粒状～顆粒状を

呈する．ときに細胞突起様の細線維を認めることがある．

d. 上衣腫(ependymoma)

小児や若年者の第4脳室に好発する腫瘍．脳室壁を覆う上衣細胞に由来し，脳室内を充満して増大するほか，悪性（退形成上衣腫）では周囲脳実質に浸潤して増殖する．腫瘍細胞は主に集塊状で，ロゼット様構造や細胞境界明瞭で，上皮様の結合性を示すことが多い．個々の細胞は立方～円柱状で，核は類円形～多稜形でやや小さく，核のクロマチンは暗調，異型は軽度である．また，細胞質の単極性の細胞突起様の細線維をみることがある．鑑別疾患は髄芽腫と肺小細胞癌である．髄芽腫とは個々の細胞形態と結合性の有無で，肺小細胞癌とは対細胞や線維の有無，発症年齢で鑑別可能である．

e. 胚腫(germinoma)

胚腫は10歳代の松果体，鞍上部に発生する腫瘍である．胚細胞腫瘍(germ cell tumor)の一つで，胚腫のほか胎児性腫瘍，卵黄嚢腫瘍，絨毛癌，未熟奇形腫の組織型がある．胚腫では，腫瘍細胞はリンパ球を背景に大型円形で，孤立性にみられる．個々の細胞は大型の核と明瞭な核小体を有し，細胞質はグリコーゲンを有する明るいライトグリーン淡染性を呈する．小リンパ球を腫瘍細胞の背景に認める(two cell pattern)．鑑別疾患は膠芽腫と転移性癌である．細胞観察のポイントは結合性の有無と背景である．胎児性腫瘍，卵黄嚢腫瘍，絨毛癌，未熟奇形腫では腫瘍マーカーがヒントになる(図17)．

f. 脈絡叢乳頭腫(choroid plexus papilloma)

脈絡叢に由来する稀な腫瘍で，小児に多く成人に少ない．特に1歳以下に好発する．好発部位は小児では側脳室，成人では第4脳室である．脳室内に乳頭状に発育するため，脊髄液中に剥離浮遊しやすい．良性の脈絡叢乳頭腫は，立方状の腫瘍細胞が乳頭状集塊でみられ，核は類円形で核異型は認めない．悪性脈絡叢乳頭癌では集塊に細胞重積を認め，核異型を伴う．

g. 悪性リンパ腫(malignant lymphoma)

原発性および転移性悪性リンパ腫の多くは，びまん性大細胞型B細胞リンパ腫である．脊髄液中の腫瘍細胞は孤立散在性に出現し，個々の細胞は高N/C比，核の切れ込み，明瞭な核小体を認める．細胞質は狭く，辺縁はシャープである．Giemsa染色では細胞質が好塩基性を示す．髄芽腫との鑑別が必要な場合がある(図18)．

3 転移性腫瘍

脊髄液中にみられる腫瘍細胞の70%以上が転移性腫瘍である．転移性脳腫瘍では肺癌，乳癌，大腸癌，悪性リンパ腫が多くみられる．悪性黒色腫や絨毛癌も注意すべき腫瘍である．これらの腫瘍細胞が脊髄液中あるいはクモ膜下腔に広範囲に進展，浸潤した状態を癌性髄膜炎，または髄膜癌腫症という．脳に転移した腫瘍は原発巣に類似した形態を示すことが多く，脊髄液中に浮遊した際にも，その特徴的所見を呈することが多い．

a. 癌

原発巣は肺癌，乳癌，大腸癌等が多い．癌腫はグリア系の腫瘍や肉腫に比較し，細胞間結合性に加え，核縁と細胞質の縁がシャープにみられ，細胞境界が明瞭であることが鑑別のポイントとなる(図19)．

b. 白血病

幼若な造血系細胞(芽球)がみられる(図20)．

B. 非腫瘍性病変

　非腫瘍の髄液細胞診の診断においては，炎症性の疾患（髄膜炎）の同定や診断が重要となる。髄膜炎ではその原因となる病原体の種類によって，ウイルス性，細菌性，真菌性等に分類される。それぞれの感染症によって経過や予後は異なるが，症例によっては早期に重篤な症状を示す場合があるので，迅速かつ的確な診断は大変重要である。感染症における脊髄液細胞所見は，直接病原体を検出できれば有用であるが，炎症細胞の種類や数等の所見にも注目するとよい。

1 出血

　血性脊髄液が認められる場合は，頭蓋内出血と穿刺時出血が考えられる。両者の鑑別では，頭蓋内の出血においては陳旧赤血球およびヘモジデリン貪食マクロファージが認められる点と，病的な出血においてはリンパ球を主体とする白血球が認められる。また，クモ膜下出血においては脊髄液の肉眼所見としてキサントクロミー（黄色色調）を呈することが多い（図21）。

2 感染症

a. 細菌性髄膜炎（bacterial meningitis）

　好中球が主体を占め，細胞数が多いことから脊髄液の正常は混濁していることが多い。好中球以外では単球やリンパ球が認められる。Gram染色での菌体の確認も有用であるが，菌の同定には培養等の検査の総合判断が必要である。起因菌として多いのは，B群溶血性連鎖球菌，肺炎球菌，インフルエンザ菌，リステリア菌，緑膿菌，セラチア，黄色ブドウ球菌等が挙げられる（図22）。

b. 結核性髄膜炎（tuberculous meningitis）

　基本的にはリンパ球が優位な所見を呈するが，発症初期や劇症期には好中球優位の場合がある。菌体の確認にはZiehl-Neelsen染色や免疫組織化学染色を用いるが，PCR法等の検索も有用である。

c. ウイルス性髄膜炎（viral meningitis）

　リンパ球が主体を占めるが，そのリンパ球の中には異型が認められるものもある。起因ウイルスはエンテロウイルスのコクサッキー，エコー，ポリオ等が多く，ほかにはムンプス，麻疹，風疹，単純ヘルペス，帯状疱疹，EB，サイトメガロウイルス等が挙げられる（図23）。

d. 真菌性髄膜炎（fungal meningitis）

　リンパ球主体の場合が多く，起因菌はクリプトコッカスが最も多く，ほかにカンジダ，アスペルギルス等がある。菌体の確認にはPAS染色やGrocott染色が有用である。特にクリプトコッカスでは，Giemsa染色やGrocott染色で菌体周囲の明るく抜けた染色結果に注目することで同定は難しくない（図24）。

e. 寄生虫による髄膜炎（parasitic meningitis）

　多くの場合は好酸球が増加する。吸虫類，線虫類，条虫類，原虫類等が中枢神経系に侵入し発症するが，原虫以外は虫体を髄液中で確認することは難しい。

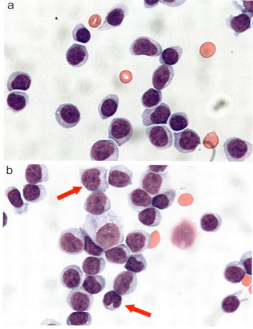

図1 Giemsa染色，対物100倍
50歳代，女性（Vogt・小柳・原田病）。異型のない小型リンパ球（a）とともに，核形不整を伴うリンパ球が出現する（b矢印）。

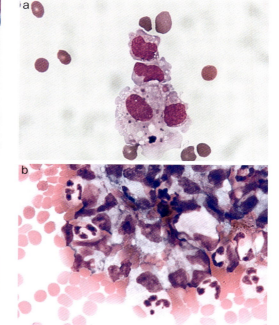

図2 Giemsa染色，対物100倍
a. 組織球（60歳代，男性，悪性リンパ腫）
b. 組織球と好中球（5歳，男児，脈絡叢乳頭腫）

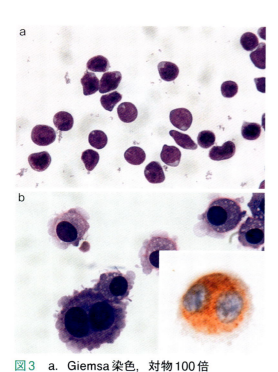

図3 a. Giemsa染色，対物100倍
　　 b. Diff-Quick染色，対物100倍
a. 10歳代，女性（急性リンパ性白血病）
b. 60歳代，女性（悪性黒色腫），挿入図：MelanA染色

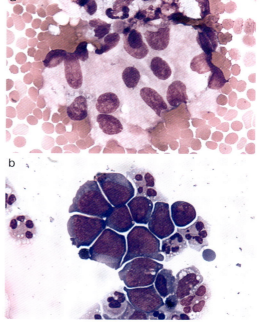

図4 Giemsa染色，対物100倍
a. 5歳，男児（脈絡叢細胞）
b. 2歳，女児（髄芽腫）

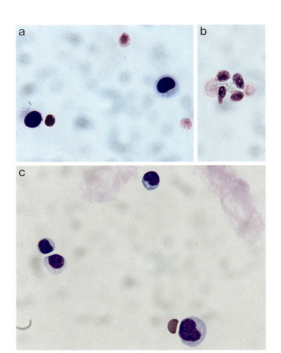

図5　Diff-Quick染色，対物100倍
10歳代，女性。
a, b．血清アルブミンを加えず室温3時間放置後細胞像。核濃染，細胞崩壊傾向を認める。
c．血清アルブミン添加後迅速処理像。細胞変性はほとんどない。

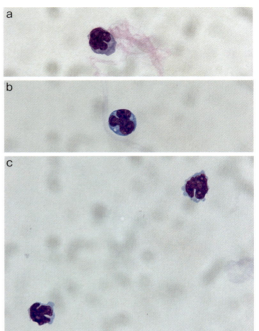

図8　a．May-Giemsa染色，b, c．Diff-Quick染色，対物100倍
60歳代，男性（成人T細胞性白血病細胞）。分葉状の核形不整がみられる。

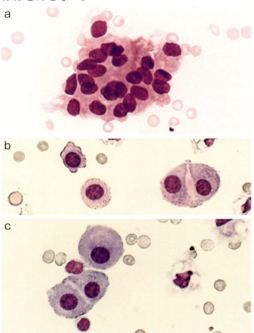

図9　髄腔形成細胞
脳室ドレーン排液，Giemsa染色，対物40倍
髄腔形成細胞は様々な形態を呈し，ときに腺癌と鑑別を要する場合もあるが，いずれも核は類円形でN/C比は低く，著しい核異型は有さない。

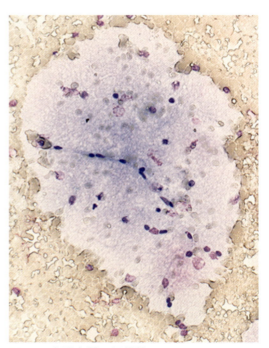

図10　大脳実質の組織片
脳室ドレーン排液，Giemsa染色，対物20倍
40歳代，男性。脳室ドレナージ術後に出現した大脳実質成分。神経細胞，グリア細胞および血管が線維状基質とともにみられる。

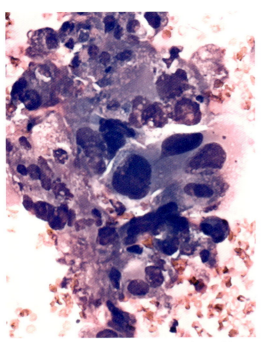

図11　腫瘍細胞（膠芽腫）　50歳代，男性
オンマイヤリザーバー穿刺，Giemsa染色，対物40倍
血性背景に極めて核異型の強い細胞が集団でみられる。核の大小不同が顕著である。

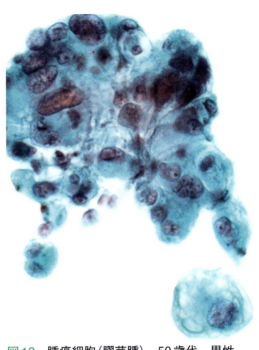

図12　腫瘍細胞（膠芽腫）　50歳代，男性
オンマイヤリザーバー穿刺，Pap.染色，対物40倍
図11と同一症例。著明な核小体と高度の核異型を有し，集団でみられる。

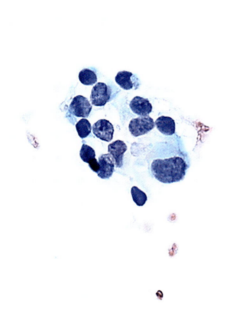

図13　退形成性星細胞腫　30歳代，女性
脊髄液遠心塗抹法，Pap.染色，対物60倍
核の大小不同を認め，細胞境界不明瞭な細胞集塊がみられる。個々の細胞は核縁の肥厚に乏しく，細胞質は薄い。

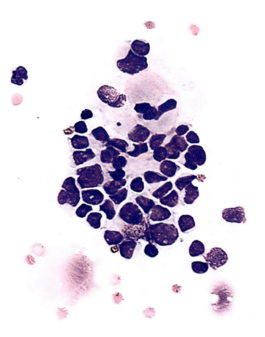

図14　退形成性星細胞腫　30歳代，女性
脊髄液遠心塗抹法，Giemsa染色，対物60倍
図13と同一症例。核の大小不同，核形不整が著明である。細胞境界不明瞭で細胞質は薄い。

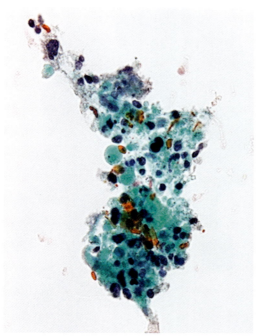

図15　膠芽腫　70歳代，女性
脊髄液遠心塗抹法，Pap.染色，対物40倍
核の大小不同を認め，細胞境界不明瞭な細胞集塊がみられる。

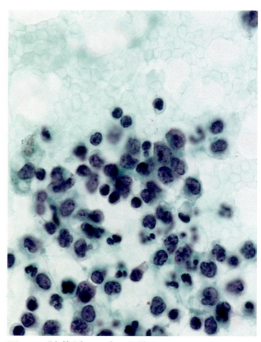

図16　髄芽腫　4歳，男児
脊髄液遠心塗抹法，Pap.染色，対物60倍
N/C比が極めて高い。核形不整は強く，細胞質は脆弱で細胞境界は不明瞭である。

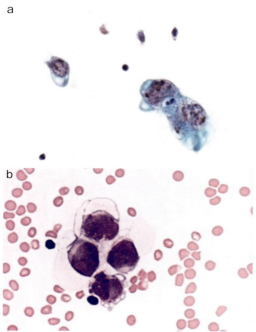

図17　胚腫　10歳代，男性
脊髄液遠心塗抹法，a．Pap.染色，対物40倍，b．Giemsa染色，対物40倍
小型リンパ球を背景に大型細胞の小集塊を認める。個々の細胞は大型で，核小体明瞭である。

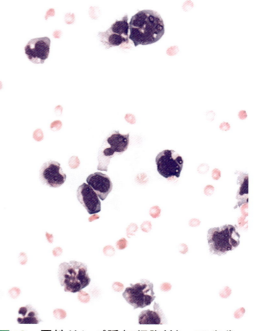

図18　悪性リンパ腫（B細胞性）　80歳代，男性
脊髄液遠心塗抹法，Giemsa染色，対物40倍
N/C比大，核形不整が高度な異型細胞を孤立散在性に認める。細胞質は好塩基性を有し，細胞辺縁は明瞭である。

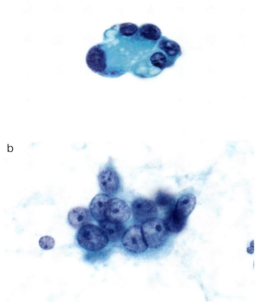

図19　転移性腺癌　a. 胃癌の転移，50歳代，男性，b. 肺癌の転移，70歳代，男性
脊髄液遠心塗抹法，Pap.染色，対物40倍
結合性や重積を認める。

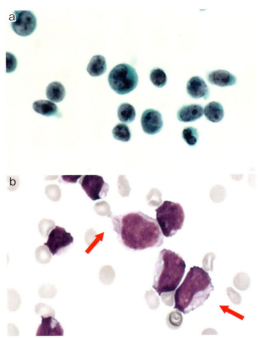

図20　急性骨髄性白血病(M2)　40歳代，女性
脊髄液遠心塗抹法，a. Pap.染色，対物40倍，
b. Giemsa染色，対物60倍
Giemsa染色ではAuer小体を認める(矢印)。

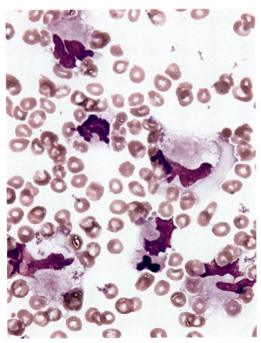

図21　血性脊髄液　40歳代，女性
May-Giemsa染色，対物100倍
出血性髄液に認められた組織球。時に組織球は核に異型をもつように認められ，集塊状で出現すると腫瘍細胞と間違えやすく注意が必要だが，細胞個々のN/C比や細胞質の染色性や形態を確認することで鑑別が可能である。

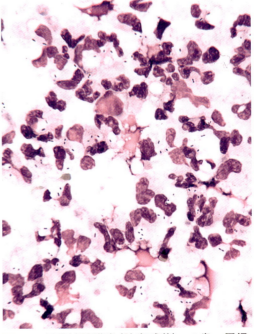

図22　細菌性髄膜炎(肺炎球菌)　4歳，男児
May-Giemsa染色，対物100倍
変性した好中球を主体に，少数の単球の介在を認める。未治療例では細胞の内外に起炎菌を検出することがあり，細菌性髄膜炎診断の有力な指標となる。

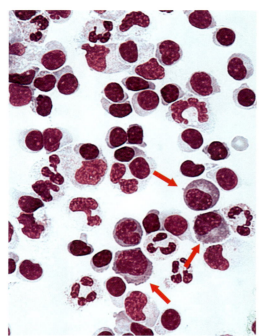

図23 ウイルス性髄膜炎　10歳代，女性
May-Giemsa染色，対物40倍
成熟リンパ球を主体に，いくらかの単球，好中球の混在をみる。ウイルス性髄膜炎では高頻度に大型の反応性リンパ球の出現を認める（矢印）。本症例は髄液の分離培養にてecho virus type 30を検出した。

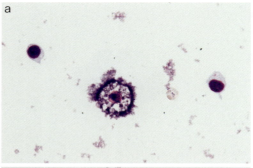
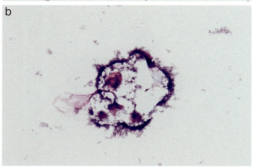

図24 クリプトコッカス髄膜炎　60歳代，女性
May-Giemsa染色，対物100倍
a. リンパ球を背景に菌体は類円形で中央部は暗紫に染色され，周囲は明るく抜け，その周りに莢膜が染色される。b. クリプトコッカスは数個の集合体でも確認される。

眼　器

総　論
- A. 解剖・機能
- B. 検体採取法

各　論
- A. 炎症性疾患（眼脂，結膜擦過物，角膜擦過物）
- B. 変性疾患
- C. 腫瘍性および腫瘍様病変

図　譜

総論

A. 解剖・機能

1 眼球

眼球は径2.5 cm弱のほぼ球形を呈する器官である(図1)。

a. 角膜(cornea)

眼球前面に位置する透明な膜で,厚さ0.5〜0.7 mmで,血管を有さない。

組織学的には外方から①上皮細胞,②基底層,③ボウマン膜,④実質,⑤デスメ膜,⑥内皮細胞の6層構造からなる。

(1) 上皮細胞(epithelium)

約5層の非角化型重層扁平上皮である。

(2) 基底層(basal lamina)

非常に薄いため,通常のHE染色では観察困難で,PAS染色で観察するのがよい。

(3) ボウマン膜(Bowman's membrane)

基底膜直下にある無構造な膜である。正確な機能は未解明である。

(4) 実質(stroma)(本来"stroma"は「間質」であるが,本邦では実質と呼ばれることが多い)

角膜の主成分で,全体の90%の厚さを占める。無構造な膜で,膠原線維が主体の組織である。

(5) デスメ膜(Descement's membrane)

内皮細胞によって分泌されて形成されるPAS陽性の無構造な層で,強靱である。

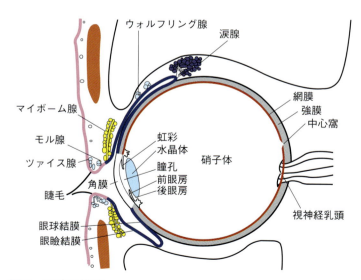

図1 眼球の構造
眼球は角膜,強膜,虹彩,網膜,水晶体,硝子体等で構成され,これに結膜,眼瞼,涙器等の副眼器が付属する。

(6) 内皮細胞(endothelium)

内皮細胞は角膜の透明性の維持に重要な役割を担っているが，六角形の細胞がシート状に配列し，再生能がない．傷害の際には周囲の内皮細胞によって傷害部位が覆われる．したがって，傷害がひどくなると傷害部位を覆うことができず，角膜の透明性が失われる結果となる(水疱性角膜症〔bullous keratopathy〕)．

b. 強膜(sclera)

角膜以外の眼球の外郭を構成する膜で，膠原線維が主体の組織である．上強膜(episclera)，強膜固有層(scleral stroma)，褐色板(lamina fusca)の3層からなり，褐色板にはメラノサイト(melanocyte)が存在する．

c. 脈絡膜(choroid)

強膜と網膜の間に存在し，後方の大部分を占める半球状の膜である．メラノサイトを多く含み，濃褐色調を呈する．

d. 網膜(retina)

光を受容する機能を司る組織で中枢神経系の一部である．桿体細胞，錐体細胞，水平細胞，双極細胞，無軸索細胞，神経節細胞等とともに，ミュラー(Müller)細胞，星状膠細胞が支持細胞として存在する．網膜芽細胞腫の発生母地となる．以下の10層に区別される．

①内境界膜(inner limiting membrane)，②神経線維層(nerve fiber layer)，③神経節細胞層(ganglion cell layer)，④内網状層(inner plexiform layer)，⑤内顆粒層(inner nuclear layer)，⑥外網状層(outer plexiform layer)，⑦外顆粒層(outer nuclear layer)，⑧外境界膜(outer limiting membrane)，⑨視細胞層(photoreceptors layer)，⑩網膜色素上皮層(retinal pigment epithelial layer)

e. 水晶体(crystalline lens)

直径約1cmの透明な組織で，レンズの役割を果たす．年齢とともに透明度は下がり，濁りにより視力が低下する状態が白内障である．加齢に伴う老人性白内障が最も多いが，その他，外傷，糖尿病，放射線等様々な原因が知られている．

f. 虹彩(iris)およびその周囲

虹彩は瞳孔を形作る膜様組織で，周辺部は毛様体に連なる．角膜と虹彩とが接する前房の隅を前房隅角といい，ここの閉塞は緑内障の原因となる．虹彩，毛様体，脈絡膜を合わせてぶどう膜(uvea)と呼び，悪性黒色腫の発生母地として臨床的・病理学的に重要な組織である．

g. 硝子体(vitreous body)

硝子体は無色透明の構造物である．大部分は水分であるが，細い膠原線維を含むゲル状組織であり，眼球の形態保持，網膜や水晶体の代謝に関与している．

h. 房水の生成と排出

房水は毛様体で産生され，後房(虹彩・毛様体小体間の空間)に入り，瞳孔を通り，前房(虹彩・角膜間の空間)へと至る．さらに前房隅角にある線維柱帯とシュレム(Schlemm)管を通って静脈へと排出される(図2)．房水の産生と排出の微妙なバランスによって正常眼圧が保たれている．

2 結膜(conjunctiva)

結膜は，眼球結膜，眼瞼結膜，円蓋部結膜に分けられる．上皮は非角化型扁平上皮である．

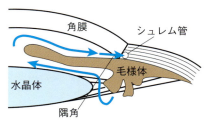

図2 房水の生成と排出
房水は毛様体で産生され，後房(虹彩・毛様体小体間の空間)に入り，瞳孔を通り，前房(虹彩・角膜間の空間)へと至り，シュレム管を通り静脈へと排出される。

結膜上皮には重層扁平上皮内に粘液細胞(杯細胞〔goblet cells〕)が混在する。また，結膜には多種の腺が開口する(図1)。結膜円蓋部を縁として眼球結膜と眼瞼結膜とで形成される嚢を結膜嚢という。

B. 検体採取法

1 外眼部検体の採取法

a. 眼脂
- 対象疾患：結膜炎，涙嚢炎，等。
- 器具：ピンセット，スライドガラス(図3)。
- 採取法：点眼麻酔は必要ない。結膜嚢にある眼脂をピンセットでつまんで採取する(図4)。漿液性で眼脂が少ない場合は，フルオレセインで染色すると見つけやすい。睫毛ピンセットは先端が鈍で結膜を傷つける心配がなく，底面のプラットフォームが眼脂を塗り拡げるのにも便利である(図3)。眼脂を塗り拡げるとき，あまり強く押しつけると細胞が壊れて観察できない。眼脂の塊を軽く少しずつ周囲に拡げていく感覚で行う。

涙小管炎が疑われる場合は，眼脂は検体として適当ではない。必ず涙小管内の菌石(硫黄顆粒〔sulfur granule〕とも呼ばれる)を検体とする。

b. 結膜・角膜擦過物
- 対象疾患：クラミジア結膜炎，角膜炎(角膜潰瘍)，等。
- 器具：スパーテル(滅菌済みのもの)(図3)，スライドガラス，アルコールランプ。
- 採取法：点眼麻酔をする。スパーテルはあらかじめ滅菌しておくか，使用直前にアルコールランプで火焔滅菌する。火焔滅菌後は，スパーテルの先端が冷却されていることを確認してから使用する。結膜の場合は眼瞼結膜から結膜円蓋部にかけて，角膜は病巣部を擦過する(図5)。角膜潰瘍は潰瘍底ではなく進行縁(辺縁部)を擦過する。擦過物をスパーテルの先端ですくってスライドガラスに塗抹する。取りにくければピンセットで採取して塗抹してもよい。結膜擦過物は眼脂の場合に準じて塗り拡げる。角膜擦過物は角膜上皮細胞が塊になりやすいので，やや強めに塗り拡げる。多少壊れても差し支えない。

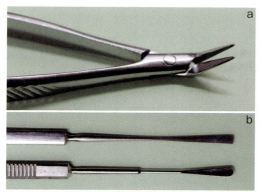

図3 採取器具
a. 睫毛ピンセット（眼脂採取用）
b. 結膜・角膜擦過用スパーテル

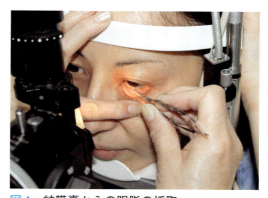

図4 結膜嚢からの眼脂の採取
睫毛ピンセットを用いて結膜嚢にたまっている眼脂を採取する。

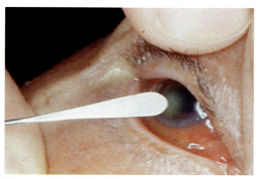

図5 角膜擦過物の採取
擦過用スパーテルで病巣部を擦過し，先端ですくってスライドグラスに塗抹する。

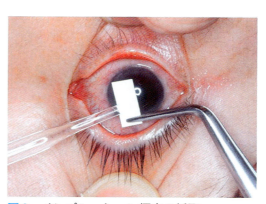

図6 インプレッション標本の採取
病巣部にフィルターペーパーを置き，ガラス棒で軽く圧迫して細胞を採取する。

c. 角結膜上皮（インプレッション標本用）

- 対象疾患：眼表面の角化性疾患，上輪部角結膜炎，角膜ヘルペス等，角結膜表層の上皮細胞の状態や杯細胞の有無を知りたい場合。
- 器具：ピンセット，ミリポアフィルター（口径0.45μm type HA，あるいは0.025μm type VS），ガラス棒。フィルターは4×10 mm程度の大きさに切って小さなシャーレに入れておく。
- 採取法：点眼麻酔をして，眼表面をやや乾燥気味にする。ピンセットでフィルターの一端を把持し，眼表面にフィルターを置き，ガラス棒で軽く，上から圧迫する（図6）。その後，フィルターを静かに剝がす。フィルターにはsmooth surfaceとrough surfaceがあるので，細胞接着のよいrough surfaceが眼表面に接するようにする。細胞採取面を上にして，シャーレ等の容器に入れ，風乾する。

2 内眼部検体の採取法

a. 前房水
- 対象疾患：感染性眼内炎。
- 器具：開瞼器，ピンセット，注射筒，注射針（23〜27 G）。
- 採取法：4％キシロカインによる点眼麻酔を行う。輪部付近の角膜から，虹彩に平行に針を刺入する。前房内にフィブリンがあると吸引できないことがあるので，フィブリンを押しのけるようにして前房水を吸引する。採取量は，通常0.3〜0.4 mL程度が限界である。眼球から針を引き抜く際は，注射筒内を一度陽圧にしてから抜くことが非常に重要である。陰圧のまま抜くと眼表面の涙液を吸引してしまい，検体が汚染されてしまう。検体はスライドガラスに滴下し，カバーガラスで薄く引きのばす。

b. 硝子体液
- 対象疾患：aと同様。
- 器具：aと同様。
- 採取法：角膜輪部から後方3〜4 mmの強膜から，眼球中心部に向かって針を刺入する。硝子体線維によって吸引がうまくいかないときは，針を回転させたり，ピストンを押し戻したりしてみる。針を引き抜く際の注意事項は，前房水の場合と同様である。検体をスライドガラスに滴下して，塗抹する。

3 検体処理法と染色法

a. 検体処理法
　眼科領域で採取される液状検体は，主として硝子体内容液や眼房水等が液状検体として採取される場合が多い。正常では無色透明で，さらっとしていて粘稠度もほとんどないが，ときに白濁していることもある。血性検体では集細胞法（3,000 rpm，3〜5分）が望ましいが，通常は数mLと少量で細胞量も少なく，集細胞法が困難な場合が多い。その場合は，フィルター法や自動遠心塗抹法等も有効な方法と思われる。腫瘍部針穿刺による採取法では，ディスポあるいは注射針から直接スライドガラスに吹き付けて標本作製を行う。また，細胞変性は否めないものの，生食による穿刺針洗浄液からの標本作製を試みると情報量も増える。

　標本作製は，『細胞診標本作製マニュアル』（細胞検査士会，2008）に準じ，剥離防止剤でコーティングされたスライドガラスを使用し，その検体の性状に応じてすり合わせ法や引きガラス法等，適当と思われる方法で行い，湿固定標本と乾燥標本をそれぞれ2枚程度作製する。

b. 染色法
　染色手順は『細胞診標本作製マニュアル』に準じ，Papanicolaou（Pap.）染色，Giemsa染色，PAS染色を行う。症例によっては，ベルリン青染色，アミロイド染色等の特殊染色や，免疫組織化学等を施行する。ベルリン青染色は，硝子体内容液中にメラニン顆粒をもった毛様体上皮やメラノファージが出現する場合があり（図7），メラニン顆粒かヘモジデリンかの鑑別に有用である（図8）。

4 判定法と報告様式

　眼器の細胞診をみる機会は比較的限られているうえに，一般に検体中の細胞量は少なく，そ

の診断は容易でないことが多い。特に眼器の細胞診で比較的頻度が高い悪性リンパ腫の場合は，高悪性度のものを除けばその診断は容易ではない。結膜のMALTリンパ腫等では多数のリンパ球の存在は確認できても，良・悪性の判断に難渋することが多いと考えられる。ある程度の細胞量が得られた場合にはセルブロック法を併用し，免疫細胞化学を加味した診断が行えれば，より診断の精度は増すものと考えられる。いずれにしろ，細胞診が確定診断となることはそれほど多くない分野と思われる。また，頻度も少ないことから，この分野に習熟できる機会が多くはないことも考慮すると，診断困難な場合には慎重な対応で臨むべきであろう。また，必要に応じて専門家へのコンサルテーションも考慮すべきと思われる。

　報告様式としては，現時点ではこの分野には特定の報告様式が存在しない。施設の状況に応じて3段階法(陽性，疑陽性，陰性)，旧来のPap.分類等に準じて報告することになるが，確定診断の難しい分野でもあり，臨床側との密接な連絡のもとで報告することが望ましい。

各 論

A. 炎症性疾患（眼脂，結膜擦過物，角膜擦過物）

　外眼部疾患の検体は，結膜炎の場合は眼脂または結膜擦過物，角膜炎の場合は角膜病巣擦過物である．白血球や上皮細胞等の細胞の観察にはGiemsa染色（Diff-Quik染色）が適しており，細菌，真菌等の微生物をターゲットにする場合はGram染色を選択する．観察のポイントは次の3点である．

- 白血球の判別

　白血球の多寡と種類を判別する．好中球，リンパ球，好酸球の3種を区別することで炎症の原因をおおよそ鑑別できる．

- 微生物の検出

　外眼部感染症の原因微生物の多くは光学顕微鏡で観察できる．細菌，真菌，クラミジア，アカントアメーバ等が対象になる．Gram染色では，形態とGram染色性から菌種の推定が可能である．

- 上皮細胞の形態変化

　感染症，涙液分泌減少，ビタミンA欠乏等では，角結膜上皮細胞に様々な形態変化がみられる．上皮細胞の変化をみるには，擦過塗抹よりもインプレッション標本が優れている．その理由は，細胞の破壊が少なく，小さな病変からも効率よく細胞を採取できるからである．

1 感染性

a. 細菌性結膜炎（bacterial conjunctivitis）

　眼脂中の白血球は好中球が70〜80％以上を占める．細菌の観察は対物100倍で行う．細菌は大きさ1〜2μm程度で，形態から球菌か桿菌かを区別する．Giemsa染色では細菌は全て紺色に染まり，Gram染色ではGram陽性菌は紺，Gram陰性菌は赤に染まる．外眼部は常在細菌がいるため，検出された菌がすなわち原因菌とは断定できない．好中球による貪食像があればその菌が原因菌と判断してよい．代表的な菌種の特徴を以下に記載する．

- 肺炎球菌：ランセット型のGram陽性双球菌で，周囲に莢膜による透明帯がある（図9）．
- インフルエンザ菌：Gram陰性の小さな短桿菌で，両端がやや丸くダンベル状の形態を示す（図10）．Giemsa染色では，Gram染色よりも細菌はひと回り小さく染まるので，インフルエンザ菌は見つけにくい．
- 淋菌：Gram陰性のそら豆形の双球菌で，凹面を内側にしてペアで存在する（図11）．
- コリネバクテリウム：Gram陽性の大型桿菌で，片仮名の「ハ」やアルファベットの「w」の形で並んで認められることが多い（図12）．眼表面の常在菌であるため，必ず好中球による貪食像を確認する必要がある（図12）．

b. ウイルス性結膜炎（viral conjunctivitis）

　眼脂中の白血球は，リンパ球が70〜80％以上を占める（図13）．原因となるウイルスによっ

てリンパ球と好中球の比率が異なり，アデノウイルス，エンテロウイルスではリンパ球が70％以上を占めるが，単純ヘルペスウイルス(HSV)ではほぼ同率(1：1)である．HSVによる結膜炎で結膜の潰瘍性病変を合併しているときは，病変部から多核巨細胞やCowdry A型核内封入体をもつ結膜上皮細胞を見つけることができる．

c．クラミジア結膜炎(chlamydial conjunctivitis)

クラミジア感染では，眼脂中の白血球は好中球がやや優位で60％程度を占める．クラミジア・トラコマチス(*Chlamydia trachomatis*)は細胞内寄生性の微生物で，結膜上皮細胞に感染して細胞内で増殖する．したがって，クラミジアを検出するためには結膜上皮細胞を採取する必要がある．染色はGiemsa染色を選択する．クラミジアは，結膜上皮細胞の細胞質内で封入体(Prowazek小体)を形成する(図14)．これを見つければクラミジア感染と診断してよい．ただし，治療前の新鮮例でも，一検体中に認められる封入体の数は数個程度であり，根気よく隅々まで探す必要がある．一般に，シート状の集団の結膜上皮細胞群の中に見つかることは少なく，個々に分離した大きめの上皮細胞内に見つかることが多い．封入体を構成するクラミジア粒子には2種類あり，Giemsa染色で赤紫色を示す基本小体(直径約0.4μm)と，それよりもやや大きい青紫色の網様体(直径0.5～1.0μm)である．細胞外に飛散した個々のクラミジア粒子は，Giemsa染色では認識できない．このほかクラミジア結膜炎では，Leber細胞と呼ばれる大型の貪食中のマクロファージがみられ(図14)，通常の白血球に加え形質細胞が多く出現するという特徴がある(図15)．

d．涙小管炎(lacrimal canaliculitis)

涙小管炎は，難治性の慢性結膜炎として長期に抗菌薬投与を受けている例が多い．眼脂から様々なGram陽性球菌，Gram陰性桿菌が検出されることがあるが，これが原因菌ではない．必ず涙点から圧出された菌石(硫黄顆粒)を検体として，Gram染色を行う．涙小管炎の原因菌は多くの場合，放線菌(*Actinomyces*)である．放線菌はGram陽性，フィラメント状の枝分かれした桿菌で，特徴的な形態を示す(図16)．同じ放線菌属のノカルジアも原因菌になるが，両者の塗抹所見上の区別は困難である．アクチノマイセスの培養成功率は嫌気培養をオーダーしても20～30％と低く，塗抹所見が唯一の診断根拠になる場合が多い．

e．細菌性角膜潰瘍(bacterial corneal ulcer)

潰瘍部の角膜擦過物をGram染色して観察する．検体は潰瘍中心部ではなく，進行縁(辺縁部)から採取することが望ましい．角膜上皮細胞，好中球がみられ，細菌を見つけることができる．既に抗菌薬が投与されている例では細菌培養が陰性になることが多いが，塗抹標本では菌を確認できることがある(図17)．菌の形態変化が起きているため，菌種の推定は難しいことも多い．

f．角膜真菌症(keratomycosis)

角膜潰瘍では，細菌性か真菌性かの臨床的鑑別に迷う場合があり，潰瘍部の塗抹所見が重要な診断根拠を与えてくれる．原因となる真菌には，カンジダを代表とする酵母型真菌，フザリウムやアスペルギルス等の糸状型真菌がある．真菌はGram陽性で，酵母型真菌ではしばしば偽菌糸を認める．糸状菌は隔壁をもつ太い糸状の形態を示す(図18)．細菌よりも大きいため，対物20倍でも観察できる．真菌用の蛍光染色液(ファンギフローラY)を用いると，蛍光顕微鏡でより容易に同定できる．

g．角膜ヘルペス(herpetic keratitis)

上皮型角膜ヘルペス，すなわちHSVの感染・増殖による樹枝状角膜炎や地図状角膜炎では，

病変部からウイルス感染細胞を検出することができる。代表的なものが多核巨細胞で，大型の角膜上皮細胞の中に複数の核をもつものである（図19）。そのほか，Cowdry A型やfull型の核内封入体をもつ細胞も見つかる（図20）。抗HSV抗体を用いて免疫細胞化学を行うと，これらの細胞はHSV抗原陽性を示す。

h. 帯状ヘルペス角膜炎（herpes zoster keratitis）

水痘・帯状ヘルペスウイルス（VZV）による角膜炎は偽樹枝状角膜炎と呼ばれ，HSVによる樹枝状角膜炎と類似の所見を示す。病変部の擦過検体には，多核巨細胞や風船様変性（ballooning）を示す細胞が多数観察される。細胞変化はヘルペスウイルス属に共通で，HSVとVZVの区別はできない。

i. アカントアメーバ角膜炎（Acanthamoeba keratitis）

アカントアメーバ角膜炎はコンタクトレンズ装用に関連して起こる重症の角膜感染症の一つで，角膜所見が似ていることからしばしば上皮型あるいは実質型角膜ヘルペスと誤診される。難治性で，早期診断が極めて重要である。角膜擦過物をGram染色またはGiemsa染色する。

アカントアメーバは栄養形とシストの2つの形態をとるが，角膜擦過検体の染色で識別できるのは，シストのみである。シストは直径10～15 μmのやや歪な球形で，二重壁をもつ（図21）。外壁はやや濃く青く染まり，内壁は薄く染まる。Giemsa染色ではシストの染色性は悪く，擦過された角膜上皮細胞が濃く染色され，その中にネガティブ染色のようにコントラストがついて存在が確認できる場合も多い。シスト壁にはセルロースが含まれているため，真菌染色用のファンギフローラYを用いるとシストの同定が容易である（図22）。

2 非感染性

a. 乾性角結膜炎（keratoconjunctivitis sicca）

結膜上皮は非角化性の粘膜上皮であるが，乾性角結膜炎では結膜上皮が角化細胞の特徴を示すようになる。結膜上皮細胞は拡大，扁平化し，核細胞質比は1：4～1：8以上になる（図23）。核は濃縮して小型になり，角化が高度になると消失する。このような角化細胞は，乾性角結膜炎のほか，上輪部角結膜炎やビタミンA欠乏症等でもみられる。

b. アレルギー性結膜炎（allergic conjunctivitis）

季節性，通年性のアレルギー性結膜炎，増殖性アレルギー性結膜炎の春季カタル，アトピー性角結膜炎では，眼脂中に好酸球が検出される（図24）。正常の結膜には検出されないため，好酸球が1個でも見つかればアレルギー性炎症と判断してよい。好酸球のほか，好中球や少量のリンパ球もみられる。Hansel染色を行えば，好酸球と同時に肥満細胞も容易に検出できる。

B. 変性疾患

アミロイドーシス（amyloidosis）

眼器では，アミロイドは角膜に最も高頻度に沈着する。格子状角膜ジストロフィーや膠様滴状角膜ジストロフィーがその代表例であるが，眼瞼や結膜にも全身性アミロイドーシスの部分症としてアミロイドが沈着することがある。硝子体へのアミロイド沈着は，原発性全身性アミロイドーシス患者の約8％に認められ，穿刺吸引によって細胞診に供される。Pap.染色標本で

はアミロイドはライトグリーン好性の不定形無構造物質として認められ(図25)，Congo赤染色で橙赤色に染まり，偏光下で緑色複屈折を示す(図26)。アミロイド沈着物の周囲には炎症細胞浸潤はほとんど認められない。

C. 腫瘍性および腫瘍様病変

眼瞼・結膜の腫瘍性病変としては，非腫瘍性の霰粒腫，黄色腫，腫瘍性の母斑細胞性母斑，乳頭腫，脂漏性角化症，基底細胞癌，上皮内癌(扁平上皮癌)，付属器・涙腺由来の多形腺腫，脂腺癌が多く，これらのなかで細胞診の対象となるのは主に基底細胞癌，上皮内癌，脂腺癌，多形腺腫である。

1 上皮内癌(carcinoma in situ)

眼瞼では浸潤性の扁平上皮癌は稀で，多くは上皮内癌として発見されるが，結膜では，ときに隣接する角膜や強膜へ浸潤する。結膜擦過によって採取された上皮内癌の細胞像を図27，図28に示す。また，組織像を図29に示す。採取できる細胞量は病変の大きさによると思われるが，本例では辺縁に細胞のほつれを伴う，比較的大きな細胞集塊が認められる。異常角化はないが細胞境界は明瞭で，核小体をもつ大小不同の異型核が認められる。

2 腺癌(adenocarcinoma)

眼科領域では腺癌の頻度は低く，涙腺腫瘍に限れば腺癌よりも腺様嚢胞癌の頻度の方が高い。毛様体上皮では腺腫，腺癌はみられるものの，腺癌に限れば原発性のものは少なく，転移性のものが主体である。転移性眼窩腫瘍を例にとると，小児では神経芽腫や腎芽腫，成人例では乳腺，肺，腎，胃，前立腺等からの転移が多い。腺癌の組織像は，原発性，転移性のいずれも高分化から低分化なものまで種々みられ，組織像から原発性，転移性の鑑別は困難なことが多い。病歴や臨床所見が重要である。また，原発巣の同定には免疫組織化学的な検索が有用である。図30および図31に眼房水内容液中に認められた腺癌の細胞像を示す。重積性のみられる乳頭状の集塊がみられ，核も偏在傾向が認められ腺癌と診断可能である。図31では核異型がみられ，核小体も明瞭である。図32にその組織像を示す。

3 悪性リンパ腫(malignant lymphoma)

a. 粘膜関連濾胞辺縁帯リンパ腫(extranodal marginal zone lymphoma, MALT lymphoma)

眼窩ないしは結膜や眼瞼の腫瘍として認められることが多い。胃や肺，甲状腺，唾液腺のMALTリンパ腫とは異なり，眼科領域のMALTリンパ腫ではlymphoepithelial lesionをみることは稀である。組織診では，くびれのある細長い核のcentrocyte-like cellと淡明な細胞質をもつmonocytoid cellが特徴とされる。細胞診標本では，やや小型のリンパ球を主体とするものの，大型リンパ球や組織球，形質細胞が混在するため，腫瘍と断定するのは難しい(図33)。Giemsa染色標本では，増殖しているリンパ球が濃染核を有する成熟した小型リンパ球よりもわずかに大きく，核形もやや不整である(図34)。図35に組織像を示す。確定診断にはIgH遺

伝子再構成や免疫組織化学的にmonoclonalityの証明が有用である。

b. びまん性大細胞型B細胞リンパ腫(diffuse large B-cell lymphoma;DLBCL)

　MALTリンパ腫以外では，びまん性大細胞型B細胞リンパ腫が多く，稀にBurkittリンパ腫や急性白血病の浸潤に遭遇する。MALTリンパ腫とは異なり，同一細胞の集団からなる単調な細胞像を呈するので，腫瘍性の判断は比較的容易である。びまん性大細胞型B細胞リンパ腫では，粗いクロマチンを有し，核形不整や核の大小不同がみられ(図36)，腫大した核小体をもつ症例もある。細胞が少ない場合は，免疫グロブリン軽鎖の免疫染色によるmonoclonalityの証明が有用である(図37)。図38に組織像を示す。

4 網膜芽細胞腫(retinoblastoma)

　小児にみられる眼の悪性腫瘍で，網膜の未熟な神経系細胞に由来する。約30％が両側性で，遺伝性の場合，大部分が両側性である。患児の瞳孔が光の具合で白く光る現象，すなわち白色瞳孔で気づかれることが多い。責任遺伝子はRb遺伝子で，第13番染色体の長腕(13q14)に位置するRb癌抑制遺伝子の異常により発症する。組織学的には腫瘍細胞は小型，円形で，クロマチンに富み，細胞質は乏しい。ロゼット形成を認めることもある。図39,40にその細胞像を示す。硝子体内容液中に網膜芽細胞腫の腫瘍細胞が認められた症例である。腫瘍細胞は小型で，核クロマチンは細顆粒状で，一部に鋳型核，ロゼット形成が認められる。図41に組織像を示す。

5 悪性黒色腫(malignant melanoma)

　眼器における悪性黒色腫は結膜，眼内いずれにも発生し得る。眼内ではぶどう膜に発生し，組織学的には紡錘形細胞で構成されていることが多い。ぶどう膜悪性黒色腫は形態的にCallender分類をもとにしたZimmermanとSobinによる以下の分類法が用いられており，予後と関連するため重要である。①紡錘形細胞A型(spindle A cell type)，②紡錘形細胞B型(spindle B cell type)，③類上皮細胞型(epithelioid cell type)，④小多角形細胞型(small polygonal cell type)に分類されるが，その詳細は成書を参照されたい。メラニンの量は症例によって様々で，ときにはほとんどメラニンを認めないこともあるので注意が必要である。また，予後は脈絡膜・毛様体発生のものより虹彩発生の方が良好である。図42〜45に結膜発生の症例の細胞像，組織像を示す。メラニンを含む異型細胞がみられる。本症例は紡錘形の形状を示す腫瘍細胞が主体であるが，細胞の形状は症例によって異なる。メラニン色素はもちろんのこと，大型の核小体は重要な病理所見である。

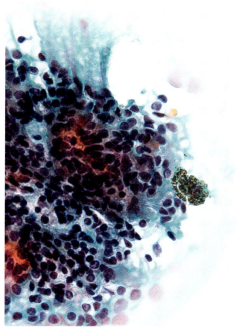

図7　硝子体内溶液の細胞像
Pap.染色，対物20倍
核が小型で濃縮した正常毛様体上皮細胞集塊とメラニン含有細胞が認められる。

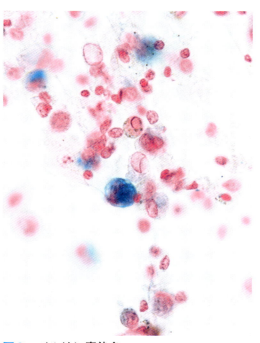

図8　ベルリン青染色
ベルリン青染色，対物60倍
ヘモジデリン貪食細胞は陽性を示している。

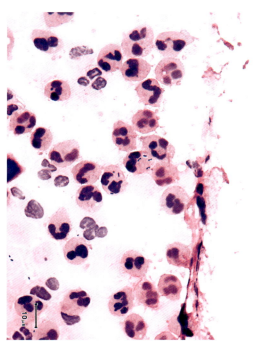

図9　細菌性結膜炎（肺炎球菌）
眼脂塗抹，Gram染色，対物100倍
多数の好中球と，ランセット型のGram陽性の双球菌がみられる。莢膜による透明帯が確認できるものもある。

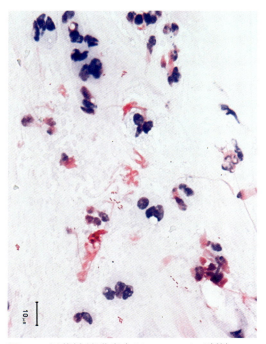

図10　細菌性結膜炎（インフルエンザ菌）
眼脂塗抹，Gram染色，対物100倍
好中球とGram陰性の小さな短桿菌が観察される。両端がやや丸い。

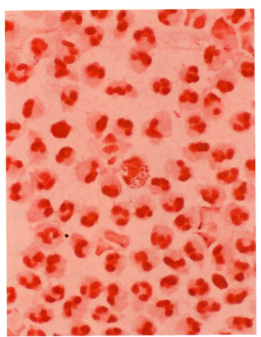

図11　細菌性結膜炎（淋菌）
眼脂塗抹，Gram染色，対物100倍
多数の好中球がみられ，貪食されたGram陰性の双球菌が観察される。

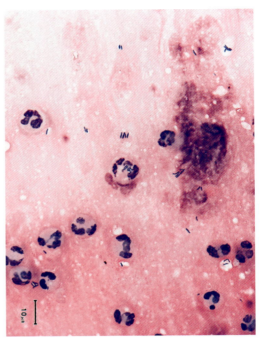

図12　細菌性結膜炎（コリネバクテリウム）
眼脂塗抹，Gram染色，対物100倍
好中球の浸潤とGram陽性の大型の桿菌が認められる。「ハ」，「w」の形で並んでいる。好中球による貪食像も観察される。

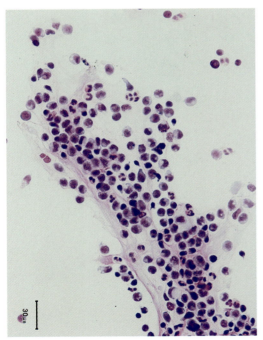

図13　アデノウイルス結膜炎
眼脂塗抹，Diff-Quik染色，対物40倍
大小のリンパ球が90％以上を占める。

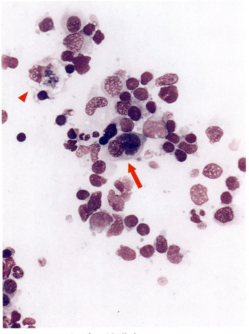

図14　クラミジア結膜炎
結膜擦過塗抹，Giemsa染色，対物40倍
リンパ球の集団の中央に大きな封入体をもった結膜上皮細胞がみられる（矢印）。貪食中のマクロファージ（矢頭）であるLeber細胞も観察される。

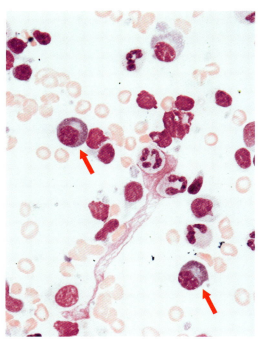

図15　クラミジア結膜炎
結膜擦過塗抹，Giemsa 染色，対物100倍
形質細胞(矢印)は胞体が青く，核は偏在して車軸状の核染色質をもつ。核に接して核周囲明庭がある。好中球，リンパ球，擦過時の出血による赤血球も混じる。

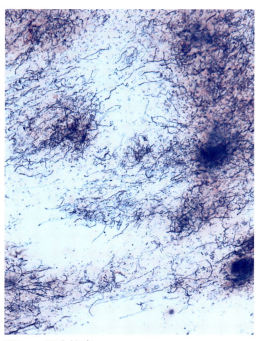

図16　涙小管炎
菌石塗抹，Gram 染色，対物100倍
Gram 陽性で枝分かれのあるフィラメント状の菌が多数認められる。培養で放線菌が分離された。

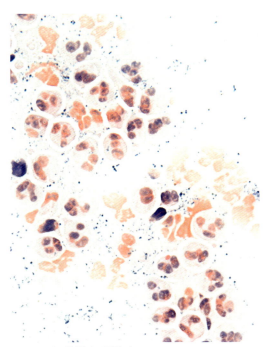

図17　細菌性角膜潰瘍
角膜擦過塗抹，Gram 染色，対物100倍
多数の好中球と肺炎球菌と考えられる Gram 陽性球菌がみられる。抗菌薬投与1日後の検体で，菌の大小不同を認める。

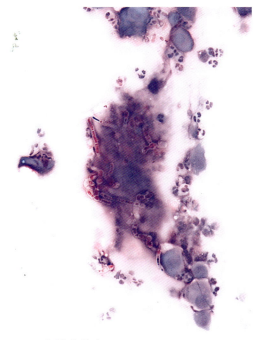

図18　角膜真菌症
角膜擦過塗抹，Gram 染色，対物40倍
角膜上皮細胞と好中球がみられ，Gram 陽性の糸状菌が観察される。菌糸には規則的に隔壁が形成されているのがわかる。

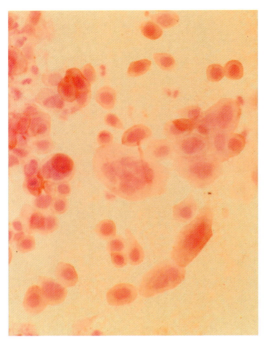

図19 上皮型角膜ヘルペス
角膜インプレッション標本，免疫染色，対物40倍
中央に多核巨細胞が観察される。細胞の多くが円形化しており，赤褐色に染まるHSV抗原陽性細胞も多数認められる。

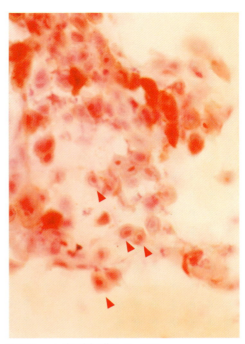

図20 上皮型角膜ヘルペス
角膜インプレッション標本，免疫染色，対物40倍
赤褐色に染まるHSV抗原陽性細胞が多数みられ，Cowdry A型の核内封入体をもつ細胞も数多く認められる（矢頭）。

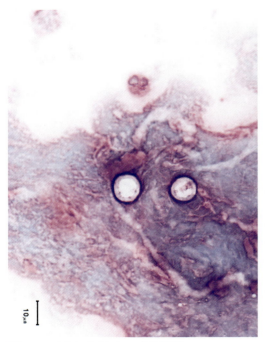

図21 アカントアメーバ角膜炎
角膜擦過塗抹，Gram染色，対物100倍
アカントアメーバのシストは大きさ10〜15μmで，二重壁をもつ。外壁は青く染まり，内壁は淡く染まる。

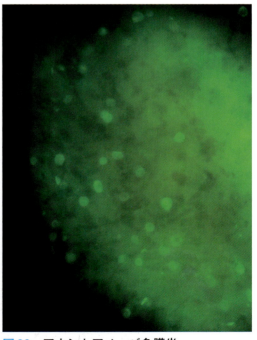

図22 アカントアメーバ角膜炎
角膜擦過塗抹，ファンギフローラY染色，対物40倍
角膜上皮細胞の集塊の中に，緑色蛍光陽性のアカントアメーバのシストが多数みられる（蛍光顕微鏡　落射蛍光B励起）。

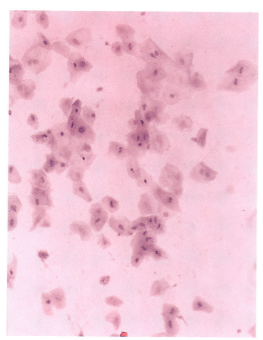

図23 乾性角結膜炎
結膜インプレッション標本，PAS-ヘマトキシリン染色，対物20倍
結膜上皮細胞が大きく多角形になり，核は小さく濃縮して角化細胞の特徴を示している。一部の細胞は核が消失している。

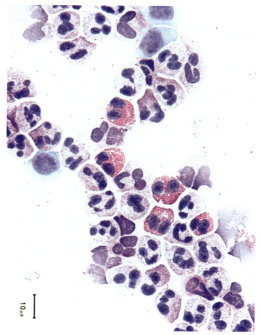

図24 アレルギー性結膜炎
眼脂塗抹，Diff-Quik染色，対物100倍
好酸球は多くは二分葉の「目玉」様の核をもち，細胞質は赤色の大粒の顆粒が充満している。分葉核と小さな淡いピンク色の顆粒をもつ好中球と，容易に区別できる。

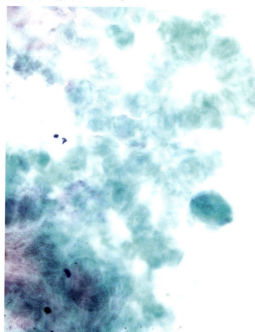

図25 アミロイドーシス 60歳代，男性
硝子体穿刺吸引，Pap.染色，対物40倍
細胞成分は乏しく，ライトグリーン好性の不定形無構造物質を認める。

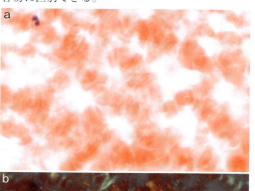
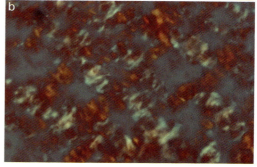

図26 アミロイドーシス 60歳代，男性
硝子体穿刺吸引，Congo赤染色，対物40倍
無構造物質は，Congo赤染色で橙赤色に染まり（a），偏光下で緑色複屈折を示す（b）。

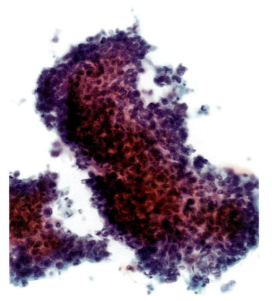

図27　上皮内癌　70歳代，女性
結膜擦過，Pap.染色，対物20倍
辺縁にほつれを伴う，異型細胞の密な集団が認められる。

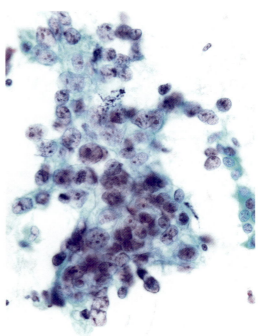

図28　上皮内癌　70歳代，女性
結膜擦過　Pap.染色，対物40倍
核小体をもつ大小不同の不整形核と，淡い細胞質の異型細胞が集塊を形成する。

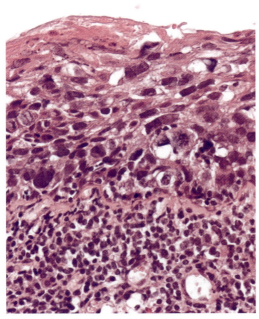

図29　上皮内癌　70歳代，女性
結膜腫瘍，HE染色，対物40倍
クロマチンが増量した，大小不同の高度異型核を有する細胞が増殖し，上皮層全体を占める。

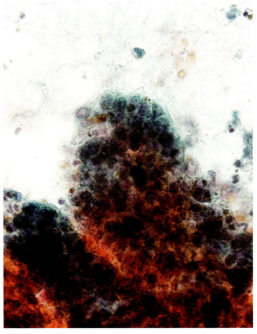

図30　腺癌　70歳代，女性
眼房水内容液，Pap.染色，対物40倍
重積性の乳頭状集塊がみられ，核は偏在傾向を示している。多数のメラニン顆粒と混在して認められる。

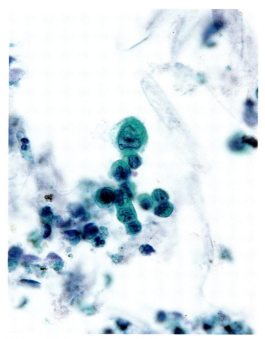

図31　腺癌　70歳代，女性
眼房水内容液，Pap.染色，対物60倍
核は偏在し，核小体が目立つ。

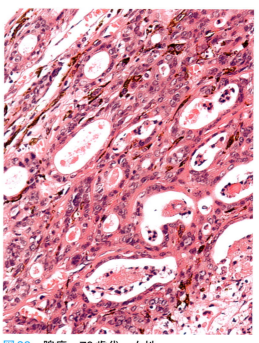

図32　腺癌　70歳代，女性
眼球，HE染色，対物20倍
異型細胞が腺腔を形成し，増殖している。

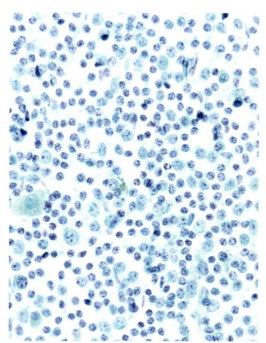

図33　MALTリンパ腫　70歳代，女性
結膜腫瘍捺印，Pap.染色，対物40倍
核異型の乏しい小型のリンパ球を主体とする細胞
集団で，組織球や大型リンパ球が混在する。

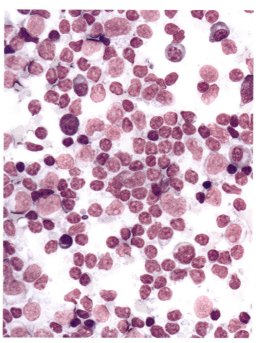

図34　MALTリンパ腫　70歳代，女性
結膜腫瘍捺印，Giemsa染色，対物40倍
やや小型のリンパ球に加えて，少数の形質細胞，
大型リンパ球も認められ，いずれも異型は乏しい。

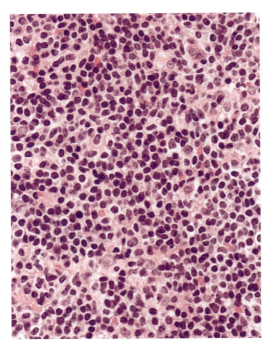

図35　MALTリンパ腫　70歳代，女性
結膜腫瘍，HE染色，対物40倍
核形不整の乏しい小型のリンパ球が主に増殖しており，少数の大型リンパ球が混在している。

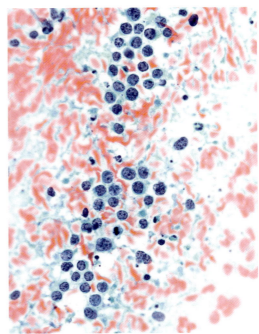

図36　びまん性大細胞型B細胞リンパ腫
　　　50歳代，女性
硝子体穿刺吸引，Pap.染色，対物40倍
核小体をもつN/C比の高い，やや大型の異型リンパ球が多数出現している。

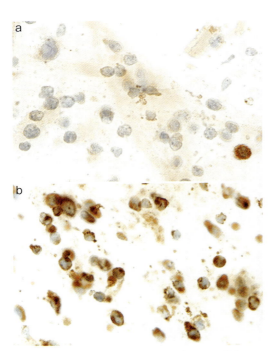

図37　びまん性大細胞型B細胞リンパ腫
　　　50歳代，女性
硝子体穿刺吸引，免疫染色，対物40倍
異型リンパ球はkappa陰性(a)，lambda陽性(b)であり，monoclonalityが証明される。

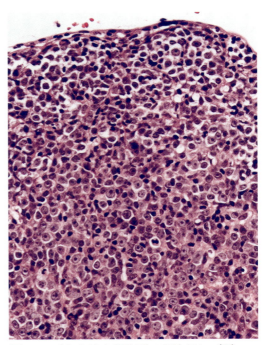

図38　びまん性大細胞型B細胞リンパ腫
　　　50歳代，女性
結膜腫瘍，HE染色，対物40倍
結膜上皮下に，N/C比が高く，核小体が目立つ大型の異型リンパ球が密に増殖している。

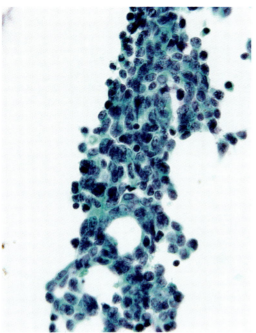

図39　網膜芽細胞腫　1歳，男児
硝子体内容液，Pap.染色，対物40倍
N/C比の高い細胞集塊がみられ，ロゼット様の配列も認められる。

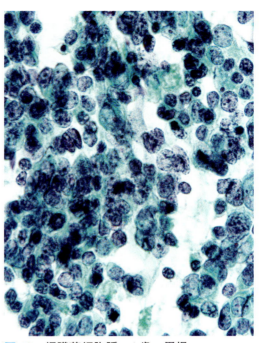

図40　網膜芽細胞腫　1歳，男児
硝子体内容液，Pap.染色，対物60倍
小型異型細胞の鋳型状結合，細顆粒状の核クロマチン，さらに小型核小体も数個認められる。

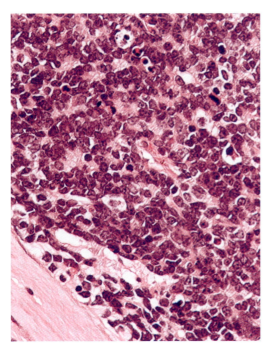

図41　網膜芽細胞腫　1歳，男児
眼球，HE染色，対物20倍
N/C比の高い腫瘍細胞がみられ，ロゼット様の構造も認められる。

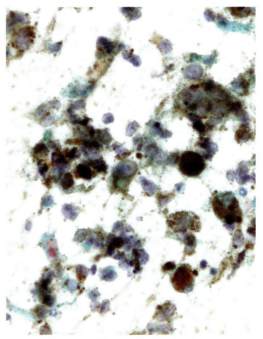

図42　悪性黒色腫　60歳代，男性
結膜腫瘍捺印，Pap.染色，対物40倍
弱拡大でも認識できる大型核小体を有する異型細胞がみられる。

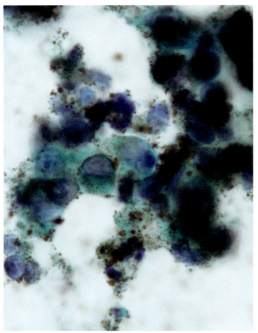

図43　悪性黒色腫　60歳代，男性
結膜腫瘍捺印，Pap.染色，対物80倍
多量のメラニン色素がみられる。

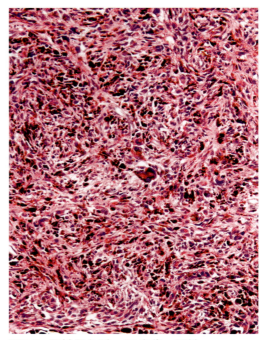

図44　悪性黒色腫　60歳代，男性
結膜腫瘍，HE染色，対物10倍
多形性に富む紡錘形の腫瘍細胞の密な増殖がみられる。一部には巨細胞化した腫瘍細胞も認められる。

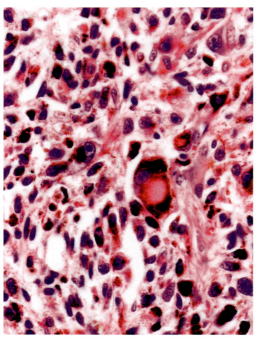

図45　悪性黒色腫　60歳代，男性
結膜腫瘍，HE染色，対物40倍
腫瘍細胞は褐色調のメラニン色素を多量に含んでいる。一部の核には大型の核小体が認められる。

細胞標本作製法　索引

あ
アズール　10
圧挫法　3
アルシアンブルー染色　12

い
異染性　10

え
エオジンY　6
液状化検体細胞診　6
エタノール　5
遠心直接塗抹法　5
遠心沈殿法　4

お
オレンジG　6

か
乾燥固定　5

き
ギル・ヘマトキシリン5　8

こ
コールド・シッフ法　14
固定法　5

さ
細胞転写法　6, 7
酸性粘液多糖類　12

し
シアロムチン　12
湿固定　5
集細胞法　4

す
すり合わせ法　2
スルフォムチン　12

せ
セルブロック法　6

た
たたきつけ塗抹　3

ち
直接塗抹法　2

な
捺印法　3

は
バフィーコート　2, 4

ひ
ヒアルロン酸　12
引きガラス法　2
ビスマルクブラウン　8

ふ
吹き付け塗抹　4

へ
ヘマトキシリン　8

ほ
ポアフィルター法　5

ま
膜濾過法　5

め
メタクロマジー　10
メタノール　6
メチレンブルー　10

ゆ
有核細胞層　2, 4

よ
溶血　5
溶血剤　5

ら
ライトグリーンSF　7

G
Giemsa染色　10
Gill's Hematoxylin V　8

M
May-Grünwald染色　10

P
Papanicolaou(Pap.)染色　6
PAS反応　13

R
Romanowsky効果　10, 11

S
Schiff試薬　13

甲状腺

索引
太字は図譜のページを表す

あ
亜急性甲状腺炎　38, 72, 73
アミロイド　89, 90
アミロイド物質　26, 55, 65

い
意義不明な異型　33
意義不明な濾胞性病変　33
異型腺腫　47, 81
異染性　27, 63
異染性顆粒　55
遺伝子解析　30
異物肉芽腫　39, 60, 94

え
衛星結節　44
液状化検体細胞診　24
液状化検体標本　28
エストロゲン受容体　29
炎症　19
円柱細胞癌　60, 96
エンペリポレーシス　89

お
黄色体　48, 49, 82
大型細胞集塊　87
大型充実性細胞集塊　27

か
核形不整　49, 50, 83
核の溝　26, 27, 49, 50, 52, 63, 68, 83
核重畳　49, 50
核内細胞質封入体　26, 27, 49, 50, 52, 63, 68, 83, 93
隔壁性細胞質内空胞　26, 27, 64, 67, 75
過形成　20
家族性大腸ポリポーシス　52
カルシトニン　18, 23, 29, 30, 55, 62, 71, 91

き
急性化膿性甲状腺炎　60, 95

胸腺様分化　97, 98
胸腺様分化を示す癌　60
胸腺様分化を伴う紡錘形細胞腫瘍　61, 98

く
クロモグラニンA　18, 29, 30, 55

け
検体採取法　21

こ
高円柱状　85
高円柱状異型細胞　85, 92, 96
高円柱状細胞　27
高円柱状腫瘍細胞　52, 60
硬化性粘表皮癌　97
高細胞型乳頭癌　51, 66, 85
抗サイログロブリン抗体　39
好酸球　97
好酸球増多を伴う硬化性粘表皮癌　60, 97
好酸性細胞　27, 73
好酸性細胞型濾胞性腫瘍　47, 67, 80, 81
好酸性濾胞　73
好酸性濾胞上皮細胞　39
甲状舌管嚢胞　60, 96
甲状腺癌取扱い規約　32, 35
甲状腺結節　30
甲状腺結節取扱い診療ガイドライン　35
甲状腺細胞診ベセスダシステム　32
甲状腺転移　72
梗塞　54
好中球　67
広汎浸潤型　44
抗ペルオキシダーゼ抗体　39
小型濾胞状構造　84
固定法　24
ごま塩状クロマチン　56
コレステリン結晶　26, 41, 75
コロイド　26

さ
サイトケラチンAE1/AE3　54
サイログロブリン　18, 23, 29, 30, 55, 62
索状構造　87
柵状配列　85
索状配列　27
砂粒体　26, 49, 50, 51, 64, 84

し
篩状構造　27
島状構造　87
術中迅速細胞診　28
小細胞癌　58, 59, 94
硝子化索状腫瘍　29, 47, 68, 71, 81, 82
硝子球　52, 86
小濾胞状　45
小濾胞状集塊　78, 79
食道癌　94
食道憩室　60, 95
食物残渣　60, 95
腎癌　59, 72, 93
神経鞘腫　56
神経内分泌顆粒　70
神経内分泌腫瘍　55
迅速染色法　28
腎明細胞癌　58

す
髄様癌　29, 31, 55, 63, 65, 70, 71, 89, 90, 91
すりガラス状　49, 50, 68, 79, 83
すりガラス状クロマチン　27, 50

せ
正中頸嚢胞　60
線維芽細胞　73
腺癌　92
穿刺吸引細胞診　18
腺腫様甲状腺腫　41, 64, 65, 69, 70, 76, 77

太字は図譜のページを表す

染色法　24
線毛円柱上皮　60
線毛円柱上皮細胞　60, 95

そ

粗大顆粒状クロマチン　55

た

大腸癌　59, 92
大腸ポリポーシス　52
多核巨細胞　26, 38, 60, 72
多形細胞　27
脱分化　54
多発性内分泌腫瘍症2型　31, 55
単球様B細胞　57

つ

通常型乳頭癌　71

て

低分化癌　66, 86, 87
転移　44, 45
転移性腫瘍　58

と

塗抹法　24

に

二核　47
二核細胞　67, 81, 89
肉腫　54
乳管癌　92
乳癌の転移　92
乳頭癌　30, 49, 63, 64, 65, 67, 68, 69, 70, 82, 83
乳頭状構造　27, 50
乳頭状配列　49, 65

ね

粘液　96

の

嚢胞　40, 74, 75

嚢胞液　34
嚢胞および嚢胞性病変　40
嚢胞性乳頭癌　75
嚢胞性病変　40

は

肺癌　94
胚中心細胞類似細胞　57
破骨細胞型多核巨細胞　54, 89
橋本病　39, 58, 60, 73, 74
発生異常　19
判定法　26

ひ

ビオチン含有核　29, 52
ビオチン含有封入体　27
微少浸潤型　44
被膜浸潤　44
びまん性硬化型乳頭癌　51, 84
びまん性大細胞型B細胞リンパ腫　56, 57, 92
標本作製法　24
病理組織学的分類　19

ふ

フィブリン　78
副甲状腺腺腫　46, 71
篩型乳頭癌　52, 67, 71, 85, 86
フローサイトメトリー　57, 58
プロゲステロン受容体　29

へ

ベッドサイド迅速細胞診　28
扁平上皮　97
扁平上皮化生　49, 51, 84
扁平上皮癌　58, 59, 94
扁平上皮細胞　95, 96, 98
扁平上皮様細胞　52
扁平上皮様胞巣　29

ほ

傍空胞顆粒　43, 77
縫合糸　60, 94
報告様式　32

紡錘形　90
紡錘形細胞　27
紡錘形細胞腫瘍　98
紡錘形腫瘍細胞　98
ホブネイル細胞　50
ホブネイル状　64

ま

マイクロゾーム抗体　39
慢性甲状腺炎　39, 73, 74

み

未分化癌　31, 53, 67, 88, 89
未分化転化　54
脈管浸潤　44, 45
ミラーボール状集塊　51, 84

め

明細胞癌　93
免疫細胞化学染色　29

も

木目込み細工様　94
モルラ　52, 85

ら

ラブドイド細胞　54, 88
ラミニン　48

り

梨状窩瘻　60
リポフスチン顆粒　26
リンパ腫　56, 64

る

類上皮細胞　38, 72

ろ

ローピーコロイド　26, 64, 70
濾胞型乳頭癌　51, 79, 84
濾胞癌　31
濾胞状構造　27
濾胞状集塊　65
濾胞性腫瘍　43, 66, 70, 78, 79

太字は図譜のページを表す

acute suppurative thyroiditis 60
adenomatous goiter 41
APC遺伝子 52

BRAF遺伝子 30, 31

carcinoma showing thymus-like differentiation 60
CASTLE 60
CCL cells 57
CD10 30, 59, 72, **93**
CEA 29, 55
centrocyte-like cells 57
chronic thyroiditis 39
columnar cell carcinoma 60
cyst and cystic lesions 40

Diff-Quik染色 28, **70**
dyshormonogenetic goiter 42

ER 29, 52
esophageal diverticulosis 60
estrogen receptor 29

fine needle aspiration cytology 18
FNAC 18
follicular colonization 57
follicular tumor 43
foreign body granuloma 60

GATA3 30
Giemsa染色 25, 55, **70**

Hashimoto disease 39
hyalinizing trabecular tumor 47

intranuclear cytoplasmic inclusion 26

LBC 24
LBC標本 28
liquid-based cytology 24
lymphoepithelial lesion 57
lymphoglandular bodies 26, 58, **91**, **92**
lymphoma 56

MALTリンパ腫 56, 57, **91**
median cervical cyst 60
medullary carcinoma 55
MEN2 31, 55
metastatic tumor 58
MIB-1 29, 48, 71, **82**
monocytoid B-cell 57
morula 29

neuroendocrine atypia 56
nuclear groove 26

p53 54
p53遺伝子 31
packing 57
Pap.染色 25
Papanicolaou染色 25
papillary carcinoma 49
paravacuolar granule 43
peculiar nuclear clearing 29
PgR 29, 52
piriform sinus fistula 60
Plummer病 42

PNC 29
PPARG遺伝子 31
progesterone receptor 29
psammomabody 26
PTH 30, 71

ras遺伝子 31
RET遺伝子 30, 31, 55

salt and pepper chromatin 55, 56, **90**
Sanderson polster 42
sclerosing mucoepidermoid carcinoma with eosinophilia 60
SETTLE 61
spindle cell tumor with thymus-like differentiation 61
subacute thyroiditis 38

The Bethesda System for Reporting Thyroid Cytopathology 32
thyroglossal duct cyst 60
TTF-1 18, 30, 55

undifferentiated carcinoma 53

Warthin腫瘍様乳頭癌 40

その他

β-カテニン 29, 52, 71, **86**
Ⅳ型コラーゲン 48

副甲状腺 索引

太字は図譜のページを表す

クロモグラニンA　*101, 103, 106*, **110**, **115**

検体採取法　*101*

好酸性細胞　**112**

サイログロブリン　*101, 103*

主細胞　**111**
神経内分泌細胞　**115**
迅速細胞診　*102*
迅速診断　*103*

正常副甲状腺　**108**
穿刺吸引細胞診　*101*

判定法　*102*

副甲状腺過形成　*104*, **110, 111, 112**
副甲状腺癌　*106*, **115**
副甲状腺腺腫　*105*, **108, 109, 110, 112, 113, 114, 115**
副甲状腺ホルモン　*100*

fine needle aspiration cytology　*101*
FNAC　*101*

GATA3　*101, 103, 106*, **115**

normal parathyroid rim　*105*, **112**

parathyroid adenoma　*105*
parathyroid carcinoma　*106*
parathyroid hyperplasia　*104*
PTH　*100, 102, 103, 105*, **110**, *114*

salt and pepper　*102, 104*

TTF-1　*101, 103*

副　腎　索引

太字は図譜のページを表す

褐色細胞腫　*122, **127***

検体採取法　*118*

骨髄脂肪腫　*122*

神経芽細胞腫　*123, **128***
腎明細胞癌　*126*

副腎　*118*
副腎偶発腫　*118*
副腎髄質病変　*122*
副腎皮質癌　*121, **125**, **126***
副腎皮質腺腫　*120, **125**, **126***
副腎皮質病変　*120*

ほ
傍神経節腫　*122*

adrenal cortical adenoma　*120, 121*
adrenal incidentaloma　*118*

Ewing肉腫　***128***

neuroblastoma　*123*

paraganglioma　*122*
pheochromocytoma　*122*

Weiss criteria　*119, 121*

中枢神経

索引

太字は図譜のページを表す

あ
悪性リンパ腫　152
圧挫　162
圧挫 Pap. 染色　162
圧挫法　137
アポトーシス　148

い
異型脈絡叢乳頭腫　145

え
壊死　140

か
下垂体腺腫　155, **177**
緩増虫体　159, **179**

き
急増虫体　159, **179**
巨細胞性膠芽腫　140

け
血管周囲性偽ロゼット　144
限局性星細胞腫　141
原形質性星細胞腫　139
原線維性星細胞腫　139
検体採取法　136

こ
膠芽腫　140, **164**
好酸性顆粒小体　141
黒色分芽菌症　**179**
古典的髄芽腫　147

さ
細胞採取法　136
細胞の見方　**133**

し
術中迅速細胞診　**133**
腫瘍形成性脱髄病変　157, **177, 178**
シュワン細胞腫　149, **171, 172**

上衣系腫瘍　144
上衣腫　**167**
松果体芽腫　146, **169**
松果体細胞腫　146, **168, 169**
松果体実質細胞腫瘍　146
松果体部腫瘍　146
処理法　136
真菌性脳炎　159, **179**
神経細胞系腫瘍　146
進行性多巣性白質脳症　158, **178, 179**
浸潤性星細胞腫　139
迅速免疫組織化学　138

す
髄芽腫　147, **169, 170**
髄膜腫　150
髄膜腫塞栓療法　**172, 173**
髄膜皮性髄膜腫　**173, 174**

せ
成熟奇形腫　**176**
脊索腫　152
線維性髄膜腫　**174**
染色　138

た
退形成性上衣腫　**167**
退形成性星細胞腫　139, **163**
退形成性乏突起膠腫　143
退形成乏突起膠腫　**166**
胎児性腫瘍　147

ち
中間型松果体実質腫瘍　146, **169**
中枢性神経細胞腫　146, **167**

と
頭蓋咽頭腫　154, **176, 177**
凍結切片 HE 染色　162
凍結標本　161
トキソプラズマ脳炎　159, **179**
塗抹　136, 162
トルコ鞍部腫瘍　154

な
捺印法　136

の
脳室外神経細胞腫　146
脳腫瘍　130
脳腫瘍取扱い規約　130

は
胚細胞腫瘍　154
胚腫　154, **175, 176**

ひ
非腫瘍性病変　157
非定型奇形腫様ラブドイド腫瘍　148, **170, 171**
肥胖細胞性星細胞腫　139
びまん性星細胞腫　139, **161, 163**
びまん性大細胞型 B 細胞リンパ腫　152, **174, 175**
標本作製　136

ほ
報告様式　135
乏突起膠細胞系腫瘍　142
乏突起膠腫　143, **166**

み
脈絡叢癌　145
脈絡叢腫瘍　145
脈絡叢乳頭腫　145, **167**

も
毛様細胞性星細胞腫　141, **165**
毛様粘液性星細胞腫　141

り
臨床病理学的特徴　130

太字は図譜のページを表す

anaplastic astrocytoma   *139*
anaplastic oligodendroglioma
    143
AT   *148*
atypical choroid plexus
    papilloma   *145*
atypical teratoid   *148*

bradyzoites   *159*, **179**

central neurocytoma   *146*
chordoma   *152*
choroid plexus carcinoma
    145
choroid plexus papilloma
    145
choroid plexus tumors   *145*
classic medulloblastoma   *148*
craniopharyngioma   *154*

diffuse astrocytoma   *139*
diffuse large B-cell
    lymphoma   *152*
diffusely infiltrating
    astrocytoma   *139*
DLBCL   *152*

embryonal tumors   *147*
eosinophilic granular body
    141
ependymal tumors   *144*
extraventricular
    neurocytoma   *146*

fibrillary astrocytoma   *139*
fibrous body   *156*, **177**
fungal encephalitis   *159*

GCT   *154*
gemistocytic astrocytoma
    139
germ cell tumor   *154*
germinoma   *154*
giant cell glioblastoma   *140*
glioblastoma   *140*

Homer-Wright ロゼット   *148*

LGB   *153*
localized astrocytoma   *141*
lymphoglandular bodies   *153*

malignant lymphoma   *152*
medulloblastoma   *147*
meningioma   *150*
neuronal tumors   *146*

oligodendroglial tumors   *142*
oligodendroglioma   *143*

Pap.染色   **162**
PB   *146*
PC   *146*
pilocytic astrocytoma   *141*
pilomyxoid astrocytoma   *141*
pineal parenchymal tumor of
    intermediate differentiation
    146
pineoblastoma   *146*
pineocytoma   *146*
pituitary adenoma   *155*
PML   *158*
PPTID   *146*
progressive multifocal
    leukoencephalopathy   *158*

protoplasmic astrocytoma
    139
pseudopalisading necrosis
    140

rhabdoid tumor   *148*
Rosenthal fiber   *141*
Rosenthal 線維   *141*, **165**
RT   *148*

Schwann 細胞腫   *149*, **171**,
    172
schwannoma   *149*

tachyzoites   *159*, **179**
TDL   *157*
Toxoplasma encephalitis
    159
tumefactive demyelinating
    lesion   *157*
tumors of sellar region   *154*

WHO 分類   *130*

脳脊髄液　　　索引

太字は図譜のページを表す

あ
悪性　187
悪性疑い　187
悪性リンパ腫　189, **194**

う
ウイルス性髄膜炎　190, **196**

え
炎症細胞　182
遠心濾紙沈殿法　184

か
解剖　182
癌　189
感染症　190
鑑別困難　187

き
寄生虫による髄膜炎　190
急性骨髄性白血病　**195**

く
クリプトコッカス髄膜炎　**196**

け
結核性髄膜炎　190
検体適正　187
検体不適正　187

こ
膠芽腫　188, **193, 194**

さ
細菌性髄膜炎　190
細胞採取法　183, **185**
細胞診　182

し
出血　190
腫瘍性疾患　183
腫瘍性病変　188
上衣腫　189

処理法　183
真菌性髄膜炎　190

す
髄芽腫　188
髄腔形成細胞　**192**

せ
星細胞腫　188
正常　187
染色法　184

た
退形成性星細胞腫　188, **193**

て
転移性腫瘍　189
転移性腺癌　**195**

の
脳脊髄液　182
脳脊髄液検査　183

は
胚腫　189, **194**
白血病　189

ひ
非腫瘍性病変　190

ほ
報告様式　187

み
脈絡叢乳頭腫　189

り
良性　187

ろ
濾過法　184

anaplastic astrocytoma　188
astrocytoma　188

bacterial meningitis　190

choroid plexus papilloma　189

Diff-Quick 染色　184, **191, 192**

ependymoma　189

fungal meningitis　190

germinoma　189
Giemsa 染色　**191**
glioblastoma　188

malignant lymphoma　189
May-Giemsa 染色　184, **192**
medulloblastoma　188

parasitic meningitis　190

tuberculous meningitis　190

viral meningitis　190

眼　器　　　　索引

太字は図譜のページを表す

あ
アカントアメーバ角膜炎　206, 212
悪性黒色腫　208, 217, 218
悪性リンパ腫　207
アデノウイルス結膜炎　210
アミロイドーシス　206, 213
アレルギー性結膜炎　206, 213

い
硫黄顆粒　200
鋳型状結合　217
インフルエンザ菌　209
インプレッション標本　201

う
ウイルス性結膜炎　204

お
大型　218
大型核小体　217

か
角化細胞　213
核クロマチン　217
角結膜上皮　201
核周囲明庭　211
核小体　215, 218
核内封入体　212
隔壁　211
角膜真菌症　205, 211
角膜ヘルペス　205
桿菌　210
乾性角結膜炎　206, 213
眼脂　200

き
菌石　200

く
クラミジア結膜炎　205, 210, 211

け
形質細胞　211
結膜　200
結膜上皮細胞　210

こ
好中球　209
小型核小体　217
コリネバクテリウム　210

さ
細菌性角膜潰瘍　205, 211
細菌性結膜炎　204, 209
擦過物　200

し
硝子体液　202
上皮型角膜ヘルペス　212
上皮内癌　207, 214

せ
腺癌　207, 214, 215
腺腔　215
前房水　202

そ
双球菌　209, 210

た
帯状ヘルペス角膜炎　206
多核巨細胞　212
短桿菌　209

に
二重壁　212
乳頭状集塊　214

ね
粘膜関連濾胞辺縁帯リンパ腫　207

は
肺炎球菌　209
「ハ」の形　210

ひ
びまん性大細胞型B細胞リンパ腫　208, 216

ふ
不定形無構造物質　213

め
「目玉」様の核　213
メラニン色素　218

も
網膜芽細胞腫　208, 217

り
淋菌　210

る
涙小管炎　205, 211

ろ
ロゼット様配列　217

太字は図譜のページを表す

Acanthamoeba keratitis
　　　　　　　　　206
adenocarcinoma　207
allergic conjunctivitis　206
amyloidosis　206

bacterial conjunctivitis　204
bacterial corneal ulcer　205

carcinoma *in situ*　207
chlamydial conjunctivitis
　　　　　　　　　205
Cowdry A 型　**212**

diffuse large B-cell
　　lymphoma　208
DLBCL　208

extranodal marginal zone
　　lymphoma　207

herpes zoster keratitis　206
herpetic keratitis　205
HSV 抗原陽性細胞　**212**

keratoconjunctivitis sicca
　　　　　　　　　206
keratomycosis　205

lacrimal canaliculitis　205
Leber 細胞　**210**

malignant lymphoma　207
malignant melanoma　208
MALT lymphoma　207

MALT リンパ腫　**215**, **216**
monoclonality　**216**

retinoblastoma　208

sulfur granule　**200**

viral conjunctivitis　204

「w」の形　**210**

Zimmerman と Sobin による
　　分類法　208

索引

229

細胞診ガイドライン ③
甲状腺・内分泌・神経系 2015 年版
甲状腺／副甲状腺／副腎／中枢神経／脳脊髄液／眼器

定価(本体 5,500 円＋税)

2015 年 11 月 20 日　　　　第 1 版第 1 刷発行

編　集　公益社団法人　日本臨床細胞学会

発行者　古谷　純朗

発行所　**金原出版株式会社**

〒 113-8687 東京都文京区湯島 2-31-14
電話　編集 (03) 3811-7162
　　　営業 (03) 3811-7184
FAX　　(03) 3813-0288
振替口座　00120-4-151494
http://www.kanehara-shuppan.co.jp/

Ⓒ日本臨床細胞学会, 2015

検印省略

Printed in Japan

ISBN 978-4-307-05045-6

印刷・製本／横山印刷

JCOPY ＜(社)出版者著作権管理機構 委託出版物＞
本書の無断複製は著作権法上での例外を除き禁じられています。複製される場合は，そのつど事前に，(社)出版者著作権管理機構 (電話 03-3513-6969，FAX 03-3513-6979，e-mail：info@jcopy.or.jp) の許諾を得てください。

小社は捺印または貼付紙をもって定価を変更致しません。
乱丁，落丁のものは小社またはお買い上げ書店にてお取り替え致します。

全身26領域の細胞診を全5巻にまとめた学会初のガイドライン!!

細胞診ガイドライン 2015年版

公益社団法人 日本臨床細胞学会／編

1 婦人科・泌尿器
外陰／腟／子宮頸部／子宮体部／卵巣／泌尿器
◆B5判/240頁　◆定価(本体5,500円+税)　ISBN978-4-307-05043-2

2 乳腺・皮膚・軟部骨
乳腺／皮膚／軟部骨
◆B5判/250頁　◆定価(本体5,500円+税)　ISBN978-4-307-05044-9

3 甲状腺・内分泌・神経系
甲状腺／副甲状腺／副腎／中枢神経／脳脊髄液／眼器
◆B5判/230頁　◆定価(本体5,500円+税)　ISBN978-4-307-05045-6

4 呼吸器・胸腺・体腔液・リンパ節
上気道／呼吸器／胸腺／体腔液／リンパ節／血液
◆B5判/270頁　◆定価(本体6,000円+税)　ISBN978-4-307-05046-3

5 消化器
口腔／唾液腺／消化管／肝胆道系／膵臓
◆B5判/330頁　◆定価(本体6,000円+税)　ISBN978-4-307-05047-0

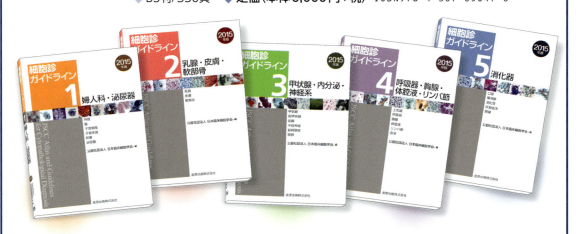

K 金原出版　〒113-8687 東京都文京区湯島2-31-14　TEL03-3811-7184(営業部直通)　FAX03-3813-0288

本の詳細、ご注文等はこちらから　http://www.kanehara-shuppan.co.jp/